脳科学は人格を変えられるか？

オックスフォード大学感情神経科学センター教授
エレーヌ・フォックス［著］／森内 薫［訳］

Rainy Brain,
Sunny Brain
The New Science of Optimism and Pessimism

文藝春秋

脳科学は人格を変えられるか？

目次

序章 なぜ前向きな性格と後ろ向きな性格があるのだろう……7

第一章 快楽と不安の二項対立……17
自分はがんだと信じた人が、誤診だったのに本当に死んでしまった。強すぎる恐怖は人を殺しさえする。快楽を追う回路と危険を避ける回路のせめぎあいという原理が、人間の脳を理解する鍵になるのだ

第二章 修道院の奇妙な実験……59
全米の修道女の人生を六〇年追った調査がある。彼女らの日記を分析すると、陽気で明るい修道女は、暗い同僚より平均で一〇年も長寿だった。楽観的な神経回路は健康や人生の成功までもたらすのだ

第三章　恐怖を感じない女……107
一見ごく普通の女性、リンダ。実は彼女は危険や恐怖をほとんど認識できない。彼女の脳は「扁桃体」が損傷しているのだ。恐怖や不安の根源である扁桃体の働きが性格を左右することがわかってきた

第四章　遺伝子が性格を決めるのか……151
わたしの調査で「セロトニン運搬遺伝子」が楽観的な性格をもたらす可能性が浮上した。研究は一躍話題になったが、不屈の楽観主義者M・J・フォックスの遺伝子検査からは、意外な結論が導かれた

第五章　タクシー運転手の海馬は成長する……197
一度形成された脳細胞は増えないという常識に反して、複雑な道を記憶したタクシー運転手の「海馬」は著しく肥大していた。脳は経験で変化する可塑性を備え、悲観的な神経回路さえ変えられるのだ

第六章 抑うつを科学で癒す可能性 …… 247
環境が変われば遺伝子の発現度も変わり、脳が物理的に変化する。
ならば、科学が検証した様々なテクニックで脳を再形成してやれば、
抑うつや不安症を治療して人生を変える可能性があるかもしれない

謝辞 …… 297

注 …… 300

デザイン 関口聖司

脳科学は人格を変えられるか？

人生のあらゆる瞬間において、人間は過去の自分であると同時に未来の自分でもある。

オスカー・ワイルド『獄中記』

悲観主義者はすべての好機の中に困難を見つけるが、
楽観主義者はすべての困難の中に好機を見つける。

ウィンストン・チャーチル

序　章　なぜ前向きな性格と後ろ向きな性格があるのだろう

アルビーの精神科医：どのくらい、ベッドをともにしていますか？
アニーの精神科医：セックスは、ちゃんとしてる？
アルビー：ぜんぜん。週に三度だけ。
アニー：しょっちゅうよ。週に三度も。

――映画『アニー・ホール』より

あなたがものごとをどう見るか、そしてそれにどう反応するかによって、実際に起きることが変化する。

それが、心理学が解き明かしたシンプルな事実。しばしば見落とされがちだが、強力な事実だ。あなたの行動のスタイル、ものごとのとらえ方、そして生きる姿勢こそが、あなたの世界を色づけ、あなたの健康や富を、そして幸福全般を規定する。世界を色づけ、起きることを左右するこうした心の状態を、わたしは「アフェクティブ・マインドセット（心の姿勢）」と名づけている。

世の中には、悲観的な人もいれば、楽観的な人もいる。そうした「ものの見方」のちがいを計る方法を、わたしたち心理学者はこれまでにいくつも開発してきた。おかげで、ものの見方の基本的な相違は、数値でとらえられるようになってきた。そして、「人生の明るい面に目がいくか、暗い面に目がいくか」という差が、脳の活動パターン自体に関連しているらしいことまでわかってきた。

脳の中には思考をつかさどる新しい領域と、原始的な感情をつかさどる古い領域があり、両者は神経繊維の束で結ばれている。この結びつきが、さまざまな心の動きを生む。ネガティブな心の動きとポジティブな心の動きは、それぞれ別の回路が担当しており、前者の回路を「レイニーブレイン（雨天脳）」、後者を「サニーブレイン（晴天脳）」とこの本では呼ぶことにしよう。

ネガティブなものに注目してしまうレイニーブレインと、ポジティブなものに人を向かわせるサニーブレインは、どちらも人間にとってなくてはならないものだ。このふたつのバランスこそが、あなたをあなたという人間に、わたしをわたしという人間にする。生きるうえで重要なことを人間に気づかせ、生きることに意味を与えるのは、こうした心の動きの作用なのだ。

ものごとの受けとめ方は、なぜ人それぞれちがうのだろう？

わたしはこのテーマを、二〇年以上にわたって科学的に研究してきた。喜びや不安。何かを美しいとか楽しいと思う気持ち。死にたいほどの絶望。人がそれらを経験するのは、脳のどの部分がどう作用しているからなのかを、わたしは長い時間をかけて少しずつ解き明かしてきた。人が自分に害を与えるものを察知したり、危険なものを警戒したり、良いものに引き寄せられたり、快楽や生きる喜びに目を奪われたりするのは、レイニーブレインやサニーブレインがもたらす心の動きのせいなのだ。

何百万年もの進化の過程を通じて、脳の古い領域は、新しい領域との間につながりを築いてきた。たがいの間に回路を形成して、自分にとって重要なことがらに、わたしたちがうまく注意を向けられるようにしてきたのだ。この回路の反応が人によって微妙に異なることが、生き方や考え方の深い相違につながっている。これが最初に述べた「アフェクティブ・マインドセット」の本質だ。人の性格がそれぞれなぜこれほど異なるかの答えは、おそらくここにある。

思考の下にあるこうした心の動きこそが、いうなれば、人間に魂を与え、人生に火をともす。快楽と危険への反応をはじめ、何かの感情を経験する能力は、ヒトだけでなく他の多くの生き物にも備わっている。けれど、巨大な大脳皮質をもつ人間には、話す、考える、問題を解決するなど、独自の認識能力がある。そうした能力が感情を経験する能力と結びついた結果、ヒトは他の生物とは一線を画する卓越した存在になった。思考と感情とをあわせもつことで、わたしたち人間は、思わず歩みを止めて美しい夕焼けに見入ったり、ごく単純な音符や言葉の連なりに涙がこぼれるほどの感動を覚えたりするのだ。

だが、このふたつが結びついたことにはデメリットもあった。人間が、不安に非常に脆《もろ》くなったことだ。不安や心配ごとですぐに落ち込んだり、風が――アイルランドの詩人イェーツふうに美しく言うなら――「怪物のような猛《たけ》り声」をあげただけで、暗くふさいだ気持ちになったりすることが、わたしたちにはよくあるものだ。

ネガティブからポジティブへ

わたしは「アフェクティブ・マインドセット」の複雑な動きを解明するために、こうしたネガティブな面から研究をはじめた。けれど研究を重ねるうち、「なぜ世の中には、何が起きてもへこたれず、いつも幸福な人がいるのだろう？」という点に興味が移っていった。

心理学全般も、これと同じ流れをたどってきた。心理学は誕生当初からほとんどいつも、ネガティブな問題ばかりに着目し、不安や抑うつ、依存症や強迫感などを研究の対象にしてきた。なぜ一部の人々はなにごとにも悲観的で、不安症や抑うつ症になったりするのかという研究には、長い年月、多くの助成金が与えられ、多くの論文が書かれてきた。そして科学者らは、こうしたネガティブな心の動きがもたらす弊害をなんとか解決しようと、方法をあれこれさぐってきた。不安症や深刻な抑うつ症が人の生活をどれだけぼろぼろにするかを考えれば、こうしたネガティブな面にスポットがあてられてきたのは当然だし、適切でもあった。

謎を解明するにはいろいろな手法があるが、わたしがこれまでとってきたのは伝統的な認知心理学のアプローチだ。

たとえば次のような実験で、不安症や抑うつ症の患者の心を調べる。

まず、コンピュータの画面にポジティブな画像とネガティブな画像のふたつをほんの一瞬、時には被験者が意識すらできないほど素早く表示する。ふたつの画像が消えたあと、どちらかの場所にしるしがあらわれたら、被験者はそれをできるだけ素早く見つけだし、ボタンを押さなくてはならない。このしくみで、ポジティブな画像とネガティブな画像への反応速度を測ることができ、どちらの画像が被験者の無意識をより早くとらえたのかがわかる。

もしも被験者の視線が幸福そうな画像よりも不幸そうな画像――たとえば交通事故現場の光景――に向かう傾向があれば、ネガティブな画像のあとにあらわれたしるしをより早く探知できるはずだ。その差はわずか一〇〇分の一秒程度かもしれないが、このような調査を長年積み重ねた結果、不安症の人の脳はネガティブな画像を、文字通りまたたくまにキャッチすることがあきらかになった。

心理学の最近の流れは、幸福や楽観をもたらすのは何かを解き明かす方向に向かっている。その結果、意外なことがわかってきた。

楽観的な人の心は、ポジティブなものに強く引かれると同時に、ネガティブなものを巧みに遠ざけている。悲観や不安を抱きがちな人と楽観的な人とでは、認識のスタイルが根本的に異なっているのだ。それはなぜだろう？　こうした認識のスタイルの差こそが、四六時中不安に悩まされている人と、明るくていつも希望を忘れない人とのちがいを生む原因なのだろうか？　さらに突き詰めれば、こうした「アフェクティブ・マインドセット」の根本的な相違はなぜ、どのように生まれるのだろうか？

心理学が大きく発展し、また、神経科学と遺伝学の技術が驚異的な進歩を遂げた今、こうした古くからの疑問を解明する新しい証拠がつぎつぎ見つかっている。いまやたいていの心理学科には、脳内を映像化する高性能の機械がそろっており、脳の中のはたらきを垣間見るという、昔なら不可能だったことも可能になった。こうして得られた新しい情報を伝統的な手法と組み合わせることで、脳の奥で起きている作用と人それぞれの「ものの見方」がどのように関連しているかについて、解明の糸口が新たにもたらされたのだ。

ものの見方が世界を変えるというほんの一例

出来事をどう解釈し、どう行動するかによって、どんな人生を送るかは大きく変わる。

わたしが大学時代に知り合った二人の兄弟の話を例に引こう。

ダニエルとジョーイは一歳ちがいの兄弟で、どちらも一九六〇年代にアイルランド西部の小さな町に生まれた。町で商店を営む両親はそこそこ裕福で、兄弟は小さなころから店の仕事を手伝っていた。二人はともに地元のキリスト教系男子校で学び、スポーツ協会の活動にも積極的に参加した。特筆するようなことは何もない生活だった。小さな町で過ごした子ども時代、彼らの身にはとりたてて悪いことも、とりたてて良いことも起こらなかった。そして今、ダニエルは億万長者になってアメリカに住み、自分の名を冠した事業をいくつも成功させている。いっぽうのジョーイは学校教師としてダブリンに暮らし、住宅ローンの支払いに追われている。

そもそもの最初から二人の兄弟は異なっていた。いつもチャンスを探し求めているダニエルは、七歳のころから両親の店で新聞配達のアルバイトをはじめ、もうけの一パーセントを駄賃としてもらうようになった。一年後ダニエルは、町まで来ることのできないお年寄りのために自転車で食品を配達するサービスを開拓した。お客の多くは、配達に来たダニエルに気前よくチップをはずんでくれた。その後もダニエルは、あちこちに住むお客のために使い走りのアルバイトをつづけ、しばしばジョーイを説得して仕事を手伝わせた。一八歳でダブリンの大学に進むころには、キャンパスに近いフラットの頭金をぽんと支払うだけの貯金ができていた。ダニエルはジョーイに、二人の資金を一緒にして何かする気はないかと提案したが、ジョーイは貯蓄の目減りを心配し、自分の金は銀行に預けた。ダニエルはその後も、小さなビジネスのアイディアをたえまなく考案しつづけた。大学を卒業するころにはフラットを貸し出し、家賃収入でローンを組んで、もっと大きな物件に移り住んだ。余った二部屋は人に貸した。借主の一人はジョーイだった。

いつも良い学生だったのは、ジョーイのほうだ。学業優秀で誠実なジョーイは卒業試験で最優等の成績をとり、大学院にも進学した。ジョーイは、ダニエルからベンチャービジネスにかかわらないかと話を再三もちかけられるたび、それを断った。もともと用心深い性格の彼は、リスクを負うことを避けたのだ。これはだいたいが、賢明な選択だった。ダニエルのプロジェクトの多くはじっさい、華々しいまでの失敗に終わったのだから。けれど長い目で見れば、ダニエルは大きな成功をおさめ、ジョーイは成功をおさめなかったわけではないが、きわめてつつましい人生を送ることになった。

どんな人間にもたいてい、ダニエル的な部分とジョーイ的な部分の両方がある。わたしたちは時に、用心など忘れて何かに突き進むこともあるし、逆にチャンスに賭けるのをためらうこともある。なんでも来いという気持ちで世界に向き合えるときもあれば、もっと臆病な心もちで、何か問題はないかと案じながらおそるおそる行動するときもある。

ジョーイの人生がどんなふうに展開したか、それがダニエルとどう異なっているかを考えると、ものの見方しだいで人生が変わることがよくわかる。似たような背景と似たような才能、そして似たような遺伝子を授かっていながら、ダニエルとジョーイの人生は対極ともいうべき展開をした。生きる姿勢がちがっていただけで、二人の人生はまるで異なる道をたどることになったのだ。

何もかもうまくいかないと思いこんでいる極端な不安症の人や抑うつ症の人はもちろん、もっと程度の軽い人まで悲観的な人はみな、人生の明るい部分よりも暗い部分に目を向けがちだ。彼らは難題にぶつかると、それを何かのチャンスとしてではなく、障害としてとらえてしまう。いっぽうダニエルのような楽観的な人間は、いつもチャンスに目を光らせ、好機と見れば全力でそれに飛び込んでいく。こうした態度のちがいは、人それぞれの幸福度や成功、そして健康にまで影響をおよぼす。多くの科学的な証拠からもそれはあきらかだ。

人間の心のこうしたふたつの側面について調査と研究を重ねるうち、わたしは次の結論に至った。サニーブレインの中心は神経構造の中でとくに、報酬や気持ちの良いことに反応する快楽の領域にあり、レイニーブレインの中心は脳の古い構造部の中、とくに危険や脅威を警戒する恐怖の領域に存在している。これらふたつの領域の反応には、微妙な個人差がある。そして、その反応を脳の制御中枢がどれだけコントロールできるかも、人により異なる。こうした差が人それぞれの脳の中に長い時間をかけて独自の神経のネットワークをつくり、それぞれのサニーブレインとレイニーブレインを形成していくのだ。

どんな人の脳にもだいたい似たような場所に、サニーブレインの回路とレイニーブレインの回路がある。だが、それらのポテンシャルには大きな個人差がある。快楽や楽しみにすぐ反応する人もいれば、同じことに反応するのに長いウォームアップが必要な人もいる。逆に、危険に過敏で、すこしの脅威にもはらはらしたりやきもきしたりする人がいるいっぽうで、不安に耐える力が非常に強い人もいる。こうした差こそが、人それぞれの個性の土台になるというのが、わたしの考えだ。

楽観と悲観を形成する三つの要素

本書では、楽観的な人々と悲観的な人々のさまざまな経験を例に引きながら、現代の最先端の科学を複数の分野にわたって論じていく。快楽と恐怖への反応というふたつの大きな心の動きが何によって強まったり弱まったりするかについては、この数十年のあいだに多くのことが解明されてきた。そこからあきらかになったたくさんの事実を、ぜひ読者に知ってもらいたい。

これから論じていくように、性格の形成にまつわる神秘は今、科学の力で解き明かされはじめている。答えはけっして単純ではない。性格形成の鍵が潜んでいるのはおそらく、人がどんな構造の遺伝子を授かったか、どんな出来事を経験するか、そして（これがいちばん重要なのだが）起きた出来事をどのように見たり解釈したりするかという三つの要素のはざまのどこかだ。

遺伝子が重要な役目を果たすのは、もちろんだ。だが、遺伝子がどれだけ本来の力を発揮できるかは、環境に大きく左右される。人はみな何らかの遺伝的な強さと弱さをもって生まれるが、そうした強さや弱さがじっさいに表にあらわれるかどうかは、人がどんな世界に生きているかで決まるのだ。

この本でわたしは、心理学、分子遺伝学、神経科学の各分野を横断しながら、人格形成の神秘を徐々にあきらかにしていこうと思う。人格がどうしてできるのかを科学的に理解するためには、思考の癖や偏りばかりを見るのではなく、その奥にある脳細胞や神経のネットワークのレベルにまで、そしてさらには、遺伝子が性格のさまざまな側面に与える影響にまでふみこんでいかなければならない。そこからは、興味深い事実が浮かびあがってくる。生まれもった遺伝的な要素は、その人が経験する出来事と複雑に関連しあい、楽観と悲観の両方向に連鎖的な影響を及ぼすのだ。

楽観と悲観はどちらも、「人がどんな遺伝子をもっているか」「どんな出来事を経験するか」「世界をどのように見、解釈するか」の複雑なからみあいから生じるのだ。何とも刺激的な話ではないか。遺伝子がもともと持っている力がそのまま発揮されるかどうか、そしてポジティブとネガティブのどちらの回路がより強くなるかを決めるのは、遺伝子上の弱さ強さだけでなく、生きていくうちに出会う経験でもあるのだ。

それぞれの人格は、脳の奥にあるこうした回路の微妙な変化とともに形づくられていく。危機に出会ったときに勇気を奮い起こし、それまで以上に強くなってどん底から這い上がれるか、あるいは挫折感に打ちのめされ、ネガティブなほうへと果てしなく思いをめぐらすようになるかは、それぞれの脳の中でサニーブレインとレイニーブレインのどちらが優勢かに左右される。

自分の弱さと強さを知るのは重要だし、役にも立つ。生まれもった傾向が何によって表に出るのか、どうすればそれを変化させられるかがわかれば、人は自分で自分を守ることも、すすんで幸福へと向かうこともできる。ありがたいことに、サニーブレインとレイニーブレインの根底にある回路は、脳の中でもいちばん可塑性が高い、変化しやすい部分だ。ストレスや憂うつな出来事が長期間つづけば、あるいは幸福感や喜びが長期間つづけば、脳の特定の部分に構造的な変化が起きる可能性がある。

つまり、人間の脳には変化する可能性があり、じっさいに変化できるのだ。ものの見方が――言いかえれば心の癖や偏りが――わずかでも変化すれば、脳の構造は再形成される。そしてそれは、人をより楽観的にもすれば、悲観的にもする。逆にいえば、困難や喜びに対する脳の反応を変えることができれば、性格を変えるのも夢ではないのだ。

本書ではこの先、「アフェクティブ・マインドセット」を変化させるテクニックをいくつも紹介していく。それらの有効性は、科学的な証拠にきちんと裏づけられている。たとえあなたが臆病で不安がちな性格であっても、「生まれつきだから」とあきらめる必要はない。サニーブレインとレイニーブレインのバランスを変化させれば、「ものの見方」を変える一歩を踏み出せる。そして、人生そのものを変えることもできるのだから。

第一章

快楽と不安の二項対立

自分はがんだと信じた人が、誤診だったのに本当に死んでしまった。強すぎる恐怖は人を殺しさえする。快楽を追う回路と危険を避ける回路のせめぎあいという原理が、人間の脳を理解する鍵になるのだ

「ものごとには良いも悪いもない。それを決めるのは当人の考えひとつだ」
――『ハムレット』第二幕第二場より
ウィリアム・シェイクスピア

冷たい、雨の日だった。予定に遅れそうになっていたわたしは、ロンドンのラッシュアワーの地下鉄がどんなに混みあうか、すっかり忘れていた。足早にどこかに向かう雨に濡れた大勢の人々をかき分け、急いでプラットフォームに降りようとしたとき、アナウンスが聞こえてきた。「セントラル・ラインはしばらくのあいだ、運転を見合わせます」

あたりからいっせいに、うんざりしたようなどよめきがあがった。それからしばらくして、次のニュースが流れた。「ボンドストリート駅で、車両の下に人体。セントラル・ラインは全線で運行を停止」。それが何を意味するのか、だれもがすぐに理解した。古きロンドンの地下鉄で、また新たな自殺者――。イライラしていたことに罪悪感を覚えたのは、おそらくわたしひとりではなかったはずだ。

列車の下に身を投げたのがポール・キャッスルだったことは、あとで知った。(1) 大資産家で、ポロ競技の選手。そしてチャールズ皇太子の友人でもある男。貧しい境遇から身を立て、二度財を築いて二度それを失い、現在はロンドンでいちばん高級な一帯に複数の地所を所有している。スイスのサンモリッツにも豪華な別宅をもち、別宅へ飛ぶための自家用ジェット機まで所有しているはずだ。そんな人物が、いったいなぜ？

彼の友人たちにも、理由はさっぱりわからなかった。「自殺するような男じゃない」と彼らは訝《いぶか》った。友人のひとり、ステファン・ブルックの話によれば、ポールは最近健康上の問題を抱え、不況で事業に影響が出ていたともいう。真実はわからない。けれど、おそらくは一瞬の悲観と絶望から、彼は「もう生きる意味はない」と決意してしまったのだろう。

ポール・キャッスルが命を絶つ前の日の夜、ロンドンの町の反対側にあるブラックフライアーズ橋から、ひとりの若い女性が暗く凍てつくテムズ川に身を投げた。彼女はもちろん死ぬつもりでいた。が、水に落ちた瞬間、眼前に迫る船を見てパニックにおちいり、叫び声をあげはじめた。数秒後その悲鳴を、船の上にいたアダン・アボベイカーという男が聞きつけた。彼は救命具をつかみ、暗い水面の遠くをめがけて放った。だが、「声のあたりには、まるで届かなかったようだった」と、のちにアダンは語った(2)。彼は躊躇なくセーターとコートを脱ぎ捨て、川に飛び込んだ。探しあてるまでに二分を超える時間がかかったが、アダンはなんとか女性を岸まで運び、事態を目撃した監視艇の乗組員に助けられた。二人は低体温症を起こしていたが、近くの病院に運ばれて数時間の治療を受け、ことなきをえた。

「当たり前のことをしただけだよ」。聖マンゴーのホームレス用施設で暮らす不遇の身のアダンは、自分の勇気を何でもないことのように語った。「あの女の人に、家族がいるといいのだがね。人生には生きるだけの価値がある。投げ出しちゃいけない」。ポール・キャッスルはなぜ、こんなふうに考えられなかったのか？

世の中には、ものごとはかならずうまくいくと強く信じる人がいるいっぽう、希望に満ちた未来をどうしても思い描けない人もいる。富のあるなしは、ほとんど関係がない。無一文のアダン・アボベイカーは、それでも「人生を投げ出しちゃいけない」と勇敢な行動に出た。ポール・キャッスルは、おおかたの人が望んでも得られない巨大な富と成功を手にしていたのに、もう生きる意味はないと命を絶った。

その気持ちは「一時的な状態」か、「気質」か

こうした心のもち方の根本的なちがいを数値でとらえようと、心理学者と神経学者は長いあいだ研究を重ねてきた。その第一歩はまず、「楽観」「悲観」という言葉の意味を問い直すことだ。日常生活ではともかく、徹底した科学の分析に使うには、言葉の定義をもっと厳密にする必要がある。言葉の意味があいまいなままでは、それが示す心の傾向を正しく数値化することもできないからだ。

心理学上もうひとつ重要なのは、何かの感情が「一時的な状態」なのか「気質」なのかを区別することだ。これまでに幸福や絶望を体験したときの記憶を思い起こしてみてほしい。何かの賞をもらったり、ワクワクするような仕事のオファーを受けたりしたときのこと。あるいは、だれかが亡くなって悲しい思いをしたときのこと。そうした経験は幸福や悲しみの「状態」であり、日々の生活の浮き沈みを反映しているだけだ。いっぽうの「気質」はもっと安定したもので、時間がたっても消え去ったりしない。人それぞれの感情のスタイルや思考方法が気質であり、それは生涯にわたってほぼ変化しない。メアリーの「メアリーらしい」気質は年をとってもあまり変わらないし、デイヴの「デイヴらしさ」もまたしかり。活発でいつもご機嫌な赤ん坊は、冒険心

いっぱいの積極的な子どもに成長し、たいてい社交性に富んだ外向的な大人になるものだ。

いくつもの科学的な調査からもこのことは裏づけられている。ある研究によれば、調査の開始から九年後の幸福度や楽観度をいちばん正確に占っていたのは、調査を始めた時点での幸福度や楽観度だった。生活環境が大きく変わっても、もともと楽観的な人はほぼいつも楽観的、もともと悲観的な人はほぼいつも悲観的な傾向が認められたという。

気質が違うと、経験することが違う？

オーストラリアのメルボルン大学のブルース・ヘディとアレクサンダー・ウェアリングは一九八九年に発表した研究の中で、「人がどんな経験をするかは気質に影響される」ということを示唆した。[3] 二人はヴィクトリア州の住民に数年がかりで聞き取り調査を行い、人が感じる幸福度に「出来事」と「気質」のどちらがどのくらい影響をおよぼすかを解明しようとした。幸福度の（たとえば）四〇パーセントは気質に、残る六〇パーセントは起きた出来事に起因するかもしれないし、逆にもともとの気質のほうが出来事より重要な可能性もあると、二人は予測していた。

だが二人の研究者はまもなく、「気質と出来事は、それぞれ別個に幸福度に影響する」という前提そのものが誤っていたかもしれないことに気づいた。調査が進むにつれ、同じような出来事が同じ人の身に繰り返し起きていることがあきらかになったのだ。幸運な人には何度も幸運が訪れていた。いっぽうで、別離や失業など不運に何度も見舞われている人もいた。そして、楽観的な人はポジティブな出来事を、悲観的な人はネガティブな出来事をより多く経験していた。気質と出来事が別個に幸福度に影響するというのはどうやら誤りで、気質はむしろ、起きる出来事に強い影響を与えているようだった。

その後の研究でも、出来事には個人の性格——わたしのいう「アフェクティブ・マインドセット」——が強く、しかも継続的に影響することがわかった。いつも活発で外向的で、愛想のよい子どもを思い浮かべてみよう。そういう子に接するとき、まわりはどんなふうにふるまうだろう？　引っ込み思案であまり笑わない子どもに対するよりも、おそらくたくさん笑いかけ、たくさんスキンシップをしているはずだ。子どもがそうしてずっと外向的にふるまっていれば、その子をとりまく世界は自然と、内向的な子をとりまく世界よりもポジティブなものになる。

子どもがどんな社会に生きることになるかは、運や偶然では決まらない。その子の感情のスタイルが、その子をとりまく世界を規定する。世界にどう向きあうかによって環境は変化し、どんなチャンスに巡りあうか、どんな問題に遭遇するかも変化するのだ。

マイケル・J・フォックスの不屈の楽観主義

楽観と悲観も他の性格と同じく、「気質」と「一時的な状態」に分けて考えられる。一時的な状態としてではなく気質として楽観的な人は、総じて陽気で明るく、まわりの人々をも明るく楽しくしてくれる。だが彼らは、ただ単に陽気でハッピーな人間なわけではない。楽観的な気質とはいわば、未来に真の希望を抱くことだ。それは「ものごとはかならず打開できる」という信念であり、「どんなことがあってもかならず対処できる」という揺るがぬ思いだ。単なる能天気とはまるでちがう。楽天的な人は、自分の身に悪いことが起こらないと思っているのではない。悪いことは起きるかもしれないが、起きてもかならず対処できると、彼らは強く信じているのだ。

いっぽう悲観的な気質の人も、いつも悲しみや不安に苛《さいな》まれているわけではない。彼らは未来に不安や懸念を抱きがちで、どこかに危険はないかとたえず気を配っている。そして、うまくいきそうなことよりもいかなさそうなことに、つい多くの注意を向けてしまう。いってみれば、慎重の度合いが過ぎる人々なのだ。むろんこうした傾向が非常に強い人も、時には大きな喜びや幸福を感じ、未来に希望も抱く。それでも、リスクを冒すよりは安全な道を選ぶのが、悲観的な人の特徴だ。

このように根底から異なる思考スタイルにそれぞれ長所と短所があることは、多くの科学的な証拠から示されている。だがいちばん重大な発見は、楽観がプラスに作用するのは、適度なリアリズムと結びついたときだけだという事実だ。やみくもな楽観や「悪いことはぜったい起こらない」という思い込みからは、プラスの結果はおそらく生まれてこない。

わたしはこの件について、俳優のマイケル・J・フォックスと話したことがある。自他ともに認める不屈の楽観主義者の彼は、二九歳のときにパーキンソン病の宣告を受けた。そして、大きな成功を収めてきた映画やテレビの世界でのキャリアを、この病気特有の運動障害のせいで断念せざるをえなくなった。わたしが会ったときは病気の診断から一八年が過ぎており、彼はみずからドキュメンタリーを制作していた。題名はずばり、「マイケル・J・フォックス：救いがたき楽天家の冒険[4]」。楽観はどこから生まれるのか、たしかな方法で計測できるのか、それについて科学はどう考えているのかにマイケルが興味を示したため、わたしもこのドキュメンタリーの制作にかかわることになった。

撮影後に談笑していたとき、わたしは、楽観主義的な気質の鍵をマイケルがすべてもちあわせていることに気づいた。たいていの人なら絶望するような病気の患者だというのに、彼の生まれながらの楽天性と、人生を楽しむ前向きな姿勢は変わっていないようだった。

「僕がリスクを自覚していないとか、この先何がどう悪くなっていくのか理解していないとか、そんなふうには考えないでほしい」と彼は話した。「この先、どんなひどいことが起きるかもしれないって、ちゃんと覚悟はしているよ。ただ、どんなことが起きても僕はぜったい対処できる自信がある。これまでの年月で、何が起きてもかならず乗り越えられると学んできたからね。もちろん、困難を歓迎はしない。でも、だいたいにおいて僕は〝大丈夫、何とかできるはずだ〟と感じるんだ」

最初のころいちばん辛かったのは、世間が彼を見る目が「俳優のマイケル・J・フォックス」から「パーキンソン病の俳優、マイケル・J・フォックス」へ、そして最後には「パーキンソン病の患者、マイケル・J・フォックス」へと変わっていったことだった。「あれは、本当につらかった」とマイケルは言う。それでも彼は抑うつ症におちいったりすることはなかった。彼自身、しばしばそれを不思議に思ったという。

パーキンソン病を発病した以上、華やかなキャリアに終止符が打たれることはごく早い段階から覚悟していた。それなのになぜ落ち込まないのかは、マイケル本人にも謎だった。いくどか欲求不満を爆発させたことはあった（無理もないことだ）。けれど、彼がなんとか未来に希望をもちつづけることができたのは、現実から決して目をそむけない楽観主義のおかげだ。

マイケルのような心の姿勢をもてるかどうかで、その先の人生は変わる。科学もそれを示唆している。

どんなときでも生まれてくる楽観主義

不屈の楽観は、楽観とは一見かけはなれた状況でも、自然に生まれてくるもののようだ。アウシュヴィッツを体験したイタリアの作家、プリーモ・レーヴィの場合がそうだ。わたしはまだ一〇代のころ、レーヴィの著作『アウシュヴィッツは終わらない』を読んで、深く感動したのを覚えている。この本には、トリノの若い科学者だったレーヴィが強制収容所に連行され、そこで体験したことが記されている。アウシュヴィッツでの出来事を、レーヴィは簡潔な文章で淡々と書き留めている。[5] 収容所での一年は、彼の人生を一変させる苛酷なものだった。だが、まわりの人々が希望を捨てても、レーヴィは屈しなかった。レーヴィのこの本は多くの意味において、人類の歴史上最大の闇の中でも人が前に向かって生きられることを示している。

アウシュヴィッツ後を描いた別の本の中でレーヴィは、ポーランドからロシア、そして東欧のあちこちを経てようやく故郷に戻るまでの長く苦しい旅を描いている。そして旅の途中で出会った「人生への愛にあふれた力強い人々」が、収容所の生活で消えかけていたレーヴィの生きる喜びにふたたび火をともしてくれたと語る。レーヴィの物語は徐々に、逆境をくぐり抜けた他の多くの人の体験と響きあう希望の物語として展開していく。この種の楽観主義は、たとえば神のような至高の存在を信じる気持ちや、それにともなう「どこかにより良い生活がかならずある」という思いから生まれることもある。あるいは、人間の善性を信じる深い思いから生まれることもある。

楽観主義（オプティミズム）という言葉本来の意味は、この善きものを信じる思いにずっと近い。[6] わたしたちが今日「楽観主義」といって思い浮かべる「バラ色のメガネをかける」とか「明るい面ばかりを見る」などのイメージは、もとの意味からはかなり遠ざかっているのだ。

ラテン語で「可能なかぎりの最善」を意味する「オプティマム」に由来する「オプティミズム」は、ドイツ人の哲学者にして数学者のゴットフリート・ヴィルヘルム・ライプニッツ（一六四六〜一七一六）が考えた概念だ。ライプニッツによれば、神は可能なかぎり最善の世界を創造した、だから、それをさらに改善することはできない。つまり、オプティミズム本来の意味においては、「ものごとの明るい面」だの「グラスに水が半分もある」だのの概念は無縁なのだ。

本来のオプティミズムとはだからむしろ、世界を善悪こみであるがまま受け入れ、なおかつ、そこに潜むネガティブなものに屈しないことだ。プリーモ・レーヴィとマイケル・J・フォックスはどちらも、未来に問題や障害が待ち受けていることを、そして自分で創造的に問題を解決する必要があることを現実的に受けとめていた。けれど彼らは「ものごとは最後にはうまくいく」と信じていた。そして、たしかにものごとはうまくいった。それは単に幸運だったからではない。ふたりが、運命の手綱を自分で握っていたからだ。自身の問題を解決するために行動を起こす人こそが、真の楽観主義者なのだ。

それでは、悲観主義の特徴とは？

悲観主義の特徴は楽観主義とほぼ正反対だ。悲観的な気質の人はネガティブな考えに染まりやすく、何か障害に出会うたび、「自分は世界から拒絶されている」と受けとめてしまう。ラテン語の「ペシマム」から生まれた「ペシミズム」は哲学的観点からいえば、あらゆる可能性の中で「最悪な」世界を意味しており、「ものごとは究極的にはすべて悪に引き寄せられる」という考え方だ。だが、心理学の世界では「ペシミズム」は「オプティミズム」と同様、気質的な傾向や感情のスタイル——つまり、世界と向きあうときの、人それぞれの姿勢——としてとらえられている。

ペシミストつまり悲観主義者は「問題とは個人の力ではどうにもできないもので、けっして消えてなくなったりしない」と信じている。わたしが以前インタビューしたある悲観主義者も、こう言っていた。「悪いものごとは、どうやっても起こる。人にはどうすることもできない。自分でそれをコントロールするなんてできっこない」

良いことは自分を素通りして他人にばかり起こると考えるのも、彼らの特徴のひとつだ。この「自分には、良いことは起こらない」という無力感はしばしば、何に対しても消極的な態度や意欲の欠如につながっていく。そして単なる悲観主義が抑うつ症へと発展する原因にもなる。

対照的に楽観主義者は、起きた出来事に自分がある程度影響を与えられると思っている。そして問題が起きても、それを継続的な困難としてではなく一時的な障害としてとらえ、敢然と立ち向かおうとする。世界をあるがまま受け入れる傾向をもともともっている彼らは、自分の未来とは結局、自分がものごとにどう対処するかで決まるとも信じている。たとえばレーヴィが収容所での経験に押しつぶされなかったのは、まわりの人々の人間性や善良さに目を向けていたからだ。マイケル・J・フォックスは病気の宣告を受けても絶望せず、病と闘うために立ち上がった。そして、自ら基金を設立して、パーキンソン病の研究のための資金を年間何百万ドルも集めるようにまでなった。

楽観と悲観を計測する

このように、ものごとを悲観的に見るか楽観的に見るかで、出来事をどう経験するかは大きく変わる。そしてその影響は、生涯にわたってつづく。この悲観と楽観という心の姿勢を計測しようと、心理学者は巧妙な手段をいくつも考えてきた。

ひとつの手段は、たとえば「あなたは楽観主義者ですか、悲観主義者ですか？」と単純に質問してみることだ。性格の特徴を調べたり評価したりするこの種の尺度や質問票は、今や世界中の心理学部にあふれかえっている。「あなたは賢いですか？」「あなたは幸福ですか？」「あなたは強い心の持ち主ですか？」。答えに差のあるところ、かならず質問票はつくられるということだ。

この種の尺度のうち、もっともシンプルで信頼性の高いのは、マイアミ大学のチャールズ・カーヴァーとカーネギー・メロン大学のマイケル・シャイアが開発した〝楽観性尺度（Life Orientation Task：以下LOT）〟と呼ばれる測定法だ。これを改訂したものは〝改訂版楽観性尺度（Life Orientation Task-Revised：以下LOT - R）〟と呼ばれる。

このLOT - Rは長年、心理学の代表的な調査として研究に使われ、その結果をもとにして個人間の楽観度や悲観度の相違が論じられてきた。[7] ここで、あなたの楽観と悲観の度合いを知るため、次のページの質問に回答してほしい。重要なのは、それぞれの質問に正直に答えること。個々の質問に対する答えが他の質問に影響されないようにすること。他人がどう思うかではなく、自分がほんとうにどう感じるかに従って、それぞれの質問に回答することだ。回答し終えたら、章末（58ページ）の採点方法をもとに自分の点数を算出してみよう。

■改訂版楽観性尺度（LOT-R）

	非常にあてはまる (A)	少しあてはまる (B)	どちらともいえない (C)	あてはまらない (D)	まったくあてはまらない (E)
1. どうなるかはっきりしないことがあるときは、結局一番いい結果になるだろうと期待する。	□	□	□	□	□
2. リラックスするのは得意なほうだ。	□	□	□	□	□
3. 何かよくないことが起こりそうな気がすると、たいていその通りになってしまう。	□	□	□	□	□
4. 自分の将来についてはいつも楽観的だ。	□	□	□	□	□
5. 友人関係をおおいに楽しんでいる。	□	□	□	□	□
6. いつも忙しくしていることが大事だ。	□	□	□	□	□
7. ものごとが自分に都合よく運ぶだろうとは思っていない。	□	□	□	□	□
8. すぐになんでも不安になったりはしない。	□	□	□	□	□
9. 思わぬいいことがあるかも、と期待したりはしない。	□	□	□	□	□
10. 全般的に、悪いことよりいいことのほうが自分には多く起きると思っている。	□	□	□	□	□

ごく一般的な人の合計点数は一五点前後で、「ゆるやかな楽観主義」と判定される。点数が極端に低ければその人は悲観的なものの見方をしているということになり、合計点数が二〇点近いか、二〇点を超える場合は、人生を非常に前向きに見ていることになる。

このＬＯＴ‐Ｒという尺度を使えば、個々の人生観の核を数値的にとらえることができる。もちろん、人生をどんなふうに見るかは、時により多少は変化する。だがいちばん奥深いレベルでは、時間がたってもほとんど変わることがない。単純な話、今から一年後にもう一度同じ質問票に回答しても、点数はほとんど変わらないはずだ。

だが、この種の方法にはリスクもある。人が質問にどう回答するかは、さまざまな要因に影響されるからだ。たとえば、自分の回答をキュートな心理学者が採点しているところを空想したら、つい、ほんとうに感じているよりもポジティブな自分を演じてしまうかもしれない。回答者が単にウソをつくこともありうるだろう。中でもいちばん厄介なのは、人が自分の心の動きを理解していない場合だ——というより、たいていの人は自分の心の動きを理解などしていないのだ。人間の心の中では、思いもよらない動きが起きている。そして多くの人はそれを自覚していない。これは調査の結果からもあきらかだ。

たとえば「新聞を開いたときあなたは、ネガティブな記事よりポジティブな記事に目がいくほうですか?」と質問されたら、たいていの人ははっきり答えることができない。自分はポジティブなニュースに目がいくと考えている人も、もちろんいるかもしれない。だが、脳がどんなタイプの情報を瞬時にキャッチするかを実験で調べた結果、情報の選択は意識のレーダーのずっと下で作用することがわかっている。だから、楽観と悲観のちがいを徹底的に数量化するためには、「人生をどう見ているか」を正面から質問するだけでは不十分で、それ以上の何かが不可欠なのだ。

脳の活動を機械で調べる

ひとつの方法は、ポジティブもしくはネガティブな事柄に脳がどう反応するか、そのパターン自体を調べることだ。人間の関心がネガティブなものやポジティブなものにどう引きつけられるかという、認識の複雑な仕組みがわかれば、「アフェクティブ・マインドセット」の根底にあるものについても重要な手がかりが得られるはずだ。

今日では、脳内を映像化する技術のめざましい進歩により、楽観や悲観をつかさどる回路を詳しく測定することが可能になっている。こうした技術を使えば、人々が質問票にどう回答するかよりも、さらに深い分析ができる。

とくに刺激的で新しい洞察をもたらしたのは、機能的磁気共鳴画像法（以下、ｆＭＲＩ）を使った実験だ。脳をスキャンするこの機械は平たくいえば巨大な磁石のようなもので、脳をめぐる血流を視覚化することができる。これを使えば、人が何かポジティブなことを考えたり楽しい画像を見つめたりしているとき、脳のどの部分が活性化するかが一目でわかる。活性化した部分には血液が集まり、充血した状態になるからだ。

脳のどこか一部が特別な仕事を要求されると、そこは一気にスパークして活動状態になり、大量のエネルギーを使い果たす。結果的にエネルギーが足りなくなり、「もっと酸素をたくさん、できるだけ早くこっちに送れ」というシグナルが脳の他の部分に発せられる。そうして酸素が、血流を通じて必要な部分へと大急ぎで輸送される。この血中酸素の急増を、ｆＭＲＩは探知するのだ。

活動中の脳がどんな状態にあるかは謎に包まれていたが、ｆＭＲＩを使って脳の襞《ひだ》やくぼみをめぐる酸素の流れを追うことで、大きく解明が進んだ。楽観的もしくは悲観的な心の動きに脳のどの部分が関連しているのかも、ピンポイントでわかるようになった。

さらにあきらかになったのは、こうした脳内の活動パターンに一定の安定性があることだ。もしも今あなたが何かの賞をとり、その喜びの瞬間に脳のどこが活性化するかを調べたら、半年後に何か別の良いことが起きたときにも、だいたい同じあたりが明るくなる。悪い知らせを聞いたときには脳内の別の場所が活性化するが、それから一年後に何かで失望を味わったら、やはり同じ場所に反応があらわれるはずだ。先のＬＯＴ‐Ｒと同様、脳の活動パターンの研究からも、「アフェクティブ・マインドセット」が安定性をもつことが示された。

ｆＭＲＩなどの方法を使えば被験者は、自分を偽ることも、実験者が聞きたがっている（と被験者が思っている）回答を故意に選ぶこともできない。これが、脳の反応を直接計測する方法の大きな利点だ。だからこそ、これらの技術は、もののの見方のちがいを探る手段の要《かなめ》として使われている。

楽観と悲観の度合いをより正確に数値化するさいにも、被験者に質問するという主観レベルと、異なる心の動きにどの脳内回路が関連しているかを調べる神経レベルと、ふたつの方向からの調査が可能なのだ。

心の根底にある微妙なクセ、「認知バイアス」

「アフェクティブ・マインドセット」の作用を調べるには、もうひとつ方法がある。わたしたちが世界を見るときの癖――いうなれば、それぞれの性格の根底にある想像力の偏り――を検証するのだ。こうした認知的なプロセスは、「質問票に人がどう答えるか」と「脳内の神経細胞（ニューロン）がどう活動するか」のいわば中間に位置している。

ポジティブなことやネガティブなことへの反応の偏りはごくわずかで、単に被験者に質問をするだけでは計測ができない。そもそもわたしたちは、心の奥で起きているこうした動きを自分では認識していないのだ。いっぽう、脳内を映像化する技術を駆使しても、神経の活動から生じる記憶や想像や解釈の微細な振れを、十分に解明することはできない。

こうした心の状態を「認知バイアス」と呼ぶ。これをとらえるのに最適なのは、認知心理学の伝統的な手法だ。次のような状況を想像してほしい。あなたが道を歩いているとき、久しく会っていなかった知り合いがこちらにやってくるのが見えた。けれど相手は、挨拶するつもりでいたあなたのすぐ横を、こちらを一瞥《いちべつ》もせずに通り過ぎてしまう。あなたは相手のことを無礼なやつだと思うかもしれない。自分は好かれていないのではないか、話をしたくなくて、巧妙に無視されたのではないかと思ってしまうかもしれない。あるいはそうではなく、相手は忙しくて何かに気をとられていたから、単にあなたが見えなかったり気がつかなかったりしたのだと、解釈するかもしれない。こちらの名前を思い出せず、ばつの悪い思いをするのが嫌だったのだろうと考えるかもしれない。

状況を「どう解釈するか」が、「どう感じるか」に大きく影響することを、この例はわかりやすく示している。同じ状況を「相手は何かに気をとられていたのだ」とポジティブに解釈すれば、それは楽観的な心の傾向を助長するが、「自分は嫌われているのだ」とネガティブに解釈すれば、ネガティブな思考のスパイラルが起こり、悲観的な心の傾向にさらに拍車がかかる。

「アフェクティブ・マインドセット」のおおもとにあるのは、この、ものごとをどう解釈するかという偏りだ。脳はそうした認知のバイアスを幾層も含んでおり、それらが無意識下で作用する結果、人間はそれぞれ偏った視点でものごとを見るようになる。人間の心にはこのように、良いことや悪いことをすばやく察知したり、どちらともとれるような社会的状況を自分の良いように、あるいは悪いほうに解釈したりする癖がある。それこそが、人が自分をとりまく世界をどうとらえるかの土台になっている。

何に注目すべきかを一瞬で選ぶ力、「選択的注意」

では、認知の偏りはそもそもどのようにして生じるのだろうか？　この問題に答えるには、瞬間ごとに目と耳を襲う情報の嵐から「何に注目すべきか」を人間がどのように選びとるかを考えてみるといい。現代社会の情報の洪水の中で何に注目するかは非常に重要で、この選択を行う能力は、心の安定のためにも非常に重い意味をもつ。認知心理学者は、この「何に注目するか」を選ぶ力を「選択的注意」と呼ぶ。そしてこの能力こそが、わたしのいう「アフェクティブ・マインドセット」の根本にある。

この「選択的注意」がどうはたらくかを理解するために、すこしのあいだ読むのをやめて、耳に聞こえてくるものに心を集中させてみよう。きっと、今まで気づいていなかったたくさんのことを、はっきりと意識できるはずだ。エアコンの唸る音や、遠くを飛ぶ飛行機の音。窓の外で鳥が歌う声。通りで子どもたちがはしゃぐ声。どこかから聞こえるラジオの音。手の中にあるこの本（あるいはこの電子本）の重みや、座っている椅子の背もたれの感触を今さらのように感じるかもしれない。あとでしなければならないことが、突然脳裏に浮かんでくるかもしれない。これらすべての感覚や思考はいつもそこにあった。ただ、それに注意を払っていなかったから、後ろに引っこんでいただけだ。

緊急度の高いものに注意を集中させ、残りは認識から遮断する脳の習性は、きわめて重要だ。それがなかったら、人はあふれる情報に押しつぶされ、身動きがとれなくなってしまう。だがこの選択的注意はいっぽうで、脳が重要でないと判断したものをすべて認識からふるい落とす作用ももつ。「アフェクティブ・マインドセット」のいちばん土台の部分にはこの選択的注意が存在し、人が何に注目し、何を無視するかに影響を与えている。

認知心理学者としてわたしは、脳のこの能力に強い関心をもってきた。脳には、あるものごとに注意を集中し、特定の事実や経験だけを選びとって記憶する能力がある。個々の性格や経験によって色づけされた一貫したストーリーの中に、取捨選択した記憶を織り込んでいく能力もある。これは現代の科学における、たいへん魅力的なテーマだ。人の心はそれぞれ無数のバイアスに満ちている。人がどんなふうに世界を見つめるか、どんなふうに過去を思い出すかは、そうしたバイアスに影響されるのだ。

この世に生まれた瞬間から人間は、嗅覚や視覚、聴覚や触覚に訴える情報に四方から襲われる。だから赤ん坊の心はまさに情報の嵐の中にある。アメリカの科学的心理学の祖ウィリアム・ジェームズは、これを「花ざかりの騒音と混乱」と呼んだ(8)。この情報の嵐を整理するのが脳の役目だ。無数の情報の中から重要なものだけを認識し、重要度が低いものにはあまり注意を払わないよう調整する複雑な仕事を、脳は確実にこなさなくてはならない。こうした脳のはたらきが心に作用し、心の中で起きるあらゆるプロセスを導いていく。

ものの見方次第で世界は善なるものになる

わたしがまだ少女のころ、近所にミスター・グラハムというお年寄りが住んでおり、わたしは定期的に彼の手伝いをしていた。ミスター・グラハムは当時おそらく八〇代だったはずで、背が高く壮健な体つきではあったが、老いは隠しようもなかった。若いころはトリニティ・カレッジのクロスカントリーチームで鳴らしていたというが、戦争で足に大きなけがを負い、さらには寄る年波も加わって、体の動きは緩慢で弱々しかった。奥さんは何年か前に亡くなっており、丹精込めた庭を足を引きずりながら歩くことはなんとかできるものの、自分で店まで買い物に出ることはもはや困難になっていた。わたしはときどき買い物を頼まれ、ときには昼食を作ってあげたりもしていたが、あくまで自主独立にこだわるこの老人は、あまり多くの援助を受けるのをよしとしなかった。わたしたちが暮らしていたのはダブリンから二〇キロの風光明媚な一帯で、息をのむほど美しい入り江や浜辺や海岸特有の景色に囲まれていた。晴れた夏の日曜日には、ダブリン北部から人々が大挙して海岸や散歩道に押し寄せてきたものだ。

残念ながら、アイルランドの空が晴れているのはごくまれだ。一年の多くの月は、立ち込める暗い雲や湿った霧、そして海からごうごうと吹き寄せる強風が、日々をさらにもっと過酷なものにする。けれどそんないちばん暗い日々の中でさえ、ミスター・グラハムは見事なほどに楽天的だった。凍てつくように寒い朝、彼はよくわたしに、堅い土を破って植物が新しい芽を出そうとする最初のしるしを指し示してくれた。「ラッパスイセンが顔を出すのも、もうまもなくだよ」というように。戦争の話も聞かせてくれた。そこにはむろん悲しい出来事や暗い瞬間がちりばめられていたが、それでもミスター・グラハムは戦地での仲間や彼らとの深い友情について幸福な思い出をもち、そこから活力を得ているように見えた。
彼は、悲しい出来事に鈍感だったわけではない。悲嘆にくれていることも時おりあったし、五〇年以上連れ添った奥さんに先立たれたことを、深く悲しんでいた。けれど、ミスター・グラハムはいつでも、ものごとの明るい面に視線を向けていた。彼は何につけ良いことに目をとめ、悪いことがあっても手ひどく打ちのめされたりはしないようだった。今もまだ覚えている出来事がある。ある寒い朝、ミスター・グラハムの家の前にあるバス停で学校に行くバスを待っていたわたしは、彼がゴミを出すために道路に出ようと、急な斜面をふうふう言いながら登ってくるのを目にした。手を貸そうと申し出ても無駄なことは、経験からわかっていた。ゴミ箱をようやく門のところまで引きずってくると、ミスター・グラハムは深く息を吐きながら外を見やった。灰色の靄《もや》のあいまから、猛り狂う冷たい海がかろうじて見えている。「こんなに美しい場所で生きられるなんて、われわれは何と幸運なのだろうね」と彼はつぶやいた。

どんな「アフェクティブ・マインドセット」をもつか次第で、実生活がどんなふうに展開するかが変わる。たとえば、あなたが会議にほんの少し遅刻したとき、上司の顔に浮かんだ中途半端な笑顔をどう解釈するか、考えてみよう。上司はあなたが到着したことを喜んでいるのだろうか、それとも遅刻したことに苛立っているのだろうか？　その微笑みをどう解釈するかによって、あとで仕事を追加されたときの心境は変わる。「わたしが来たので上司は安心したのだ」と状況をポジティブにとらえる人は、追加で与えられた業務を「これは重要な仕事で、上司はわたしならそれができると信頼しているのだ」というふうに考えるだろう。いっぽう「わたしが遅刻したので上司は怒っている」と状況をネガティブにとらえる人は、追加の業務を「退屈で嫌な仕事」と考えがちだし、場合によっては懲罰として受け止めさえする。

わずかな危険やネガティブな要素につい目をとめてしまう人は、結果的に「世界は危険と失望に満ちている」という悲観を抱く。いっぽう、喜びやポジティブな要素に自然と目がいく人は、「世界には善と成功があふれている」という楽観を抱く。先のミスター・グラハムはその良い例だ。何に目をとめるかで世界観ぜんたいが変わるというこの芸当を、わたしたちの脳はどんなふうに行っているのだろう？　個々の人格や世界観は、人が世界の何にどれだけ着目し、何をどれだけ記憶するかにどう反映されているのだろう？　いや、さらに重要なのは逆の問いだ。人が世界をどう見るかによって、その人の感情のありようや人生観はどう影響されるのだろう？

快楽は人を引き寄せ、不安は人を追い払うという単純な原理

この疑問に答えるにはまず、複雑な要素をいったんぜんぶ取り払い、行動のいちばん原始的な面に立ち返ることだ。人間の行動のいちばんの基本にあるのはもちろん、「ポジティブなものごとを求め、厄介なものごとを遠ざける」という習性だ。良いものごとは人間を引き寄せ、悪いものごとは人間を追い払う、とも言える。

この単純な原理はあらゆる種に共通すると主張したのが、動物と人間を生涯観察しつづけたアメリカの心理学者、T・C・シュネイルラだ[9]。あらゆる生物にとって生き残る可能性を最大化する手段は、食物や性交などの〈良きもの〉に接近すること、そして捕食者や毒などの〈危険なもの〉を避けることだ。人間のさまざまな行動や複雑な生態はすべて、これらふたつの習性から生まれていると言ってもいい。

一九二七年にニューヨーク大学心理学部の研究陣に加わったシュネイルラは、一九六八年に亡くなるまで同学部と米国自然史博物館に籍を置き続けた。「心理学者は実験室の外に出て、野生の環境で生きる動物を観察するべきだ」という信条のもと、シュネイルラは野外調査の重要性を当時の心理学界で強く訴えた。そのため彼は、「動物の行動は実験室の管理下でこそ、いちばんよく理解できる」と信じる同僚らとしばしば対立した。今日においてもまだ、この問題については心理学者のあいだで意見が分かれている。心理学者は、さまざまな複雑さをひっくるめたあるがままの世界を追求すべきなのか？　それとも、実験室の中の厳密さをこそめざすべきなのか？

シュネイルラの時代には、ヒトを含むあらゆる動物の行動を説明できる一般的かつ包括的な理論を展開しようという流れが中心だった。当時は壮大な〈万物の理論〉の時代で、すべての種にまたがるスケールの大きな解釈だけが真剣に受け止められていた。

こうした時代性ゆえ、当時の心理学者らは、種と種の相違よりも類似性ばかりを追究するという愚を犯した。実験用の白ネズミを使ってあらゆる種の行動を説明しようとしたのがその例だ。科学者が種と種の類似性にとらわれすぎていたからこそ、ヒトを含むあらゆる生物の行動や記憶や感覚や感情まですべてを、一介のネズミをモデルとして説明しようというおかしなことが起きた。

壮大な理論にとらわれすぎれば科学者でさえ自明のことを見失う。自明のこととはつまり、シュネイルラが指摘したように、「種と種はたがいに深く異なる」ことだ。

ハトとネズミを例にとって話をしよう。ハトは目に見えたものをくちばしでつつく習性があり、ネズミは嗅覚に訴えるものに強く動かされる習性がある。それぞれの習性を利用し、ハトを青い四角ではなく赤い丸に反応させたりネズミに迷路の抜け道を探させたりする訓練は、心理学では一般的に行われている。だが、たとえばネズミにハトと同じ視覚的な訓練をしても、効果は出ない。私の大学院時代の指導教官は何年か前にじっさいにその実験を試みたが、ネズミ（と学生）にトラウマを与える結果にしかならなかったという。ネズミとハトにはたしかに類似する点もあるが、実験からも明らかなように、はっきりした相違があるのもまた事実なのだ。

こうしたことを、シュネイルラは一九二〇年代からすでに理解していた。彼は実験室で行う研究の価値を否定はしなかったが、一九三二年に軍隊アリの研究のためパナマで最初の野外調査を行って以降、動物の不思議な行動や驚くべき行動は、自然界で普通の出来事として起きるのを観察しないかぎり、ほんとうに正しくは理解できないと確信した。当時主流だった壮大な理論の提唱者からシュネイルラは目のかたきにされたが、結局、今日広く受け入れられている一般原則を作りだしたのは、皮肉にもシュネイルラのほうだった。

シュネイルラは実験室と野外の双方で行ったすべての観察と実験の結果から、あらゆる生物を結ぶ原理は、食物と安全な場所を見つけようという衝動（＝報奨への接近）と、何かに食われないようにする衝動（＝危険の回避）の二つに尽きると結論した。ハトであろうとネズミであろうと馬であろうと、はたまたヒトであろうと、報奨に「接近する」ことと脅威を「避ける」ことは、行動の最大の動機づけだといえる。

報奨と脅威を見つけ出し、反応する能力が人生観を決める

報奨と脅威を選択的に認識する能力は、生まれ落ちた瞬間からもう人間になくてはならない根源的な資質だ。だからこそ、人間にはサニーブレインとレイニーブレインがどちらもそなわって

いる。

この能力は生来のものもあるし、生きる過程で獲得されるものもある。一例を示そう。多くの親の心配とは裏腹に、ハイハイができる乳幼児が何かの台の縁から転げ落ちることはごくまれだ。それは生後わずか二カ月でもう、深さを識別する能力が芽生えるからだ。このことは、次の古典的な実験でもあきらかだ。

まず硬いガラス板をいちばん上にのせた〈視覚的な崖〉の装置をつくり、その上に赤ん坊をのせる。[10]ガラス板の向こう半分の下は何もなく、そのまま下に落ちてしまいそうに見える。手前半分のガラスの下には何かが置かれ、深さはごく浅く見える。台にのせられた赤ん坊は、自分の下に硬いガラス板があるのを体で感じることはできる。だが、彼らはどれだけうながされても絶対、向こう側の一見危険な領域には踏み出さなかった。母親が台の向こうはしに立って手招きしても、結果は変わらなかった。

生まれながらの恐怖心があるからこそ、赤ん坊は落下の危険を回避する能力を獲得した。母親の保護とぬくもりに向かいたいという欲望も、恐怖に打ち勝つことはできないのだ。

〈報奨への接近〉と〈危険の回避〉がせめぎあう不穏な感じを理解するには、川の水を落ち着かなげに飲みながら、すぐ近くで休んでいるライオンにちらちら目を配っているアンテロープの姿を想像してみるといい。この「行くべきか・とどまるべきか」という典型的な状況下では、快楽に向かう力と危険を避ける力のふたつが綱引きをしている。勝つのはたいがい、危険を避けようとする力だ。だが、危険に直面しつつなお快楽に向かう度合いは、人によりちがう。先の実験でも、何人かの赤ん坊は視覚的な崖の上を途中まで果敢に踏み出したが、何人かの赤ん坊は崖のふちに近寄ろうともしなかった。

　快楽の引力に強く反応する人もいれば、危険が醸す不安に人一倍反応し、危険からできるだけ遠ざかろうとする人もいる。この相違はたいていごくわずかなものだが、生きるうちに何百回も何千回も繰り返されれば、個々の人生観に深く影響する可能性がある。

　快楽に向かうこと。そして不安を遠ざけること。このふたつの巨大な動機づけこそが、長い進化の過程を通じて人間の脳内にさまざまな回路を発達させ、それらの集積が、恐怖と快楽をそれぞれつかさどる回路を形成した。恐怖の回路はたえず危険に目を光らせ、予測不能な世界の中で身の安全を守る役目を果たす。快楽の回路は、生存上良いものごとを確実に人間に捜し求めさせる役目を果たす。生きるうえで欠かせないこれらふたつの作用は、わたしが「レイニーブレイン」「サニーブレイン」と呼ぶもっと大きな脳内のプロセスの推進力でもある。

　レイニーブレインとサニーブレインはつねに世界を監視し、日常に潜む危険や快楽を人間が確実にキャッチできるようにしている。そしてレイニーブレインとサニーブレインの反応のせめぎあいが、ものごとの認識にバイアスや偏りをもたらし、その結果、人それぞれの「アフェクティブ・マインドセット」が形成されていく。

　これが、わたしが長年の研究から引き出した結論だ。

何に注目するか、という心のクセ「注意バイアス」

　他をさしおいて何かに注目する心の傾向を心理学者は「注意バイアス」と呼ぶ。新聞を読んでいるとき、ひいきのスポーツチームの記事につい目が吸い寄せられた経験はないだろうか。そういうとき人の心は、自分に関心がある部分を拾い上げるために、それほど関心を引かないその他たくさんの細かな情報を苦もなく無視している。そうしたバイアスを通じて人はみな、自分にとっていちばん重要な事柄に自然に目を向けているのだ。

注意バイアスがどのように作用しているかは、イギリスの心理学者エドワード・チェリーが一九五三年に発見した有名な〈カクテルパーティー効果〉を考えてみるとよくわかる。[11] チェリーが発見したのは、たくさんの会話が同時に行われている混雑した部屋の中でも、自分の名前をだれかが口にすれば人はそれを聞きとれるという現象だ。脳はすべての喧騒をどうにかして締め出し、自分の名前を口にしただれかの声にピントを合わせることができる。

この仕組みを解明するためにチェリーは、左右の耳にそれぞれ異なるメッセージを同時に送ることのできる特殊なヘッドフォンを設計した。被験者は両耳から聞こえる別々のメッセージのうち、どちらかひとつに従うように指示される。背景の雑音を排除し、ただひとつの音声に耳を傾けるのは人間にとって造作もないことだ。実験でもたしかに被験者は、注意を向けていないほうの耳に入る音声を認識していなかった——が、自分の名前が発声されたとたん、彼らはその音声を認識し、そちらに注意を向けた。ちなみに、危険と快楽にまつわる言葉が発せられたときも、人々の注意は瞬時にそちらに向かった。

興味深いことに、わたしたち人間はこうしたバイアスをまったく自覚していないようだ。日々の生活を送るなかで、身のまわりで起こるものごとを、脳は旋回するレーダーのように絶えず分析かつ調査し、自分にいちばん関心のあるものごとを決して見逃さないようにしている。

チョコレートに目のない女性がダイエットを始め、甘いものを断とうとしている図を思い浮かべてみよう。彼女の目はおそらく、チョコレートやキャンディの宣伝や広告ばかりに向かってしまうはずだ。あなたもダイエットをしているときには、あらゆる街角のあらゆるカフェで人々が見せつけるようにケーキを食べ、全世界が結託してあなたの意志をくじこうとしているように感じるだろう。

もちろん現実にそんなわけはないのだが、これは人間の心のバイアスがもつすさまじい力を物語っている。現実がどうであれ、わたしたちの目にはバイアスでゆがんだ現実が見えてしまうのだ。

感情にまつわる情報を認識するときにこうしたバイアスが生じると、人の世界観に大きな影響が出る。楽観的な人はものごとの明るい面に、悲観的な人は暗い面に向かうバイアスがある。だが、こうしたバイアスは一瞬のうちに、意識のはるか下で発生するため、計測が非常にむずかしい。そのため、認知心理学者はいくつかの巧妙なテクニックを開発し、被験者が視線を動かしたときに脳が何を認識しているのか、正確に細かく計測できるようにした。前述のチェリーが行った左右の耳に異なる音声を聞かせる実験は、どちらかの耳に入ってくる音に人が選択的に注意を合わせられることをあきらかにした。認知心理学者はこの原則を、視覚に応用したのだ。

視覚の実験でもわかった注意バイアス

視覚のバイアスを調べるのにいちばんよく使われる方法は、注意プローブ課題と呼ばれる手法だ[12]。被験者の前に置かれたコンピュータの画面に、楽しげな写真と嫌な感じの写真、もしくは中立的な写真をペアにして左右に映し出し、どちらがより被験者の注意をとらえるかを調べるものだ。一対の写真——たとえば歯をむき出して唸っている犬の写真と、愛くるしい子犬の写真——は画面にうかんですぐ、たいていは一秒の半分もしないうちに消え、そのあと画面の左右どちらかに小さな三角形（プローブ）があらわれる。その三角形を見つけたら、手元のボタンをできる

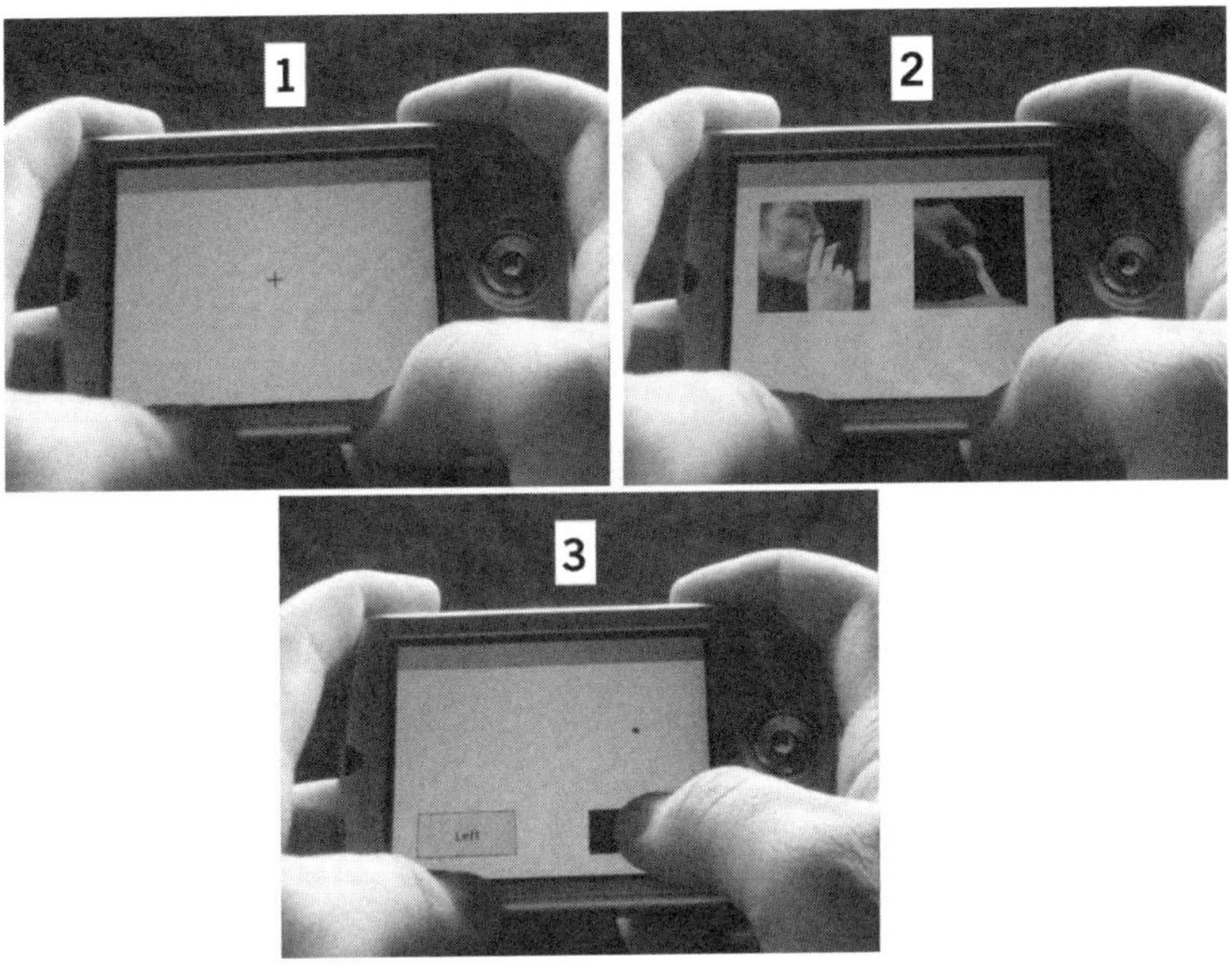

■注意プローブ課題の手順
(1)小型コンピュータの画面に、視線を集中させるための十字が0.5秒間あらわれる
(2)２枚の写真（１枚は煙草を吸っている写真、もう１枚は中立的な写真）があらわれる
(3)プローブがあらわれる。被験者はそれに反応しなくてはならない
出典：en.wikipedia.org/wiki/File:Visual_Probe_Task_on_a_PDA.jpg

だけ急いで押すように被験者は指示される。ボタンを押すまでにかかった時間はコンピュータに記録される。

心に強く訴える画像や注意を引く画像があった場所に三角形があらわれれば、人はそれをより素早く探知できることがわかっている。この特性を利用すれば、被験者の認識がどんなふうに偏っているか、計測することができる。

たとえば、コンピュータの画面においしそうなアップルパイの写真と、あまりおいしくなさそうなサンドウィッチの写真が同時に一瞬映し出され、そのあと、アップルパイがあった場所に小さな三角形があらわれたとしよう。もしもあなたの脳がアップルパイの場所にピントを合わせていたら（おそらく合わせているはずだ）、正しいボタンを素早く押すことができる。三角形が、アップルパイではなくサンドウィッチのあった場所にあらわれていたら、おそらくそんなに速く反応することはできない。

注意プローブ課題をはじめとする多くの洗練された手法は、脳の中で起きている複雑な作用をあきらかにする。こうした手法から、「心配性の人や悲観的な人はネガティブなものごとに引き寄せられるいっぽう、ポジティブなものごとを避けている」という興味深い事実が、もう二〇年も前にあきらかになった。テレビや新聞では毎日、大量の良いニュースと悪いニュースが報道されているが、不安を感じやすい人はおそらくポジティブなニュースには見向きもせず（彼らはそんなニュースがあったことを認識すらしないかもしれない）、ネガティブなニュースにまるでミサイルのように突き進んでいくのだ。

ネガティブな情報はなぜ、どのように、不安症の人の心を強く引きつけるのだろう？　この疑問を解明しようとする研究のごく早い段階で、わたしはあることに気づいた。

対照群として実験に参加した人々は、あまり不安を感じず、どちらかといえば楽観的だからこそ対照群に選ばれたはずだ。わたしは当初、対照群の被験者はポジティブなものごととネガティブなものごとの両方に同程度の注意を向ける、非常にバランスのとれた人々なのだと予測していた。けれど実際には、対照群の人々にも認識の偏りがあった。これは当時としては驚きだった。当時の理論では、不安症の人は良いニュースを認識のフィルターからはじき、悪いニュースばかりを感知しているからこそ不安におちいるのだと、そして不安をあまり感じない人は、良いニュースと悪いニュースの両方に同じほど重きを置いているのだと考えられていたのだ。

だが、不安症でない人にはネガティブな情報を避ける方向に強い偏りがあることが研究を進めるうちにわかってきた[13]。嫌な感じの画像や言葉が画面に浮かぶと、彼らはすぐにそこから注意を逸らしてしまう。不安症の人が悪いニュースについ引き寄せられるのと同じように、不安症でない人にはそうしたニュースを避けようとする偏りがある。けれど、被験者はだれひとり、自分のそうしたバイアスに気づいていなかった。おおかたの被験者は「たくさんの写真が画面に出てきたのはわかった。けれど、三角形に反応することばかりに気をとられていて、どんな写真のときにどうだったかということには気づかなかった」と語った。三角形が、ポジティブな画像とネガティブな画像のどちらの側にあらわれるかで、発見にかかる時間が変化していたこと、そこに一貫性があったことを説明しても、被験者たちはなかなかそれを信じようとしなかった。

同じテストをマイケル・J・フォックスに試みたとき、彼もまったく同じことを言った。「つぎつぎ画像が浮かんでは消えていったのはわかった。でも、まちがえずにボタンを押すことばかりに必死になっていたよ」。予想していたとおり、マイケルの視線はポジティブな画像に強く引き寄せられていた。ポジティブな画像のあとに三角形があらわれたとき、探知にかかった時間は平均で約〇・四九秒（つまり一秒の半分以下）。いっぽうネガティブな画像のあとに三角形があらわれたときは、探知までに約〇・五六秒の時間がかかった。おおかたの楽観主義者と同じように、マイケルの注意は無意識のうちに、楽しげな画像のほうに向かっていた。

わずか〇・〇七秒の差は、日々の生活の中ではとるに足らないものに見えるかもしれない。けれど、脳の中で起きることとしては十分長い時間だ。

記憶にも気質が作用する

「アフェクティブ・マインドセット」は、人間が「何を認識するか」だけでなく「何を記憶するか」にも影響する。これを調べるために、だれか陽気で明るい性質の友人に、一二歳になるまでに起きた出来事をなんでもいいから五つ話してほしいと頼んでみよう。いつだか出席したパーティーのことでも、大好きだったペットのことでも、両親の離婚のことでも学校生活のことでも、とにかく話題は何でもかまわない。そして今度は同じことを、暗い気性の友人に試みてほしい。相手を誘導したりせず、心に浮かんできたことをそのまま話してもらうこと。結果は賭けてもいい——楽観的な人の頭に浮かんできたのはおもに、幸せで心が浮き立つような記憶だろうし、悲観的な人が思い出したのはもっと悲しくて暗い出来事のはずだ。

気持ちの持ちようの差が、人が何を記憶するかにどう影響するかを初めて研究したのは、スタンフォード大学の心理学者、ゴードン・バウアーだ。バウアーは一九八〇年代にこの問題を調べるために一連の実験を行った。(14) 彼は催眠術を使って被験者を幸福な気分と悲しい気分のどちらかに誘導し、そのあとで、過去一年で起きた出来事をいくつか思い出してほしいと指示した。すると、幸福な気分になっていた被験者がたくさんのポジティブな出来事を思い出したのに対し、悲しい気分の被験者は概してネガティブなものごとや悲痛な体験を思い出した。

だが、こうした自叙伝的な記憶の研究にはあきらかな難点がある。被験者が「こんなことを思い出した」と非常に興味深い話を口にしたとしても、それがほんとうにその人に起きたことなのかどうか、実験者には確かめることができないからだ。うつ病の患者が心理学者に向かって、「ものごとはいつも悪いほうにばかり向かう」「わたしがだれかと会話を始めようとするたび、相手は『今忙しいから』とそそくさと席を立ってしまう」などと言うとき、その発言が真実かどうか、心理学者には知るすべがない。自叙伝的な記憶が絶対に正確だとは言いきれないからこそ、管理下で行われる実験の重要性が増すわけだ。

この理由から、バウアーはふたたび催眠術を用いて次のような実験をした[15]。被験者を催眠で幸せな（もしくは悲しい）気分にさせ、そのうえで今度は彼らにたくさんの言葉が書かれたリストを見せたのだ。リストの中には、「パーティー」「幸せ」「喜び」などポジティブな気持ちをかきたてる言葉もあれば、「がん」「死」「失敗」などネガティブな言葉もある。

実験の結果は明白だった。幸せな気分のときにリストを提示された被験者はよりポジティブな単語を記憶し、悲しい気分だった被験者はネガティブな単語を記憶していた。バウアーの実験が示しているのは、記憶とは単に過去に起きた出来事を正直に、正確に報告するのではないということ、そして記憶がわたしたちに提示するのは各自の世界観や利益に合うように、起きた出来事を高度に選択しなおしたものだということだ。これは、きわめて重要なことだ。記憶はそれぞれの世界観によっていわば濾過されたものだ。だから、記憶が過去の出来事を正確によみがえらせると過信するのは禁物だ。

この記憶の選択という作用は、なぜ世の中にはいつも楽観的な人と、悲しみや憂うつに陥りがちな人がいるのかを解き明かす重要な鍵になる。ネガティブで暗い記憶は悲観的なものの見方を助長し、ポジティブで幸せな記憶は楽観的なものの見方をはぐくむ。ただ、忘れてはいけないのは、ものの見方と記憶との関係は一方通行ではなく、双方向通行道路のような相互的なものである点だ。良い気分はたしかに、幸せな記憶をもたらす。だが逆に、幸せな記憶もまた、良い気分をもたらすことができる。

これを実感するために、自分がとても幸せだったときの記憶を思い起こしてみてほしい。たとえば、重要な試験に合格したときのこと。結婚したときのこと。就職が決まったときのこと。長いあいだ憧れていた誰かと初めてデートをしたときのこと。自分がそのときどんな気持ちだったかまで含めて、できるだけすべてを細かく生き生きと頭の中に描き出してみよう。数分後、幸福な思い出を追体験しているかのように、気分が上向きに変化していることに気がつくはずだ。多くの心理学的な実験からも、同様の結果が出ている。

何を思い出すかによって今現在の気持ちは影響されるし、今現在の気持ちは心に浮かぶものごとに影響する。心の状態と記憶との関係は「卵が先かニワトリが先か」のジレンマと同じで、いったいどちらが先なのか、判別することができないのだ。

無意識のバイアスが「信念」にも作用する

無意識のうちに作用するこうした注意や記憶のバイアスは、次のふたつの観点から重要だといえる。心の偏りによって、人が出来事をどう受けとめるかが大きく左右される点がひとつ。もちろん楽天家が万事をバラ色に見ているわけではないし、悲観主義者が万事を暗く受けとめているわけでもない。どんな受けとめ方をより多くするかで、人生観の相違が徐々に形成されていくのだ。

もうひとつは、何に注目し何を思い出すかによって、人がどんな「信念」をもつかが大きく左右されることだ。「信念」は、「アフェクティブ・マインドセット」の根底にあるわずかな認識の偏りから形成される。心理学の世界で「確証バイアス」と呼ばれる次のような現象は、このことを如実に示している。[16]

たとえば「女性は車の運転が下手だ」という信念をもっている人はその信念を、女性ドライバーの悪例を数多く目に留めることで確認しようとする。運転が下手な男性や運転が上手な女性を目にしても、それは認識をすり抜けてしまう。つまり、その人の核にある信念に合致しないものごとは、目の前にあっても認識されないのだ。信念のシステムはわたしたちが何を認識し、何を認識しないかを決定する。その信念自体はしかし、わたしたちがまず何を認識したかにかなりの度合いで左右されている。

ミネソタ大学の心理学者マーク・スナイダーは多くの実験から、信念が自己充足的な予言になることを確認した。たとえば、初対面の人に会うときに、その相手が神経質だという情報を事前に聞かされていたら、その人物の行動の中でいかにも心配性に見えるところばかりが目についてしまうものだ。これを証明するためにスナイダーは被験者を二人ひと組でペアにし、何人かには「ペアを組んだ相手が外向的な性格かどうか」を判断するように指示し、何人かには「相手が内向的かどうか」を判断するように指示した。

相手が外向的な性格かどうか見極めなければならず、しかも質問はわずかしかしてはいけないとしたら、何をたずねるべきだろうか？　もしもあなたがスナイダーの被験者と大差ないとしたら、おそらくこんな質問を口にするはずだ。「パーティーを盛り上げるためにあなたなら何をしますか？」「大勢の初対面の人々と会うのは楽しいですか？」。だがよく考えてほしい。これで肝心の情報が集まるものだろうか？　これらの質問は、単に疑問を確認する役目しか果たしていない。だが、被験者同士のやりとりをスナイダーがビデオテープで検証したところ、質問者がこの種の質問に頼りがちなのはあきらかだった。

〈内向型〉グループの質問者の大半は、「もっと社交的になりたいと思うときはありますか？」などの質問を相手に投げかけていた。スナイダーいわく、このときほんとうに必要なのは反証的な証拠なのに、「人々は確認的な証拠ばかり探そうとする傾向がある」のだ。

健康までも、バイアスに影響される

心のバイアスや癖は信念を強めるうえで重要な役割を果たすが、それだけでなく、幸福度や健康をも左右すると言われる。何を信じるかによってほんとうに肉体には物理的な変化が生じるのだろうか？　そして場合によっては、病気をさえ引き起こすのだろうか？　心理学と神経科学の研究結果から言えば、答えはあきらかに「イエス」だ。そのほかに医療の現場からも、人間の思考や思い込みが病につながることを示す説得力ある事例はいくつも報告されている。

そのひとつが、クリフトン・メドア博士が報告した次の症例だ。メドア博士は一九五五年に医学学校を卒業し、その後長年アラバマを中心に医療の現場に携わった。若いころの博士は、当時主流だった〈生物医学的〉な論理を疑問の余地なく受け入れていた。つまり、肉体的な症状は肉体的な問題によって引き起こされ、肉体的な問題の原因を解決すれば症状は癒えると考えていたわけだ。

だが、多くの患者と接するうち博士は次第に、医学はもっと大きな視野をもつべきだと確信するようになった。彼は現場で幾度となく、体はどこも悪くないのに「自分は病気だ」と信じたためにほんとうに病気になった人に出会った。末期の肝臓がんと診断され余命数カ月と宣告されたある患者の例を引こう。余命わずかと告げられたその患者はがっくり気落ちし、みるみる体力を失い、宣告された余命すらまっとうせずに命を落とした――が、その死後、医師の診断が誤っていたという事実が判明した。患者はがんにかかってなどいなかった。彼は「自分はがんで死ぬ」と信じたせいで亡くなった。死ぬという思い込みがあまりにも強かったために、それはほんとうに死を引き起こしてしまったのだ。

メドア博士はもうひとつの、さらに劇的な例を詳述している。彼の医学の師であったドレイトン・ドハーティ博士の患者、ヴァンス・ヴァンダースの症例だ[17]。

一九三八年の春、アラバマ州セルマの町外れにある、当時は完全に黒人専用だったある病院に六〇歳の黒人男性が担ぎ込まれてきた。その男性患者はヴァンス・ヴァンダースといい、数週間前から病気でろくに食事をとれず、体重が激しく減少していた。医者はがんの可能性を疑ったが、検査はどれも空振りで、問題を突きとめることはできなかった。

衰弱がさらに進み、死は避けがたいと思われたころ、彼の妻がドハーティ博士に夫ヴァンスが数週間前の夜中、地元の呪医から墓地に呼び出されたという話を打ち明けた。当時のアラバマの黒人社会では、ヴードゥーや黒魔術はごく一般的に行われていた。いきさつは不明だがどうやらその場で口論が始まり、呪医は何か嫌な臭いのする液体をヴァンスにふりかけ、「今呪いをかけた。お前はまもなく死ぬ」と言ったという。「お前はもう死ぬと決まった。医者にかかっても無駄だ」と声高に告げられ、衝撃を受けたヴァンスはふらふらした足取りで家に帰りつくと、その後、食事をすることができなくなってしまった。

この話を聞いた博士は、どんな策をとるべきか必死に知恵を絞った。そして次の日の晩、ヴァンスの家族を患者の枕元に呼び寄せた。死にかけているヴァンスを一〇人余りの人々が取り囲むと、博士は渾身の演技で、このうえなく威厳に満ちた声で話をはじめた――。

件《くだん》の呪医を墓地に呼び出し、ヴァンスにかけた呪いを解くよう迫ってみた。呪医は最初鼻で笑っていたが、博士が「相手の襟首をつかんで」脅すと、ヴァンスに何をしたかをようやく白状した。「奴が吐いたところでは」博士はヴァンスに語った。「トカゲの卵をあなたの皮膚にこすりつけたのだそうだ。いくつかは皮膚から胃の中までもぐりこみ、そこで卵から孵《かえ》った。大半はもう死んでしまっているが、一匹だけ、大きなトカゲがそのまま生き残り、口から胃に入ってきた食べ物はもちろん、臓腑までをも食い尽くそうとしている」

ここで博士は看護婦を呼んだ。看護婦は茫然としている人々をかき分け、何か液体の入った瓶をささげもってあらわれた。

「そのトカゲを追い出さなければならない」。博士は厳《おごそ》かに述べると、ヴァンスの腕にその液体(じつは強力な吐剤)を注射した。数分後、ヴァンスは激しく嘔吐しはじめた。そしてその瞬間、ドハーティ博士は――部屋の中にいるだれにも気づかれないように――カバンの中に隠していた緑色の大きなトカゲを放った。

「ヴァンス、ほらごらん！　今あれが、体の中から出てきた！　もう大丈夫。呪いはこれでもう解けた！」

ヴァンスは目を丸くし、ベッドの後ろに飛びのいた。そして親戚の人々がどよめく中、深く眠りこんだ。それから半日以上眠りつづけたヴァンスは、すっかりお腹を空かせて目を覚ますと、山ほどのパンと牛乳と肉をぺろりとたいらげた。彼はその後一〇年間生きながらえ、結局、ごくふつうの老衰で亡くなった。

「ヴァンスが意識の奥のほうで、自分は呪いのせいで死ぬと信じていたのはあきらかだ」とメドア博士は書いている。単なる言葉にすぎないものが現実に死を引き起こすほどの力をもち、そしてまた単なる言葉にすぎないものが死の淵から彼を呼び戻したのだ。

プラシーボ効果とノーシーボ効果

ラテン語で「I will please」にあたる言葉からきた有名な「プラシーボ効果」とは、「これを飲めば絶対自分は良くなる」と信じて薬を飲んだり治療を受けたりすれば、たとえその〝薬〟が砂糖を丸めたものにすぎなくても、じっさいに具合が良くなったり症状が改善したりするという現象だ。

ところでこのプラシーボ効果には、それほど有名でない双子のかたわれがいる。それはラテン語の「I will harm」にあたる「ノーシーボ効果」で、プラシーボのいわば陰の存在だ(18)。このノーシーボ効果こそがまさに、ヴァンス・ヴァンダースの命を奪いかけた犯人なのだ。単純に言うと、人間は自分の具合が悪くなると信じれば、ほんとうに具合が悪くなるということだ。ハーバード大学医学部の精神医学教授、アーサー・バースキーは過去の科学的文献や医学的文献を再検証し、ノーシーボ効果とは「何かが害をもたらす」という暗示や思い込みが原因で起きる、たいていはごく軽い症状だと結論した。

実験室で初めてノーシーボ効果の研究を行った大学のひとつがカリフォルニア大学で、一九八一年に次のような実験が行われている。被験者の頭にいくつかの電極を貼り付け、「これから弱い電流を流し、脳の機能にどんな影響が生じるか調べます」と告げる。電流を流すことでひどい頭痛が起きる可能性があるが、そのほかには悪い影響はないと被験者は説明を受ける。実験の結果、三四人の被験者の三分の二以上が「ひどい頭痛を感じた」と報告した。だが、じっさいには電流はほんのわずかも流されていなかったことを、あとで実験者はあきらかにした。思い込みの力はそれだけで、健康な人々を病気にしたのだ。

ミシガン大学アナーバー校の分子神経科学・行動神経科学科のジョン・カー・ズビエタたちは、思い込みが脳に直接的な影響を与えるというあきらかな証拠を、ある実験から見つけた[19]。彼らは二〇人の健康な被験者を説得し、二〇分間痛みを我慢する実験に参加することを了解させた。

一部の被験者は、「強い鎮痛薬」を与えられた。だが、実験の一週間後、その薬がじつは砂糖をかためたもので、鎮痛効果はゼロだったことが明かされた。つまり、彼らも残りの被験者も、鎮痛薬は与えられていなかったのだ。それなのに、「鎮痛薬を飲んだ」と思いこんだ人々の脳でははっきりした変化が起きていた。強力なプラシーボ効果のおかげで「痛みが減少した」と語った被験者たちの脳内には、「ハッピー・ケミカル」と呼ばれるドーパミンやオピオイドが急増しているのが確認された。

これとは対照的に、強いノーシーボ効果で被験者が「痛みが増した」と報告した事例では、ドーパミンとオピオイドの減少が確認された。これは、予測や思い込みによって、脳の快楽の領域に神経化学的な変化が起きることを示した、驚くべき証拠だ。

思い込みひとつで頭痛が引き起こされたという事実はそれとして、わたしたちが何を信じるかによってほんとうに、肉体的健康は良いほうにも悪いほうにも左右されるのだろうか？　心が人間の生き死にまで影響するというのは真実だろうか？　ヴァンス・ヴァンダースの例のように、〝恐怖のあまり死にかける〟ということがほんとうにわたしたちの身に起こりうるのだろうか？

フラミンガム心臓研究での大規模調査から得られた証拠によれば、その答えは「イエス」だ[20]。一九四八年に開始されたこの大がかりな調査は、二八七三人の女性と二三三六人の男性の運命を長年にわたって追いかけ続けた。一九九六年にレベッカ・フェルカーが『ジャーナル・オブ・アメリカン・メディカル・アソシエーション』誌に発表した報告書によれば、肥満や高いコレステロール値や高血圧など、心臓病の危険因子として知られるあらゆる要素を考慮したうえで、「自分は心臓病にかかりやすい」と信じている女性の死亡率は、そう信じていない女性の四倍にのぼったという。

■29ページの「改訂版楽観性尺度（ＬＯＴ-Ｒ）」の採点方法

採点は次のように行う。29ページの質問にすべて回答したうえで、以下の方法に従って点数を合計する。まず質問２、５、６、８のスコアは無視する。これらは、いわばつなぎの質問なのだ。質問１、４、10については、Ａ＝４点、Ｂ＝３点、Ｃ＝２点、Ｄ＝１点、Ｅ＝０点。質問３、７、９についてはＡ＝０点、Ｂ＝１点、Ｃ＝２点、Ｄ＝３点、Ｅ＝４点とする。以上六つの質問のスコアを合計すると、点数は０点から24点のどこかになるはずだ。おおかたの人々の点数は15点前後で、“ゆるやかな楽観主義”とされる。合計点数が０点の人は“極度の悲観主義”、24点の人は“極度の楽観主義”である。

第二章

修道院の奇妙な実験

全米の修道女の人生を六〇年追った調査がある。彼女らの日記を分析すると、陽気で明るい修道女は、暗い同僚より平均で一〇年も長寿だった。楽観的な神経回路は健康や人生の成功までもたらすのだデイヴィッドのことは今もはっきり覚えている。小学校で一緒だった男の子だ。アイルランドの海で、彼のブロンドの巻き毛はひときわ目立っていた。

彼はわたしがそれまで出会った中で、脳の快楽の領域をだれよりも強くはたらかせている人間だった。デイヴィッドがやってくると、彼からあふれる陽気で楽しい空気がまわりに伝わり、部屋はいっぺんに明るくなるように感じられた。デイヴィッドはだれからも愛されていた。ほがらかで、魅力的で、そして稀代のリスクマニアだった彼は、一五歳になるまでに、崖から飛び降りてみたり父親の車でどこかに衝突したりし、ドラッグとセックスも体験済みだった。彼は何につけても興奮を限界まで追い求めた。

デイヴィッドにとって、不安と楽しみは表裏一体だった。アドレナリンの奔流を求めて彼はつぎつぎ危険を探求し、一六歳のとき、ビルの屋上から屋上へと飛び移る最中に足を踏み外して転落死した。親や教師らは自殺を疑ったが、憂うつはデイヴィッドに無縁であることをわたしたちティーンエイジャーはよく知っていた。彼が命を落としたのは、楽しさを求めすぎたせいだ。

デイヴィッドの例は、前章で述べた「サニーブレイン」の光と影を浮き彫りにしている。脳の原始的な領域の奥には快楽をつかさどる場所があるが、サニーブレインのおおもとで火花をあげているのは、このいわゆる〈快楽中枢〉だとわたしは考えている。

快楽の追求がほとんど依存症にまでなってしまうデイヴィッドのような人もいるが、快楽を求めること自体はどんな人間でも同じだ。豪華な食事をしたあとの満足感やひいきのスポーツチームが勝利をおさめたときの高揚を思い出してほしい。あるいは長い一日のあとでようやく腰を下ろし、食べたい食べたいと思っていたチョコレートバーの包み紙を破っているところを想像してみよう。絹のように滑らかな表面をかじると、味と香りが感覚を満たし、濃厚なチョコレート特有の快楽が広がる、あの感じだ。

こうした感覚は、快楽を求める脳の作用を通じてもたらされる。そのおかげで人間は、生存上好ましいことに反応できる。快楽をつかさどるこの中枢は、サニーブレイン全体を動かすいわばエンジンルームだ。そしてサニーブレインは、楽観的な心の傾向を助長する役目を果たす。だから、楽観がどこからきているのか理解するためには、サニーブレインの中にあるこの領域のはたらきを、もっと詳しく知る必要がある。

快楽のシステムの役目は、生物学的に好ましいものごとに人間を誘いこむことだ。たとえば、豪華な食事を一人ではなく家族や友人とともに食べるとき、大きな喜びを感じるのはなぜか？　それは、支えあうネットワークや食べ物があることが昔も今も、幸福と生存のために不可欠な要素だからだ。快楽の回路は、生存の可能性を高めるあらゆるものごとを感知する。五感が快感のまさに根幹にあるのはそのためだ。

恋人に抱擁される感覚やコーヒーの豊かな香り、そして潮風のさわやかさなどの感覚はわたしたちの気分を高揚させ、バラ色に近い人生観を築くのを助ける。暖をとるための薪を一本見つけることも、凍るように寒い一日の中では生物学的に十分意義深い行為であり、それを何度でも繰り返させるために快楽中枢は、脳内で神経学的な反応をスパークさせる。

こうした快感があるからこそ多くの人は、人生を生きるに値するものだと感じる。もしも薔薇の（あるいはコーヒーやチョコレートの）香りをかぐために歩みを止めることがなかったら、「生きている」という実感を得たり、幸福な気持ちや前向きな気持ちを感じたりするのはきっとむずかしくなるだろう。

快楽を感じられなくなった青年

皮肉にも、この見解についての新しい証拠は今、抑うつ症に関する科学的研究からもたらされている。楽観と悲観に関するわたしの調査に参加してくれたアンディという青年は、数年にわたり深刻な抑うつ症に悩まされていた。薬をあれこれ試してもカウンセリング療法を受けても、暗い気分はなかなか改善しなかった。

けれど彼にとっていちばん苦痛なのは、暗い気分でも生活全体を覆う悲観的な気持ちでもなかった。ほんとうの悩みの種は、本人いわく「喜びを感じられない」ことだった。「以前は、生活を楽しむことができた」とアンディは言う。「美味しいコーヒーを一杯飲むとかの、日々のささやかな喜びにちゃんと心が浮き立っていた」。けれど今は、憂うつな気分の先ぶれのようにして、快楽の欠乏感が彼を襲うのだという。「そういうときは何もかもが生彩を欠いて、何にも興味をもてない。すべてがぼんやりしていて、生きている感じがしないんだ」と彼は語った。

アンディは友人と会うことにもセックスをすることにも、そして映画を見たり外で食事をしたりという単純な喜びにさえも、だんだん興味を失っていった。恋人ができても関係は長続きしなかった。快楽を経験できないこの状態は医学的には無快感症と呼ばれ、抑うつ症の主たる要素であると同時に、悲観主義とも密な関係にある。

神経科学の研究によれば、抑うつ症患者の脳内では快楽の領域が異常に不活発になっている。

いっぽう、生きることに深く意欲的にかかわっている楽天家が快楽を経験したり感じたりできないというのは、まずありえないことだ。楽天的な人はたいてい意欲とエネルギーに満ちあふれ、人生がさしだしてくるものを余さず楽しむ貪欲さをもっている。暑い夏の日に冷えたビールを飲む、感覚的な至福。あるいは、すばらしい絵画に魅了されるときの、抽象的な至福。さまざまな喜びや快楽を味わうことは、楽観主義の中心に位置している。

脳内の快楽中枢の正体がわかった

心理学者と神経科学者は今、何かの経験やものごとをより輝かしく、バラ色に見せるライトのようなはたらきをする、脳のある部分について、より多くの情報を集めようと研究を重ねている[1]。ある種の経験を〈快楽のリップグロス〉あるいは〈快楽の色調〉で色づけることで脳は、人間が特定のものごとを確実に〈バラ色のメガネ〉を通して見るように仕向けている。生存上好ましいものごとをまちがいなく追求させるために、自然はこんな巧妙な手口をつくりあげたわけだ。

　重要なのは、快楽が単なる感覚的な経験にとどまらないことだ。オランダの心理学者ニコ・フリーダの言葉を借りれば、快楽とは、脳が感覚に塗りつけた〈魅惑の光沢《グロス》〉であり、その輝きが人間を食物や水やセックスなどの有益な目的へと促す。それがもしもなかったら、人間はおそらくこんなに長く生きることはできないはずだ。たいせつなのは快楽が、快楽を追求する力を生むことだ。快楽を追求する力は、人間を動かす非常に重要な推進力のひとつだ。

　快楽の追求と並ぶもうひとつの重要な力が、危険や苦痛の回避だ。古代ギリシャの哲学者エピキュロス（紀元前三四一～前二七〇）は快楽を「苦痛の欠落」と定義した。一八世紀イギリスの哲学者ジェレミー・ベンサムもまた、人間とは快楽を追求し苦痛を回避するようにつくられていると信じ、ゆえに快楽と苦痛を「人類の二人の主君」と定義した。現代科学においてもやはり、快楽と苦痛は人間を動かす重要な力だと考えられており、科学者は快楽を測定する手段を見つけ、脳内の快楽の源泉を探しあてるために研究を重ねてきた。

その結果、快楽の追求において中心的な役割を果たすのは側坐核と呼ばれる小さな組織であることがあきらかになってきた。脳の原始的な領域に属するこの組織は大脳皮質の下、脳のちょうど正面に位置している。科学における多くの重要な発見と同様、この〈快楽中枢〉が発見されたのもまったくの偶然からだった。

ラットが脳に流れる電流の「中毒」になった

話は一九五〇年代にさかのぼる。ジェームズ・オールズとピーター・ミルナーという二人の若い心理学者は、脳がどのように睡眠と覚醒のサイクルをコントロールしているかを解明しようとしていた。[2] 研究を重ねるうち二人は疑問を解くために、ラットの脳に電流を流すという実験を計画した。まずラットの脳の奥に電極を埋め込み、特定の場所に弱い電流を流し、行動にどんな影響が生じるかを観察する。脳には痛みの受容体（レセプター）が存在しないため、この過程自体は無痛だ。電極を脳に埋め込む処置は、一般的な麻酔でラットを眠らせてから外科的に行う。手術を終えて目覚めたラットは、頭の中に電極が入っていることなどつゆ知らぬまま、あたりを自由に動き回ることができる。

オールズとミルナーは、脳のどの部分が覚醒にかかわっているかについて、おおかたの予測をつけていた。そしてその場所に刺激を与えれば、決定的な証拠が得られるともくろんでいた。二人が電極を埋め込もうと考えていたその場所とは、脳の中線沿いに位置する中脳網様体と呼ばれる部分だ。それまでの研究から、睡眠と覚醒のサイクルをつかさどるのはおそらくこの場所だと推測されていた。

しかしながら快楽の科学にとっては幸運なことに、二人の心理学者の手術の腕にはやや難があり、本来意図していた場所からわずかにずれた位置に電極を差し込んでしまった。だからいざ電極にスイッチを入れても、ラットの覚醒レベルにはまるで変化が起きなかった。けれど、別の現象が起きた。スイッチが入ったその瞬間にいた場所へと、ラットがまるで引き寄せられるような動きを見せたのだ。それまでケージの中をぐるぐる走っていたラットは、急に立ち止まり、電流が流された瞬間にいた、まさにその場所へと駆け戻ってきた。そしてあらゆるサインを用いて「もっと電流を流してほしい」と訴えてきた。「何か」にぶち当たったらしいという感触を得たオールズとミルナーは次に、今も有名な、ある実験を行った。ラットに、電極にスイッチを入れるレバーを好きなだけ押してよいという自由を与えたのだ。

結果は驚くべきものだった。ラットはその弱い電流をどれだけ流しても飽き足りず、何度も何度も繰り返しレバーを押しつづけ、その回数は一時間に二〇〇〇回近くに及ぶこともあった。ラットはあともう一度レバーを押すためなら、食べ物や水を摂るチャンスも、そして交尾をするチャンスさえも棒に振った。

オールズとミルナーはようやく自分たちが電極を、当初意図していた中脳網様体ではなく側坐核に埋め込んでしまったことに気づいた。この小さな場所はまもなく「報酬中枢」もしくは脳の「快楽地帯」として知られることになる。この新発見の領域を刺激することで抑うつに悩む人々を助けられないかどうか調べるため、人間の脳に電極が埋め込まれるまではあっというまだった。先のアンディのように快楽を感じられないケースでも、脳のこの部分を繰り返し電気で刺激すれば、おそらく快楽のシステムが動き出すためのはずみを与えることができ、最終的には抑うつ症の暗い雲を追い払えるかもしれないと推測されたからだ。

人間の側坐核を刺激する

さまざまな精神疾患患者の脳に初めて電極を埋め込んだのは、ニューオリンズのチュレーン大学医学部のロバート・ヒース博士で、その実験は、精神科学の実験の中でも最大級の議論を呼ぶことになった(3)。彼の見解では、抑うつ症や統合失調症など多くの精神疾病の根本的な原因は、脳内で快楽に反応する部分が機能不全になっていることだ。だから、その機能の回復さえできれば、いろいろな精神疾患を癒せるはずだとヒースは考えたのだ。

被験者のひとりである患者B‐一九号は、典型的な例だった。数年にわたりひどい抑うつに苦しんできたこの二四歳の男性は、毎日のように自殺願望に悩まされていた。オールズとミルナーの研究に触発されたヒースは、この患者B‐一九の脳の奥のあちこちに小さな電極を埋め込んだ。患者が手術から回復すると、研究チームはひとつひとつの電極に順に電流を流し、どんな気分がするかを質問した。おおかたの電極からは何も反応は得られなかったが、側坐核に埋め込まれた電極に電流が流れると、B‐一九はすぐにはっきりした反応を示した。「気持ちが良くて、暖かい感じがする」と彼は言い、自慰や性交をしたいという欲望を感じた。オールズとミルナーの実験のラットと同様に、この若い男性は電極のスイッチを三時間のセッションで一五〇〇回以上も押し、セッションが終わりになると強い不満をあらわにした。

この新しい技術に関するニュースはたちまち広まり、他の病院の患者でも同様の結果が出たという報告があちこちで聞かれるようになった。当時イエール大学に勤務していたスペイン人の神経科学者ホセ・デルガドは、ヒトを含むさまざまな動物の脳に電極を埋め込む実験を多数行ったことを報告している。おそらくいちばん有名なのは、脳に埋め込んだ電極を刺激することで、大暴れしていた牛をたちまちおとなしくさせた実験だ。デルガドは一連の実験結果から、人間においても側坐核の刺激は憂うつを晴らす効果が——すくなくとも一時的には——あることを発見した。

しかしながら、この「一時的には」という点が、くせものだった。側坐核に埋め込んだ電極を刺激すれば強い効果が得られるのは事実だ。だが、その効果が長時間継続することはけっしてない。つまり、側坐核に電極を埋め込んで抑うつ症を治療するという方法は、実効性がきわめて低かったのだ。

快感が持続性をもたないのは、じつはまったく理に適《かな》っている。食べる・飲む・生殖するという衝動はどれも、種が生き延びるために不可欠な要素だ。けれど、ひとたび食べたり渇きをいやしたり性交をしたりすれば、快楽のスイッチをずっとつけておく必然性はなくなる。だから、快感だけをたよりに幸福を追求するのはそもそも無茶な話なのだ。

ともあれ側坐核の刺激が、何かをさらに欲望させるはたらきをもつのはたしかだ。このしくみを理解するために、いったん脇道にそれて、脳内のコミュニケーションについて考えてみる。

すこしだけ、解剖学の話

脳の構造を見るにはいくつかの方法がある。脳は鏡あわせになった左右ふたつの半球からできていると見る方法がひとつ。そのほかに、脳を下から上へと三つの部分に分けて考える方法もある。いちばん下の、脳と脊柱が接続している部分には、生命活動に不可欠なたくさんの組織がおさまっている。この部分は呼吸を維持したり血圧や体温を適正に保ったりするなど、生命の維持全般にかかわる仕事を行う。それよりひとつ上の真ん中の階には、感情や記憶をつかさどる重要な器官が多く含まれている。〈皮質下〉としばしば呼ばれるこの部分は、そのさらに上にある大脳皮質よりも進化上ではずっと起源が古い。事実、この〈中脳〉とも呼ばれる部分にある多くの――扁桃体、側坐核、海馬などの風変わりな名で呼ばれる――組織は、他のさまざまな生物の脳にも類似のものが存在している。

けれど、大脳皮質については話がちがう。人間の大脳皮質は進化の過程で大きく成長し、頭蓋の中にきちんとおさまるために細かく折りたたまれることを余儀なくされた。その結果、人間の脳は、細かなしわが複雑に入り組んだおなじみの様相を呈するようになったわけだ。この大脳皮質は中脳をくるみこんでおり、言語や推論や想像など、人間特有とされる属性の多くを担当している。

脳のこうした各領域は全体で統制のとれた活動をするために、たがいに連携しあっている。個々の領域が緻密なネットワークで結ばれているおかげで、脳のあらゆる部分はたがいに〈会話〉ができるのだ。こうした脳内のネットワークがどのように発達するのか理解するために、まず脳の内部でのコミュニケーションがどのように行われるのか見てみよう。

脳内に存在するいくつかのタイプの細胞の中で、メッセージを送ったり受け取ったりするのにいちばん重要な役割を果たすのが、ニューロンという名で知られる神経細胞だ。ニューロンは樹状突起、体《たい》、軸索の三つの部分から構成される。樹状突起は木の枝のような形をしており、他のニューロンからの信号を受け取る役目を主に果たす。体《たい》は細胞の体《からだ》にあたり、ＤＮＡをはじめ、細胞が生きつづけるのに必要な、大事な物質がすべて含まれている。そして軸索は生きている電源ケーブルのようなはたらきをもち、電気的信号を他のニューロンの樹状突起に向けて瞬時に運ぶ役割を果たしている。脳内にある軸索の大半はきわめて長さが短いが、中には脳から足まで伸びている、二メートル近い軸索もある。

「神経伝達物質」の発見

おおかたの神経科学者が一致して認めるのは、ヒトの脳内には――個数は諸説あるが――一千億を超えるニューロンが存在すること、そしてそれぞれのニューロンが一万におよぶ他のニューロンとコンタクトできることだ。つまりニューロン間では、驚くほど複雑なコミュニケーションが可能なのだ。

神経科学の初期においては、このニューロン同士の「会話」は、ニューロンからニューロンへと発せられる電気的信号を媒介に行われるというのが通説だった。この見方が大きく変わるきっかけになったのは、オーストリアのグラーツ大学の薬理学教授オットー・レーヴィ（一八七三～一九六一）が一九二一年に行ったある重要な実験だ。(4)

その年の復活祭のころ、レーヴィは日記に「眠れない夜がつづいている」と記した。彼の頭を占めていたのは、「ニューロン間のメッセージ伝達に関わるのは、はたして電気的信号だけなのか？」という疑問で、おそらくそこには化学的な物質も関与しているはずだとレーヴィは推論していた。いらいらしながら横になっていたある晩、彼はたびたび目を覚ましては、夢の中で浮かんだいくつかのアイディアを紙に書きとめた。けれど翌朝目覚めると、アイディアはことごとく頭から消えていた。おまけに、走り書きしたメモの字は判読が不可能だった。「絶望的」と日記に記しながらも彼は、重要な何かを夢で見ていたことに気づいていた。次の夜半にまた同じ夢を見て目覚めたとき、レーヴィは実験室に直行した。

レーヴィはどのように謎を解明したのか。そのとき彼にわかっていたのは、「心臓の鼓動の速度を統御しているのは迷走神経」であり、「この神経を刺激すれば鼓動を遅くできる」ということだ。だが、そうした現象が起きるのは電気的信号が神経から心臓へとジャンプするからなのか、それとも神経から心臓へと何かの化学物質が浸み出るからなのかが、わからなかった。これを解き明かすためにレーヴィは巧妙な実験を考えた。

彼はまず、二匹のカエルの心臓を迷走神経がついたままとりだし、まだ鼓動しているひとつの心臓を溶液の中につけた。この心臓についている迷走神経に刺激を与えると、予想していたとおり、鼓動の速度は遅くなった。レーヴィはそこですばやく、もうひとつのカエルの心臓を同じ溶液の中に入れた。すると、はたしてこちらの心臓も鼓動の速度を落としはじめたのだ。

このまさに「ユリイカ！」の瞬間、レーヴィはニューロン間の情報伝達に化学物質が関与していなければならないことを発見した。そうでなければ、二番目の心臓の鼓動が遅くなった理由は説明がつかない。レーヴィが発見したこの現象は〈神経伝達〉と呼ばれることになる。レーヴィは一九三六年にノーベル賞を、長らく一緒に研究を行ってきた友人であるイギリスの科学者、サー・ヘンリー・デールと共同受賞した。

神経伝達の化学的基礎をレーヴィが発見したのは一九二一年のことだが、その化学物質アセチルコリンが特定されるまでにはさらに一二年の月日がかかった。それから現在までに発見された神経伝達物質の数は、五〇を超える。

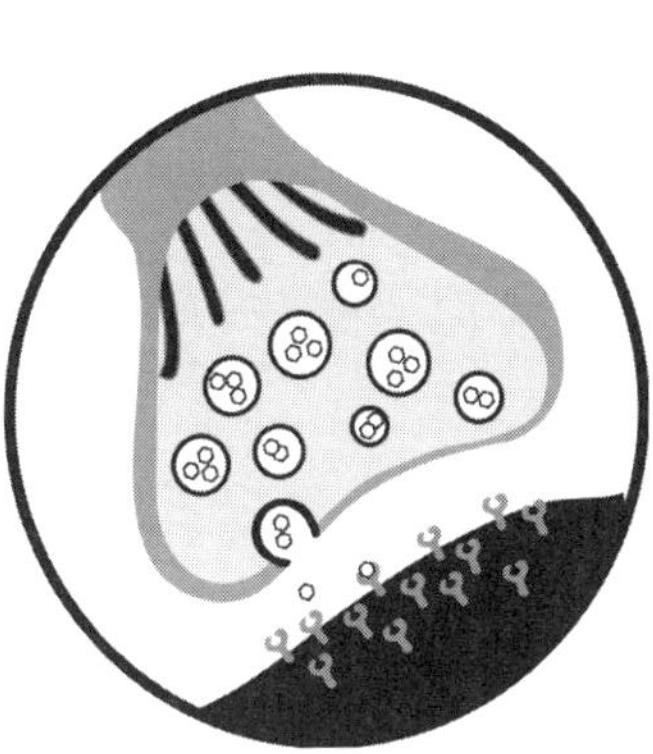

■シナプスの図解

神経伝達のしくみのイラスト。電気的インパルスがニューロンを刺激すると、少量の神経伝達物質がニューロンとニューロンのあいだの小さなスペース（シナプス間隙）に放出される。神経伝達物質はシナプス間隙を漂い、相手のニューロンの樹状突起に適切なレセプターがあればそのニューロンを発火させる。ニューロン間のメッセージの伝達はこうして繰り返されていく。

出典：www.wpclipart.com/science/experiments/chemical_synapse.png.html

ニューロンの軸索の末端にはシナプス小胞と呼ばれる小さな袋がついており、その中にドーパミンなどの神経伝達物質が入っていることも、今ではわかっている。電気的信号が軸索に到達すると、シナプス小胞はニューロンの先端に移動し、ニューロンとニューロンのあいだの小さな空間に袋の中身を放出する。放出された神経伝達物質は、シナプス間隙と呼ばれるこの空間を漂う。その神経伝達物質を、次の細胞の樹状突起の壁についているレセプターが探知する。

探知された神経伝達物質が正しい形なら、それはレセプターにちょうど鍵と鍵穴のようにぴったりはまる。こうして神経伝達物質を受け止めたニューロンは、今度は自身の軸索に電気的信号を送る。それがまた神経伝達物質を放出する引き金となり、このプロセスが次々に繰り返されていく。もしも神経伝達物質がレセプターにぴったり合う形でなければ、次のニューロンが刺激されることはない。

「欲する」物質と「気持ちよくする」物質

サニーブレインの中でもっとも活発にはたらいている化学的メッセンジャーはドーパミン、そしてアヘンと似たはたらきをする脳内物質のオピオイドだ。側坐核を構成する細胞にはこのドーパミンとオピオイドのどちらかが含まれており、これらの神経伝達物質の活動こそが、人間がさまざまな経験を楽しんだり欲したりするのを促している。これらは、サニーブレイン全体のエンジンルームでいわばオイルの役目を果たしており、楽観をつくりあげる基本要素のひとつだ。

砂糖水などのご馳走を与えられたり、性交したりすると、ラットの側坐核内のドーパミンのレベルは急上昇する。人間にも同様の現象が起きる。前述の患者B‐一九の場合でも、側坐核に埋め込んだ電極を刺激すると、ドーパミンの分泌が増大するのが確認された。楽しい活動をすることもまた、ドーパミンの分泌にはずみをつける作用をもつ。

この事実について、ロンドンの神経学研究所の神経科学者マティアス・ケップが興味深い実験を行っている[5]。被験者の学生に脳スキャナーの中で横になってもらい、戦車を倒すビデオゲームをしてもらう。敵戦車を撃破してたくさん旗を集めれば、学生はそれだけ報奨金を得られる。ゲームがスタートすると、敵戦車を倒すたびに、被験者の側坐核でドーパミン値が急上昇することが確認された。

だが、快感とは単にドーパミンだけがかかわるものではなく、もっと複雑なしくみをもつことがわかってきている[6]。

快楽中枢を機能させるためにオピオイドが重要な役目を果たすという一大発見をしたのは、ミシガン大学の心理学者ケント・ベリッジだ[7]。ベリッジは多数のラットの側坐核を刺激する実験で、

「オピオイドを含むニューロンが活性化すると、甘いものはより甘く感じられる」ことを突きとめた。

　ラットを用いた別の実験からは、オピオイドのレセプターを活性化する合成ヘロインを注入してもらうためなら、ラットがどんな種類の輪くぐり練習も嬉々としてこなすことが確認されている。

　ベリッジはその後、コカインを（医療目的ではなく）楽しみのために使用する人々を対象に、ある実験を行った。コカインは脳内のドーパミンを増加させる作用をもつ。それゆえ長きにわたり、コカインを摂取すると気持ちがよくなるのは、ドーパミンが増加するせいだと考えられてきた。だがベリッジが実験で、コカイン摂取後の典型的現象であるドーパミンの増加を人工的に抑制したところ、注目すべき発見があった。ドーパミンの分泌を抑えても、コカインがもたらす快感自体はすこしも減少しなかったのだ。変化したのは、コカインに対する欲望のほうだ。つまり、コカインがもたらす快感自体に変化はなくても、それをもっと摂取したいという欲望が減少したわけだ。

　この発見からベリッジは、ドーパミンが担うのは何かを「欲する」ことであって、何かを「気持ちよく感じる」ことにはかならずしも関係しないという重大な洞察を引き出した。「欲する」ことと「気持ちよい」ことのふたつは快感という現象の異なる側面であり、それぞれに独自の神経伝達物質が関与している。

　生物学上好ましい経験をより輝かせ、「気持ちよく」見せるのがオピオイドのはたらきなのに対し、ドーパミンはその経験を「欲して」反復させる作用をもつのだ。

側坐核と前頭前野のバランスが大事

快感によって——その手段は、セックスでもドラッグでもチョコレートでも、ゲームをすることでも、脳に埋め込んだ電極にスイッチを入れることでもかまわない——刺激を受けると、側坐核はドーパミンとオピオイドを分泌する。このように化学物質を媒介にして、細胞と細胞はコミュニケーションを行う。

そして、ニューロンが同じ相手同士で何度もこの「会話」を繰り返すと、脳内の異なる領域を結ぶ経路が発達する。水の流れが砂を掘り、水路をつくるのと同じように、ニューロンとニューロンがシナプスを通じて結びつけば、そこには通り道ができる。その道を使って、脳内の離れた場所同士でもすばやいコミュニケーションができるようになる。サニーブレインのような大きな回路も、このようにして形成される。つまり、神経伝達物質のはたらきにわずかでも変化がおきれば、脳のネットワーク全体の反応に、そして結果的には人格や気質にまで影響が及ぶ可能性すらあるのだ。

脳には前頭前野と呼ばれる組織がある。これは大脳皮質の一部で、両目の上、ちょうど額のあたりに位置している。この前頭前野の特定の場所のニューロンと、側坐核に含まれるニューロンとの結びつきから、サニーブレインの回路はつくられていく。

サニーブレインの回路の全体的な構造はこんなふうだ。まず、感情や快感にかかわる皮質下の組織と、やはり皮質下にある側坐核に結びつきが生じる。そしてそれが、前頭前野などの離れた領域まで広がっていく。前頭前野は計画づくりや推論、問題解決など多くの仕事をうけもつが、側坐核などの原始的な組織のはたらきを抑制するのもその大事な役目だ。

■サニーブレインの模式図

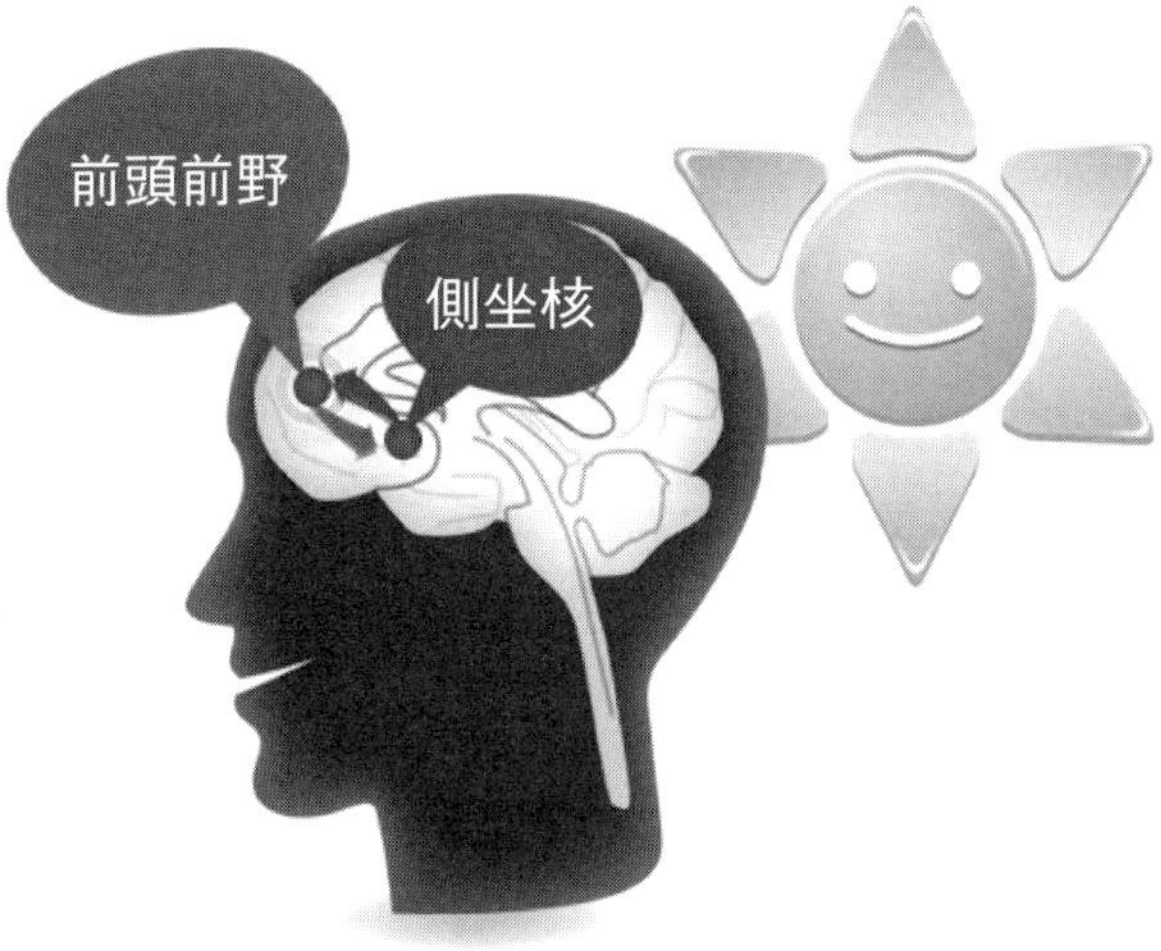

ケーキ屋に足を踏み入れ、ケースに並んだ色とりどりのケーキの香りに鼻をくすぐられているところを想像してみよう。そういうとき、側坐核はすぐさま報奨を感知して「さあ、ケーキを食べろ！」とサインを発する。だが、前頭前野は状況を的確に見定め、「パニックになる必要はなし！今、飢え死にしかけているわけではないよ」とサインを送りかえす。側坐核は人間を快楽へと駆り立て、前頭前野はそうした原始的な衝動を抑制する。両者はちょうど車のアクセルとブレーキのようにはたらく。そうして情報が行き来を繰り返すうち、側坐核と前頭前野というふたつの領域はひとつのユニットとして反応するようになる。

脳の下部に位置する側坐核から上部の前頭前野へ、そしてまた逆に前頭前野から側坐核へというつながりは、ポジティブな状況や、報奨がもたらされる状況への反応をコントロールするのに、なくてはならない回路だ。この、脳内の古い領域にある〈快楽中枢〉と、大脳皮質にある近代的な〈制御中枢〉との力関係は、一方が人間を行動へと押し出し、一方がそうした衝動を抑えるという、非常に微妙なものだ。両者のバランスがうまくとれたとき、この回路は、幸福と楽観に向けてわたしたちの背中を押してくれる。

楽観主義者のサニーブレインは、より活発なのか？

先述した抑うつ症のアンディの経験は、快感の消失が、抑うつ症に伴う悲観的な気分以上にやっかいなものであることを示している。生きるうえでの単純な喜びを感じなくなるこの無快感症が、これまで気づかれずにいた抑うつ症の重要な一面だと神経科学者が理解しはじめたのは、ごく最近のことだ。けれど、快楽を感じられない抑うつ症の人と楽観的な人とで、サニーブレインの回路自体に相違があるという科学的な裏づけは、もうすでに集まりつつある。

ウィスコンシン大学の心理学者リチャード・J・デーヴィッドソンはこの考えを検証するために、抑うつの被験者二七人と、健康でおおむね幸福な一九人の対照群の人々に次のような調査を行った(8)。日々の生活における気分の浮き沈みを再現するために、ポジティブな場面とネガティブな場面を含む一連の画像を被験者に見せ、その間、彼らの脳をｆＭＲＩでスキャンするのだ。

被験者は一回のセッション（約四〇分）のあいだ、脳スキャナーの中に仰向けに横たわり、頭のすぐ上に設置されたスクリーンに次々あらわれる画像を見る。セッション開始からしばらくのあいだ、楽しい画像が映し出されるたびに被験者の側坐核は強く活性化した。これは予測どおりの展開だった。予想外だったのは、抑うつの人とそうでない人とで、側坐核の反応にこの時点では大きなちがいがなかったことだ。抑うつの人々の側坐核は対照群とほとんど同じように、すみやかに活性化された。

だが、セッションが半ばを過ぎたころ、展開が変わった。楽しい画像が映し出されたとき、対照群の側坐核は前と同じように活性化し、その状態をしばらく保ったが、抑うつの患者の側坐核は活性化してもすぐ、もとの状態に戻るようになってしまったのだ。つまり、快楽中枢を活性化してもその状態を維持できず、そもそも短命な快感がもっと短命になってしまったのだ。

この調査結果をくわしく見ると、これが単に快楽中枢だけの問題ではなく、サニーブレインの回路全体にかかわっていることがわかる。セッションの初めのほうで側坐核が活性化しているときは、前頭前野も同じように活性化した。だが、セッションの終わりのほうで側坐核の活動が弱まると、前頭前野もまた活動が低下していたのだ。

つまり、抑うつの人々は快楽を感じられないというよりも、快感の維持が不得手なのだ。じっさい、実験中に側坐核の活動がいちばん急激に弱まった被験者は、快楽や幸福をいちばん経験しにくいと報告していた人々だった。抑うつ型の脳のはたらきがポジティブな感覚の保持をむずかしくしていること、そしてサニーブレインの回路が快感や幸福度を高めるのに重大な役目を果たしていることを、実験結果は強く示している。

美味しそうなチョコレートを見ると、左脳のニューロンが動き出す

サニーブレインの回路が楽観主義において重要だという証拠はあるのだろうか？　脳の活動を計測する複数の実験結果からはサニーブレインの回路が、幸福や快楽の経験だけでなく、報奨に近づこうとする欲望にもかかわっていることが示されている。そして報奨に向かう欲望は、楽観を構成するたいせつな要素のひとつだ。

被験者の頭にたくさんの電極を貼り付け、脳内で瞬間ごとに発生する何百万ものシナプスの電気的活動を探知する実験がある。(9)ニューロンの発火とともに発生する微細な電気的信号を、頭に

貼り付けられた高感度の電極が拾いあげるわけだ。こうした技術を用いた結果、心地よいものごとに接近するだけで、健康な人の大脳皮質の左半分がはっきりと活性化する事実が確認された。

たとえば、美しい夕焼けや美味しそうなチョコレートの画像を見たりしたとき、あなたの脳の左半分のニューロンは右半分のニューロンよりずっと活発に発火しはじめる。なぜそうなるかの理由はまだ十分わかっていないが、皮質の左側に偏ったニューロンの活動が、楽しくて気持ちよいものごとへの接近に関連していることは、疑う余地がないようだ。


休息しているときの脳の活動状態にも、同じような現象が見られる。静かに座っているときでさえ、楽観的な人と悲観的な人の脳には根本的な差がある。安静にした状態でも、楽観的な人の脳の左半分は右半分よりもかなり活発にはたらいているが、悲観的な人の脳の左半分の活動度は楽観的な人と比べてずっと低いのだ。このように脳の左半分の活動度が低いことは、抑うつ患者に特有な快楽の欠乏感が、神経レベルであらわれた現象だといえる。

脳内のこうした不均衡はヒトだけでなく、サルにも同じように認められる。怖がりで心配性のサルは、脳の左半分よりも右半分のほうが活発にはたらいているが、幸福で健康なサルの大脳皮質の左半分はそれに比べ、ずっと活動度が高い。こうした不均衡が皮質下の領域と皮質上の領域のどちらに起因しているのかは、まだ十分に解明されていない。

はっきりしているのはこの不均衡が、報奨にすすんで接近するかしないかという傾向にかかわっていることだ。また、脳の左側への偏りが大きい人は、右側への偏りが大きい人に比べ、おしなべて幸福度や楽観度が高いこともあきらかになっている。

こうした脳の基本的な差異からは、サニーブレインを構成する回路が楽観主義とかかわっているだろうことがわかる。側坐核と前頭前野の関係も、そのことを示しているようだ。ロッテルダムのエラスムス大学の社会学者、ルート・ヴェーンホーヴェンの文献調査[10]によると、日々の生活を楽しんでいる人は禁欲的な人よりも一貫して幸福度が高い。それもむべなるかな、といえるだろう。

パーティー人間は楽観的で、左脳が活発？

楽天家が快楽の追求にほんとうに貪欲なのかどうかをたしかめるために、わたしはエセックス大学である実験を行った。実験の主眼は楽観を、「刺激追求度」と呼ばれる特性とあわせて計測することだ。

刺激追求度とはひらたくいえば、感覚的な快楽や興奮を欲する度合いであり、この度合いが高い人ほど、強烈で激しい経験を追い求める傾向がある。そうした人々は強烈な刺激を得るためなら、危険を冒すことも厭わない。いっぽうこの度合いが低い人は、もっと静かでゆっくりした、本質的に危険度の低い経験を好む。彼らは、大音響の中で繰り広げられる乱痴気パーティーよりも、極上の会話とともに進むディナー・パーティーをおそらく好ましいと思うはずだ。

他の人格的な特徴と同じように、刺激追求度にも強から弱まで広い幅があり、おおかたの人々はだいたい中間に位置している[11]。最強のあたりに位置するのは全体の約一〇パーセント、弱の領域に入るのは約二〇パーセントだ。男性は女性に比べて若干数値が高く、また二〇歳未満の若者は三〇歳以上の人々に比べてやはり数値が高い傾向がある。

あなた自身の刺激追求度がどのあたりに位置しているか調べるため、次ページの質問にすべて回答し、自分のスコアを計算してみよう。個々の質問に対し、自分の気持ちにいちばん近い回答

■刺激追求度尺度（The Brief Sensation Seeking Scale）

	まったくあてはまらない	あてはまらない	どちらともいえない	少しあてはまる	非常にあてはまる
1. 見知らぬ場所を探検するのが好きだ。	□	□	□	□	□
2. 家にずっといると、落ち着かない気持ちになってくる。	□	□	□	□	□
3. ドキッとするようなことをするのが好きだ。	□	□	□	□	□
4. にぎやかな集まりが好きだ。	□	□	□	□	□
5. 行き先も日程も決めずに旅に出るのが好きだ。	□	□	□	□	□
6. 思いもよらないことをして、わくわくさせてくれる友人が好きだ。	□	□	□	□	□
7. バンジージャンプをしてみたい。	□	□	□	□	□
8. たとえ違法でも、新しくて刺激的な経験をしてみたい。	□	□	□	□	□

を選んで、□に印を書き入れよう。採点方法は章末（105ページ）を参照のこと。

わたしは二〇〇人の学生に、この刺激追求度尺度テストと第一章で紹介したLOT－R（改訂版楽観性尺度）をあわせて回答してもらった。その結果、楽観的と判定された学生は総じて、快楽をより多く探求したり経験したりする傾向が認められた。この結果はべつだん驚きではない。それよりもわたしが関心をもったのは、楽観と刺激追求の度合いと、脳の活動パターンに関連はあるのかどうかという問題だ。

わたしは、楽観度と刺激追求度に関するテストで非常に高いスコアを記録した学生たちと、非常に低いスコアを記録した学生たちを選び出し、スコアの高低でふたつのグループをつくった。これらふたつのグループに脳波検査を行ったところ、刺激追求度が高い楽天家の脳は、ふだんの状態からして活動が左に偏っていることがわかった。悲観的な人の皮質上の活動は逆に、右半分に偏っていた。

他の調査結果からは、刺激追求度が高い人は低い人に比べ、脳内を循環するドーパミン値が高いことも示されている。いいかえれば、刺激を強く追求する人は快楽中枢の活動度が高く、楽観を抱きやすいということだ。

ケンタッキー大学のジェイン・ジョゼフ率いる心理学者のチームはある実験で、刺激追求度が高い人と低い人の双方に一連の写真を見せ、その間の脳の活動をスキャンした。非常に刺激的な画像を見せると、刺激追求度が高い被験者の快楽中枢はオーバードライブ状態におちいり、感情を抑制したり統御したりする前頭前野の活動はほぼゼロになった。逆に刺激追求度が低い人は、前頭前野が強く活性化した。このパターンが意味するのはつまり、刺激追求度が高い人は興奮によって大きな当たりを獲得もするが、いっぽうでその興奮を統制するのは不得手だということだ。

報奨に強く反応するこの傾向は多くの利益をもたらすいっぽう、マイナスの面もある。快楽にはそもそも持続性がないため、快楽の追求は制御のきかないスパイラル状態におちいりがちなのだ。悪くすると、リスクを冒したり何かの依存症になったりという方向にも進みかねない。

けれど、制御を保ちさえすれば快楽の経験は、サニーブレインの回路を強める源になる。そして楽観的な心の傾向を育むという、大きなメリットがもたらされる。この心の傾向は、単に喜びや幸福を感じたり、未来を明るく前向きにとらえたりすることだけではない。そこには、利益や意味をもたらす何かを努力してやりとげるという姿勢も含まれている。サニーブレインの回路は、人間が自分にとってプラスになるものごとにつねに焦点をあわせられるよう手助けをしているからだ。


サニーブレインのしくみについて、解剖学的に考察した結果は以上のとおりだ。楽観とはいつもただ上機嫌でいるだけではなく、意義深い生活に積極的にかかわり、打たれ強い心を育み、「自分で状況をコントロールできる」という気持ちを持ちつづけることだ。これは、「良いことも悪いことも受け入れる能力があってこそ、楽観はプラスに作用する」という、心理学の研究結果とも符合する。創造的かつ粘り強く行動する姿勢がなければ、楽観は力を発揮できない。わたしは「楽観的なリアリスト」こそが真の楽観主義者だと考えているが、彼らは、ただハッピーな思考をするだけで良いことが起きるなどとは考えていない。楽観的なリアリストは、自分の運命は自分でコントロールできると意識の底で信じているのだ。

ケンタッキー大学の心理学者スーザン・セガストロームはこの点について、つぎのように語る。(14)

「楽観が幸福につながるのは、そうした思考によって、人が人生に積極的に取り組むようになるからだ。悲観主義者がもっていない魔法のハッピー・ジュースを楽観主義者が手にしているからではない」。楽観的な思考と、行動を志向する性質とが結びついてこそ、楽観はさまざまな利益をもたらす。真の楽観主義者は困難に直面しても簡単にはあきらめず、倍の努力をしてでも問題を克服する道を見つけ出そうとするのだ。

これは、多くの自己啓発本にあふれる「ハッピーな思考はすべての問題を解決する」というアプローチとは似て非なるものだ。ポジティブに考えるかネガティブに考えるかはもちろん重要だ。だが、単にいつも「こうなってほしい」と期待するのが真の楽観主義だと思ったら、それはおおまちがいだ。

ジャーナリストのバーバラ・エーレンライクは著書『Smile or Die』の中で、現代社会にはびこるこの手の（彼女いわく）ポジティブ思考カルトを痛烈に批判している。(15) エーレンライクは乳がんの診断を受けたとき、この種のカルトの冷酷さを思い知ったという。病名を告げられるや彼女のもとには、この経験は「きっとあなたを変えてくれる」「人生の意味を見出すチャンスだ」「神に目覚める助けになる」などの「ポジティブな」メッセージが山のように寄せられた。

恐ろしい病気に直面しているのに、それに感謝せよとアドバイスされ、彼女は強い反感を覚えた。「ポジティブに考えてさえいれば、事態は良くなる」わけが、あるものだろうか？　ポジティブ思考は万能だなど、幻想にすぎないとエーレンライクは冷徹に観察し、批判する。彼女はこの点、まったく正しい。楽観主義とは往々にして、人が表層レベルで何を考えるかよりも何を行うかに、そして脳がどう反応するかに深くかかわっている。それは科学的な調査結果からも裏づけられている。

九・一一の暗闇でさえ、人は絶望しなかった

わたしたち人間は、じつは驚くほど楽観的な生き物だ。どん底の暗闇にいるときでさえ、人間は希望を見つけ、未来について前向きな思考をすることができる。二〇〇一年九月一一日に二機の飛行機が世界貿易センターに突っ込んだとき、わたしはイギリスのコルチェスターにあるエセックス大学で勤務していた。人々は廊下に置かれたテレビのまわりに集まり、現実とは思えない出来事が繰り広げられるのを見ていた。

だれもろくに言葉を発しなかった。貿易センターのふたつのタワーが一つまた一つと崩れ落ちるのを見たとき、もう世界は終わりだとわたしは思った。テレビの画面には、「アメリカ、攻撃される」という大きなテロップが躍っていた。わたしは、昔からの幼なじみがロウアー・マンハッタンの墜落現場近くで働いていることを思い出し、不安に駆られた。大学の学生やスタッフの多くはアメリカ人で、彼らは故郷の家族や友人に連絡をとることもできずにいた。テレビの画面にくぎ付けになっているあいだに、イギリスとアメリカを結ぶ電話回線は不通になってしまっていたのだ。事態は現実感を欠いた遠い出来事であると同時に、個人的な出来事でもあった。

それから数週間のあいだに、思いがけないことが起きた。それまで「自己中心的で」「粗野で」「短気」だと思われてきたハードボイルドなニューヨーカーが、温厚で地元意識に富んだ新しいニューヨーカーに変身したのだ。『CBSニュース』と『ニューヨークタイムズ』紙が事件から一年後、一〇〇八人を対象に調査を行ったところ、回答者の八二パーセントがニューヨーク市は事件を境に良いほうに大きく変わったと感じていた。不安や動揺は依然として残ってはいたが、

多くの回答者は「ニューヨーク市民は以前よりも尊大でなくなり、以前よりも親切になった」「地域や人とのつながりを以前よりもだいじにするようになった」と語った。そして回答者の多くは、家族や友人と多くの時間を過ごすようになるなど、自身の生活にもじっさいに変化が生じたと語った。何人かはこの現象を、第二次大戦中、ロンドン大空襲のさいに生まれた「ブリッツ・スピリッツ（訳注：ブリッツはロンドン大空襲の意。空襲の恐怖に負けない不屈の精神を指す）」の気風になぞらえていた。

ＣＮＮのリポーターのゲイリー・タックマンは九・一一を、ニューヨークという土地の性格を変えたターニング・ポイントに位置づけた。今この街には「より人間的で」「親切な」空気が漂っていると、彼は主張する。

ニューヨーク在住の幼なじみのアンと話をしたとき（彼女はあの日、現場からわずか数ブロックの場所にいたという）、彼女もそれはまったくほんとうだと語った。「今、人々は街角でたがいに言葉を交わすようになったわ」。彼女は言った。「ニューヨーク暮らしで初めてわたしは、赤の他人と日常的におしゃべりをするようになったのよ」

人間は、このうえなく暗い瞬間でさえも、未来に対しておおむねポジティブな見方をする生き物だ。このことはさまざまな調査からも確認されている。二〇〇九年にイギリスの国営宝くじが行ったある調査の結果を見てみよう[16]。全般的に見ると、質問を受けたイギリス人の七五パーセントは自分を楽観的だと認識しており、また五八パーセントの人々は、楽観的な人のそばにいると自分も自然に幸福な気持ちになると答えている。

アメリカでも同様の調査結果がある。バラク・オバマが二〇〇九年、アフリカ系として初めて大統領に就任してから、国中を楽観主義の波が席巻したと新聞各社は伝えた。当時アメリカは過去最悪レベルの経済不況のただ中にあった。にもかかわらず、政府が行った調査によれば、七一パーセントのアメリカ人が「経済はまもなく改善に向かうだろう」と回答した。個人的な経済状況に関しても、六三パーセントの人々が「事態は改善に向かっている」と回答し、さらには八〇パーセントもの人々が「これからの四年間を自分は強く楽観している」と答えた。

大統領選のあとで楽観が高まったのは、アメリカだけではない。一七カ国で一万七三五六人を対象に行われた調査によれば、うち一五の国の人々が「世界はこのさき、よりよくなっていく」と確信していた[17]。また平均で六七パーセントの人々が、オバマが大統領になったことでアメリカと他の国との関係は良い方向に向かうと信じていた。

なぜ人々は、こんなふうに抑えがたい楽観を抱くのだろう？　地球規模の問題が目の前に山積しているのに、なぜそれでも未来を楽観できるのだろう？　その答えは、複雑かつ興味深い。謎のひとつは、人間の脳がそもそも未来に常に希望を抱くように配線されていることだ。

これまで見てきたように、サニーブレインの重要なはたらきのひとつは、究極の報奨に向けてつねに人間を駆り立てることだ。楽観は、人間が生き延びるために自然が磨きあげた重要なメカニズムであり、そのおかげでわたしたちは、ものごとがみな悪いほうに向かっているように見えるときでさえ前に進んでいくことができる。心理学者はこれを「オプティミズム・バイアス（楽観的偏向）」と呼ぶ。程度の差はあるが、このオプティミズム・バイアスの魅力に屈しない人はほとんどいない。

あなたは自分の生涯賃金が平均よりは高いだろうと思っている？

しばしば「前向きな幻想」とも呼ばれるこの「オプティミズム・バイアス」とは、自分に良いことが起きる可能性を人が過大に見積もる現象だ。

ためしに、次の質問に答えてほしい。

あなたは、自分が平均より高い月給を稼ぐ可能性はどのくらいだと思っているだろうか？　正直に、本音で答えてほしい。あるいはあなたは、自分が平均的な人より多くの生涯賃金を稼ぐと思っているだろうか？　それとも平均より少し低いと考えているだろうか？

おそらくあなたの回答は「平均より多い」のはずだ。でも、ほんの一瞬考えてみれば、万人が平均より高い収入を得ることなどありうるはずがない。それなのにほとんどすべての人は、自分だけは例外だと信じている。

平均より長く生きることや、平均よりすばらしい結婚をすることや、平均より優れた子どもを得ることについても事情は同じだ。イギリスの心理学者スチュアート・サザーランドは著書『不合理』の中で、ある調査に参加したドライバーのうち九五パーセントが「自分は平均より運転が上手い」と回答したと報告している。人間はみな、自分は平均よりも運転が上手く、平均よりも長生きし、平均よりも健康で、平均よりも裕福な生活を送ると思い込んでいるのだ。

悪い出来事について人々に質問したときも、同様の現象が起きる。あなたは自分が深刻な病気にかかる確率はどのくらいだと思っているだろうか？　たいていの人は、その可能性を過小に評価する。

なぜ人間の脳は、こんなに楽観的な方向にかたむいているのだろうか？(18)　ひとつの理由はこの楽観こそが、毎朝人間が寝床から起き上がるのを可能にする力だからだ。楽観とは本質的には認知上のトリックだ。このトリックのおかげで人は、懸案事項や起こりうる問題や予想外の危機を過剰に心配しなくてすむ。

だが、そこには潜在的な欠点も確実に存在する。バラ色に過ぎる視点は、危険を直視しないという方向に人を導きかねないからだ。「自分は絶対にがんになどならない」と信じて胸のしこりを無視しつづける女性は、危険を自ら招き寄せているに等しい。

しかし、これほど一般的な現象である以上、オプティミズム・バイアスは人間にとって非常に役に立つ資質のはずだし、少なくともわたしたちが進化してくるうえで有利な点が必ずあったはずだ。

男性が自分はモテると思い込むことも、ちゃんと役に立っている

オプティミズム・バイアスがなぜ人間に利益をもたらすのかについて、科学はいくつかのヒントを示している[19]。たとえば男性が女性に対する自分のアピール力を総じて過大に評価しがちなことから、オプティミズム・バイアスの作用を考えてみよう。

カンザス州立大学の心理学者フランク・ザールはある実験で、初対面の男女で四九組のペアをつくり、ペアを組んだ相手同士で数分間会話をさせた。その会話のようすをビデオにとったものを、別のグループの男女が観察した。ビデオテープを見た女性はおおかたが、会話に参加しているほとんどの女性からにじみ出ているのはごく一般的な愛想のよさだと評したが、同じビデオテープを見た男性はだいたいが、女性たちからは男性に対する性的関心があらわれていると解釈した。その後さらにふたつの実験で、管理職の男性が女性従業員と会話をする場面と、男性の教授が女子学生と会話をする場面を見せると、男性は総じて女性の単なる友好的な態度を性的な誘いだと解釈（もしくは勘違い）した。

カリフォルニア大学ロサンゼルス校の心理学者マーティ・ハーゼルトンによれば、こうした作用はべつだん不思議なことではない。ハーゼルトンはデイヴィッド・バスとともにつくりあげた〈エラー・マネジメント〉という理論の中で、次のように述べている。

男性は進化論的な観点からいえば、できるだけ多くの相手と交尾しなければ生存競争を勝ち残れない。だからたった一回でも「つがう」チャンスを逃すことは大きな痛手になる。いっぽう相手から拒絶される痛みはほんの一瞬で、さして高くはつかない。だから男性にとって自分の魅力を過信するのは、きちんと採算のあう行為なのだ。かくして楽観主義の種は、それが現実をふまえていようがいまいが、広く蒔かれていくわけだ。

人間にもともと組み込まれた楽観は、日常生活にも利益をもたらす。たとえば、ものごとは将来きっとうまくいくと信じることで、人は現在の生活をより幸福な気持ちで、より満ち足りて過ごすことができる。さまざまな調査結果からも、人がおおかたの場合「自分の人生に満足し、幸福を感じる」と回答することが示されている。そうした調査のひとつが、イリノイ大学の心理学者エドワード・ディーナーを中心に行われた次の研究だ。

ディーナーと同僚が〈人生に対する満足尺度（ＳＷＬＳ）[20]〉と呼ばれる単純なテストを開発したのは一九八五年のことだが、このテストは人生への満足度を調べるために今もなお使われている。次ページのテストに回答し、自分のスコアを他人と比べてみよう。採点方法は、章末（105ページ）を参照のこと。

■人生に対する満足尺度（The Satisfaction with Life Scale）

次の五つの文章に自分があてはまるか、あてはまらないかを考えてください。それぞれの文章が自分にどのくらいあてはまるかを、次の１から７の尺度で判定して、文章の前にある空欄に書き入れてください。率直に、正直に回答してください。１から７までの数値が示す内容は以下の通りです。

１＝まったくあてはまらない
２＝あてはまらない
３＝あまりあてはまらない
４＝どちらともいえない
５＝少しあてはまる
６＝あてはまる
７＝非常にあてはまる

☐ 1.だいたいの点において、私の人生は理想に近いものだ

☐ 2.私の人生の状況はすばらしい

☐ 3.私は自分の人生に満足している

☐ 4.これまでのところ、私は人生において自分が望む重要なものごとを手に入れてきた

☐ 5.もし人生をやり直せるとしても、私はほとんど何も変えたいとは思わない

もしもあなたがごく一般的なタイプなら、この単純なテストでかなり高い点数を獲得するはずだ。楽観に関する国際的な調査結果と同様、ディーナーの調査でもおおかたの人は、人生のほとんどの局面に自分はかなり満足し、幸福を感じていると回答した。

多くの人に共通する傾向であるらしい楽観主義は、前にも述べたように、根本的には脳の側坐核を中心とする快楽中枢からもたらされるものだ。この領域を詳しく観察すると、快楽の回路には鍵となる機能がふたつあることがわかる。「気持ちよく感じる」ことと、「欲望する」ことだ。ドーパミンを含むニューロンの複雑なネットワークがもたらす「欲望」は、快楽という現象の中ではあまり賛美されない側面だが、これがあるおかげで人間は生きていくうえで究極的に善であるものごとに気づき、それに取り組みつづけることができる。

「欲する」ことと「気持ちよく感じる」ことを区別するのは、サニーブレインの理解において非常に重要だ。「ポジティブな思考はあらゆる利益をもたらす」と唱える世の自己啓発書は総じて、何かを「気持ちよく感じる」ことばかりを重視する。このいわばポジティブ思考商法を、先のバーバラ・エーレンライクは強く疑問視したのだ。現実とは「ハッピーな思考がすべてを解決する」などという単純なものではなく、もっとずっと複雑なはずだ。「欲する」ことと「気持ちよく感じる」ことは快楽の要素として同じほど重要だが、わたしの考えでは、楽観が多くの利益を生む源泉は、「欲する」ことのほうにある。

逆境に負けずに必死で何かに取り組む能力は、楽天家に顕著な特徴のひとつだが、そこにはこの「欲する」という要素がかならずある。マイケル・J・フォックスのような楽天家と話しているとき、どんな困難にも屈しない彼らの心の強さにきっとあなたは胸を打たれるはずだ。楽観主義とは受動的な心の傾向ではけっしてない。それはむしろ、人生によりアクティブに取り組む姿勢なのだ。

「ポジティブ・シンキング」自己啓発の嘘

楽観とは何なのか、どんな脳内回路がそれに関連するのかについて知識を深めた今、つぎに検証すべきは「楽観的に考えることで、ほんとうに利益があるのか」という問題だ。

楽観やポジティブ・シンキングの威力を賛美するびっくりするような主張は、そこらじゅうに掃いて捨てるほどある。「必要なのはただポジティブに思考することだけ。そうしていれば良い出来事は勝手に起こりはじめる」というやつだ。ポジティブに考えてさえいれば、たとえばがんは完治し、ずっと望んでいた仕事が手に入り、非の打ちどころのないすてきなパートナーが突然目の前にあらわれる――という具合に。エーレンライクが指摘するのは、この種の考え方が現実から完全にかけ離れた、ほとんど信仰の域に堕ちていることだ。

何人もの導師《グル》がどれだけ力説しても、思考自体に魔法のような力があるわけではない。だが楽観が行動と関連することや、その行動こそが利益をもたらすという点については、それを裏づける証拠がある。たとえば事故で下半身不随になっても、質の高い生活をぜったいにあきらめないと信じている人なら、みずからジムに通って上半身の機能を強化し、内にこもらずに外に出て、活発な社会的生活を楽しめるようにしようとするだろう。

いっぽう同じ目にあっても、人生もう終わりだと思いこんでしまえば、その人はそうした行動をおそらく起こさない。人がどんな生活を送ることになるか、その質の差に深くかかわるのは、「ポジティブに思考する力」というよりも、「ポジティブな行動を起こす力」だ。これらふたつはたがいに無関係ではないが、楽観がもたらす実りを刈り取る役は、思考ではなく行動が果たすはずだ。

　これを念頭において科学的な研究を検証してみると、楽天的な思考形式にはすくなくとも三つの利益があることがわかる。健康と幸福度の向上がそのひとつ。危機のあとでも元気を取り戻す能力がひとつ。さらにもうひとつが、成功する可能性が増すことだ。

明るい修道女が長生きだったという驚くべき調査

　楽観の効用については根拠のない誇大広告が山となされてきた。だがいっぽうで、前向きな心の傾向が健康や幸福度に影響するという、きちんとした科学的研究も数多くある。楽観が幸福につながるのは、思考がもつ魔法のような力（そんなものがあるとして）のせいではなく、そうした心の傾向が有益な行動と結びついた結果であることは、ほぼまちがいない。そして楽観がもたらす利益の中でももっとも驚きなのは、寿命に関することだ。
　楽観と寿命の関係を示した研究として非常に有名なのが、デボラ・ダナーとケンタッキー大学の同僚が行った次の調査だ。[21]
　彼らは全米各地の一八〇人のカトリックの修道女が手書きで書いた日記帳を検証した。日記には、彼女らが一九三〇年に修道院に入った当初からの生活が綴られている。調査開始時の平均年齢は二二歳で、ダナー率いる研究チームはすべての修道女の人生を以後約六〇年にわたって追いつづけた。調査終了時の年齢は七五歳から九五歳。研究チームは、修道女たちが日々の出来事や事件にどう反応したかのサインを求めて日記を注意深く検証し、どの修道女が楽観的なものの見方をするか、どの修道女が悲観的な世界観をもっているかを符号化した。

これが楽観と悲観を計測する方法として荒っぽいのは事実で、理想的な調査ではないかもしれないが、その当時としては最善だったし、結果的にたいへん貴重な研究となった。修道女はみな生涯の大半を世間から隔絶された状況で過ごし、食事や生活習慣にも大きな差がないからだ。

一九九〇年代に研究チームが接触したとき、一八〇人のうち七六人が死亡していた。アメリカ人の平均寿命を超えた修道女はこの時点で五〇パーセント以上。修道院での禁欲的かつ健康的な生活形態を考慮すれば、この数字は驚きではないかもしれない。注目すべきは、楽観主義的な修道女がより長生きをしていたことだ。若いころ、陽気で明るい日記を書いていた修道女たちは暗い日記を書いていた同僚と比べ、平均で一〇年も長生きをしていた。禁煙によって延ばせる寿命がだいたい三〜四年と見積もられているのを考えると、バラ色の世界観をもつことで一〇年分の余命がプレゼントされるのは注目に値しよう。

問題は、なぜそんなことが起きるのかだ。楽観が寿命を延ばすのが真実だとしたら、そこにどんなメカニズムがはたらいているのだろう？　楽観を抱く人が、悲観主義者とは異なる生き方をするせいなのか？　それともハッピーな思考それ自体が何らかの変化をもたらすのか？

楽観的に考えるとアイディアがたくさん出てくる

陽気な人は逆境にもおおむね強い。このことは楽観と長寿の関連について、ひとつの鍵を示している。ノースカロライナ大学の心理学者バーバラ・フレドリクソンによれば、何ごとにもへこたれない人間は、楽観的な思考とポジティブな感情を、困難に対処する手段として用いている。そのことをフレドリクソンは独自の〈拡張―形成理論〉で説明する。[22] この理論の要にあるのは、「ポジティブな感情はアイディアの幅を広げるのに役立ち、逆境を打開しやすくする」という考えだ。

これを実証する典型的な実験は次のようなものだ。被験者にさまざまな菓子の入った袋をプレゼントしたり、愉快なビデオを見せたりして、ポジティブな気分を一時的に盛りあげる。そのうえで「三〇分ほど自由な時間があったら、どんなことがしたいか？」の答えを書き出すよう指示する。するとポジティブな気分になっていた人は、恐怖映画を見せられた別の被験者よりもずっと多くのアイディアを考えついたのだ。

恐怖のようなネガティブな感情の作用のひとつは、潜在的な脅威に注意を集中させることだ。だから、実験の結果は非常に理に適っている。

対照的に、ポジティブな感情は関心の幅や奥行きを広げる作用をもち、概して創造性の向上につながる。だから、もしもブレーンストーミングのセッションを成功させたければ、最初に参加者をリラックスした楽しい気分にさせておくことだ。そうすれば多くのアイディアが苦もなく人々の口からあふれだすはずだ。

ポジティブな感情がもたらすこの〈拡張効果〉を裏づける証拠は、わたしが自分のクラスで行った、ある単純な実験でも確認された。わたしはまず学生たちの気分を上向きもしくは下向きにするために、コメディ映画か悲しい映画のビデオを見せた。そのあとで学生にいくつかのパズルを渡し、それらを解くように指示した。すると、ポジティブな気分になっていた学生は、暗い気分の学生よりもおおむね良い成績をおさめることができた。

単純にいうと、喜びや幸福などポジティブな気分でいるとき、人間の思考の幅は自然に拡大する。そのおかげでより創造的になり、「枠にとらわれずに考える」ことができるようになるのだ。

ポジティブな感情の拡張効果は、難局を創造的な方法で打開する助けとなり、非常に有益にはたらく。九・一一の後でニューヨーク市民のあいだで芽生えた思いやりと連帯感の中には、まさにこの作用が認められた。フレドリクソンは事件直後に複数の人々にインタビューを行い、悲嘆に暮れる人がいるいっぽうで、生きていることへの深い感謝をあらわす人もたしかに存在することを発見した。この時点でなにがしかポジティブな感情を表現できた人は、ネガティブな思いにのみ込まれてしまった人よりもずっと立ち直りが早く、絶望におちいる度合いもはるかに少なかったという。

ポジティブな気分にはこうした即時的な効果とは別に、困難に持続的に取り組むためのさまざまな〈資産〉をつくるはたらきもある。その資産とは、たとえば、良き友人や趣味、気持ちの良い物理的環境などだ。これらはどれも、困った事態が現実に起きたとき、打開のために重要な役割を果たす。

年単位で行われた複数の調査からも、楽観が心の強さや健康に影響することがわかっている。ヘルシンキ大学のミカ・キヴィマキたちの調査はそのひとつだ[23]。キヴィマキらは、五〇〇〇人の被験者の楽観と悲観の度合いを測定し、その後約三年にわたって彼らの動向を追いかけた。一部の人々はこの間に、家族が重い病にかかったり亡くなったりするなどの大きなトラウマを経験していた。だが調査結果をまとめると、こうした深刻な出来事に遭遇したあとでも、もともと楽観の度合いが高い人はそうでない人に比べ、健康度も幸福度も高かった。

人々は楽観的であればあるほど、健康だったのだ。

エジソンも不屈の楽観主義者だった

この考え方を支持する逸話的な証拠もある。たとえば、トーマス・エジソンにまつわる次のエピソードだ。エジソンはある朝早く電話で起こされ、自分の工場で火事がおきたことを知らされた。一億二〇〇〇万ドルを費やした設備や建物にもすでに火の手が回っていた。悪いことは重なるもので、保険会社は損失額のほんの一部しか保険ではカバーできないことをにべもなく通告してきた。

ところがエジソンは取り乱すどころか、友人や家族を呼び、彼の愛した工場や実験室が炎につつまれるのを一緒に見物させた。燃え広がる炎を前に、エジソンが落ち着いたようすでいるのを友人らはけげんに思ったという。怪我人がひとりもおらず、生命の危険もないと確認できると、彼はこの光景を楽しんでいるようですらあった。エジソンの目には燃え盛る炎が、もっと良い工場の再建に乗り出す絶好のチャンスとして映っていたのだ。

火事のあとエジソンはすぐにチームを集め、新しい工場と実験室の再設計にさっそくのりだした。火事から数週間後にはもう再建工事が始まり、一年もしないうちに新しい工場は完成し、利益を生むようになった。エジソンは後述するチャーチルの格言そのままに、被害よりもむしろチャンスに目を向けた。災いに出会っても折れない心と前に進み続ける力は、楽観主義のいわばトレードマークだ。それを直接生みだしているのがサニーブレイン型の思考スタイルだ。

もうひとつの例はC・J・ウォーカー夫人だ(24)。一八六七年にルイジアナ州のプランテーションで生まれた彼女は、解放奴隷だった両親を七歳のときに亡くして孤児となり、一四歳で結婚し、二〇歳になる前に夫と死別した。こうした逆境にもかかわらず彼女はヘアケア商品の製造会社を設立して事業を成功させ、現代の化粧品業界のパイオニアとしてさまざまな方面で活躍した。そしてアメリカで女性として初めて、ゼロから財を築いた億万長者になると、社会活動家として人々を鼓舞し、女性と黒人の地位を向上させるために力を尽くしたのだ。彼女の孫の娘がいみじくも語ったように、赤貧から億万長者になったウォーカー夫人の原動力は、何よりまず「やればできる」という不屈の精神だった。

夫人はたゆまぬエネルギーで苦難に正面から取り組んだ。いたるところで根深い人種差別や性差別に出会っても、そんなことは気にしなかったと友人や同僚は語る。ウォーカー夫人が歩んだ道は、彼女の心の奥深くに根差す、人間の善良さと未来への希望を信じる思いで踏み固められていた。

彼女の人生はわたしたちに、楽観主義とは単にハッピーな気持ちでいることでも、「すべてはうまくいく」とひたすら信じることでもないと教えている。問題は、逆境が訪れたときにどう反応するかだ。たとえ全世界から拒絶されているように感じても、それでもなお前に進もうとするのが楽観主義者なのだ。

楽観主義は粘り強さにも関係がある

この種の粘り強さを実験室で計測するのはなかなかむずかしいが、ケンタッキー大学の心理学者スーザン・セガストロームは、リーズ・ソルベーグという大学院生とともに巧妙な実験方法を考えた[25]。前述のLOT‐Rテストを使って彼女らは五四人の学生の楽観度を計測した。そのあとで各自に一一のアナグラム（字なぞ）を提示し、二〇分間でそれを解くように指示した。けれどそこには、一問目のアナグラムが解決不能だというトリックが隠されていた。解決不能の最初のアナグラムの後には、やさしいのから非常に難しいのまでさまざまな難易度の一〇のアナグラムが並べられている。

いちばん最初に解読不能のアナグラムを置いたことで、被験者が問題を見て「むずかしい」と感じる気持ちは増幅される。楽観が人間の粘り強さにどう作用するかを観察するには、うってつけの状況だ。実験の結果は目を見張るものだった。悲観的な人は最初のアナグラムを一分間ほど考えると、もうあきらめて次の問題に移ったが、楽観主義者は倍にあたる二分以上もの時間をかけて、解決不能のアナグラムに根気よく取り組んだのだ。

研究チームが発見したもうひとつの興味深い事実は、課題に粘り強く取り組める人はストレスホルモンの値が高く、生理学的覚醒が過剰になりがちなことだ。「楽観は健康をもたらす」という仮説とこれは合致しない。これについては、いったいどう考えればよいのだろう？

セガストロームは次の調査で、この謎を解くヒントを見つけた。法学部に入学したての第一学年の学生多数について調べたところ、楽観的な学生は概して生理学的なストレス値が高く、免疫系の機能は低いことがあきらかになった(26)。その原因はおそらく、楽観的な学生が複数の目標に同時に取り組もうとすることにあった。法学部の授業は要求度が非常に高く、社交をしたり新しい友人をつくったりすることと、勉強のために長い時間を図書館で過ごすことはなかなか両立しない。楽天家はそのどちらも手を抜かない傾向が非常に強く、そのために消耗しきり、健康上マイナスの結果を招いてしまうのだ。

だが、弱まった免疫機能は第二学年になるころには回復し、最初に支払った短期的な代価は相殺される。前の年に多くのことに取り組み、いちばんハードな生活を送った学生は、第二学年になると試験の成績だけでなく、友人や仲間との互助的なネットワークなどでも、いちばん多くの成果を得るようになるのだ。短期的な代価は長期的な利益によって埋めあわされ、楽観と健康との一見矛盾した関係も解消される。二〇〇九年に行われたメタ分析――いわば調査の調査――でもやはり、楽観が長期的には肉体的な健康を高めるという強力な結果が得られた(27)。

楽観主義と成功――チャーチルとエジソンとベゾス

楽天家が何ごとにもめげない不屈の精神をもっていることを考えると、楽観主義が成功にもかかわるという事実は驚くにはあたらないだろう。失敗に対処する能力をしばしば求められるビジネスの世界では、楽観は有利な資質としてはたらく。楽観と失敗を結びつけるのは奇妙に見えるかもしれないが、楽観なくしては、新興の企業家が自分の計画を実行に移すのはほとんど不可能だ。事業をおこすためには、乗り越えるべきハードルや障害がどれだけ多くても、ものごとはかならずうまくいくと信じる思いがなくてはならない。

生涯で幾度も逆境におちいったイギリスの元首相ウィンストン・チャーチルは、「成功とは、失敗に次ぐ失敗を重ねてもけっして熱意を失わない能力のことだ」と語った。そして、類《たぐい》まれな楽観でまわりの人々を引きつけたトーマス・エジソンは、自分のもとではたらく人間をいつも「絶対にあきらめるな」と励ましつづけた。電球を開発するために作った試作が一万個を超えていたことを知って、エジソンは次の有名な言葉を高らかに口にした。「失敗したのではない。うまくいかない方法を一万通り見つけただけのことだ」

こうした特質の多くは、アマゾン・ドットコムの創設者ジェフ・ベゾスの逸話にも見出すことができる。一九九四年にベゾスは「ウェブの利用は今後、年間二〇〇〇パーセント以上の急成長を遂げる」という話をウェブサイトで偶然見つけ、突然のひらめきを得た。それほどの急成長が見込まれるのなら、そこからカネを作りだす方法が必ず存在するはずだ――。

そうしてさまざまな選択肢を検証するうち、ベゾスの頭に浮かんだのが「オンライン上で本屋を開けば、ぜったいに当たる」というアイディアだった。ふつうの本屋や倉庫は収容できる本の数に物理的制限があるが、オンライン上の本屋にはその制限がない。本の写真と抜粋情報を掲載するだけで、オンライン上で何百万冊もの本が即座に購入可能になるのだ。こうしてアマゾン・ドットコムは誕生した。

初期投資には莫大な費用がかかった。そしてまもなく、ベゾスの事業を冷笑的に見る人々がつぎつぎあらわれた。アマゾンのオンライン書店はすぐに人気を集めたが、利益をあげるまでには数年の月日がかかった。批評家たちはベゾスに、アマゾンは早晩失敗に終わるだろうと警告した。数年後、バーンズ・アンド・ノーブルが同じ市場に参入してきたときには、ほとんどの人がアマゾンはもう終わりだと考えた。ある著名な投資分析会社は、アマゾンはもう死に体だと宣言しさえした。だが、ベゾスは怖気づかなかった。彼はアマゾンを、利用しやすく完全に顧客本位のウェブサイトに発展させるためにひたすら邁進し、会社は右肩上がりに業績を伸ばしていった。

ベゾス本人の話によれば、彼にとって最良の資産であり成功の鍵となったのは、自分の楽観的な性格だという。「楽観主義は、困難な何かを行うときには欠かせない要素だ」と彼は言う[28]。だからこそ楽観主義者は、失敗が起きてもそれをうまく取り扱い、結果的に最大の成功をおさめる例が多いのだ。

社会を動かす楽観主義——マンデラとオバマとシリン・エバディ

楽観的な思考形式がもたらすのは、個人的な利益だけにとどまらない。それはまわりを広く巻き込み、変革へと社会を動かす力にもなる。楽観的な世界観は、生まれ育った環境や家族によって敷かれた道をそのまま進むことをよしとせず、定められた境界を突き破るようにと人々を駆り立てるのだ。
たとえば二七年間を南アフリカの牢獄で過ごしたネルソン・マンデラは、それでも希望を捨てなかった[29]。非現実的だと責められてもマンデラは気にしなかった。加えて彼は、深い意味での楽観主義者だった。マンデラは心の奥深くで、アパルトヘイトがいずれ崩壊することを予測し、たいていの人が打ちのめされてしまうような厳しい状況でも、「いつの日か、正義は必ずなされる」という信念をけっして捨てなかった。彼の信念はついに現実となり、世界中の人々が見守る中、南アフリカの黒人は史上初めて選挙で投票を行い、大統領選挙に出馬したネルソン・マンデラに圧倒的な勝利をもたらした。

楽観主義を糧にしたもうひとりの型破りなワールド・リーダーは、二〇〇四年にアメリカの民主党大会で演説し、皮肉による政治ではなく希望の政治を行うことをめざして、まわりの代議員らに挑戦した。彼は自分で自分のことを、いちばん議員らしからぬ議員と呼んだ。父親は昔ケニアでヤギを放牧していたが、アメリカで学ぶために国を離れ、そこで油田の労働者の娘と出会い、結婚した。その息子である彼は、「自分は盲目的な楽観主義について語っているのではない」と話した。盲目的な楽観主義とは、「たとえば失業について口をつぐんでさえいれば、失業はいつか消え去ると思い込むような、なかば故意の無視」のことだ[30]。彼は「暖炉を囲んで自由の歌を口ずさむ奴隷たちの希望。遠い海辺をめざして旅立ってきた移民たちの希望。メコンデルタを勇敢に哨戒する若き海軍中尉の希望。困難に果敢に挑む工場労働者の息子の希望。そしてアメリカこそが自分の居場所だと信じる、変な名前のやせっぽちの少年の希望。なんと大胆な希望!」に思いを巡らし、もっと大きな絵を描こうとしていたのだ。

変な名前のやせっぽちの少年は、今やホワイトハウスにまで上り詰めた。そしてその人バラク・オバマの数多くの資質の中で、たゆまぬ希望と楽観主義こそが、彼を今ある場所まで押し上げるのに重要な役目を果たしたことは疑いがない。二〇〇八年一一月にシカゴで行われた勝利演説をその場で耳にした一人の友人は、大統領からあふれるエネルギーがあたりの隅々にまで広がるように感じられたと語る。「興奮と希望が、手にとるように感じられた」「一体感と、ものごとは最後には良いほうに向かうという楽観が、その場にいるすべての人々を包んでいた」と彼はわたしに語った。当時行われた国際的な調査では、この楽観の波がアメリカだけでなく世界全体を巻き込んだことが示唆されている。

楽観主義には人を巻き込む力がある。大きな困難にもめげずに希望を抱くことは、人を強く鼓舞する精神的資質のひとつだからだ。その好例が、シリン・エバディだ[31]。一九五〇年代にテヘランで育ったシリンは、「やさしさと愛情に満ちた」家庭で子ども時代を過ごした。テヘラン大学で法律を学び、イラン史上初の女性裁判官に任命された彼女は、その後一九七九年二月にイスラム革命が起きると、国中のすべての女性弁護士とともに職を解かれ、事務的な仕事を割り当てられた。「女性は裁判官や弁護士の職には不適当だ」と革命政府が断じたためだ。

そうして職を追われて長い月日が過ぎても、シリンは決してあきらめなかった。一九九二年に彼女は弁護士の免許を再取得し、議論の的となった多くの事件を手がけ、イランの女性と子どものために社会的正義をたゆまず追い求め続けた。二〇〇三年にはノーベル平和賞を受賞し、今では世界屈指の人権活動家に数えられる彼女はしかし、自国の政府からは未だ何の評価も賞賛も与えられずにいる。

シリン・エバディとネルソン・マンデラ、ジェフ・ベゾスとトーマス・エジソン、そしてマイケル・J・フォックスら、異なる人々を結びつけるこの種の楽観的な心の傾向、そして行動する能力こそが、人類を前へと駆り立てる原動力だ。希望への思いと心の強さこそがおそらく、今から数十万年前の昔、人類がアフリカ大陸の外へと踏み出し、地球のあちこちへと広がるのを助け、人間をほぼどんな気候のもとでも生き栄えていける唯一の種にした。

この、何かをあくまでやり遂げる力がもしもなかったら、人間の社会は恐ろしい災害からいったいどうやって立ち直ることができるだろう？　日本を襲った津波とそれに続く災害や、ニューオリンズを襲った大洪水、そして第二次世界大戦中に爆撃を受け、廃墟のような姿をさらしていたヨーロッパの数々の町を思い浮かべてみてほしい。こうした大災害のあとで再建の努力を支えるのは、希望と楽観主義の精神に従って、ひとつになってはたらく人々だ。この精神こそが人間社会をここまで繁栄させてきたのだ。

■80ページの「刺激追求度尺度」の採点方法

80ページの質問にすべて回答し、次の要領に従って合計点数を計算する。各質問への答えは、「まったくあてはまらない」が１点～「非常にあてはまる」が５点で採点する。自分の回答の合計点を出し、それを８で割ると全体的な刺激追求度がわかる。すべての質問に５点の回答を選んだ場合、合計点数は40点で、それを８で割った結果、刺激追求度は５ということになる。

刺激追求の四つの要素のそれぞれについても点数を調べることができる。やり方は単純。該当するふたつの質問のスコアを合計して２で割るだけだ。“経験の追求”については質問１と５、“繰り返しへの嫌悪”については質問２と６、“スリルと冒険の追求”については質問３と７、“脱抑制”については質問４と８の回答を合計し、２で割る。調査によれば、思春期の男性の全項目についてのスコアは3.07から3.14で、平均すると3.1。同年代の女性のスコアはそれより若干低く、2.95から3.02で平均は2.98だった。

民族によっても平均的なスコアは変わり、また年齢が上がるにつれて一般的にスコアは低くなる傾向がある。さらなる情報は、次の文献を参照。D. Vallone et al., ‘How Reliable and Valid Is the Brief Sensation Seeking Scale for Youth of Various Racial／Ethic Groups?’ *Addiction* 102, supp.2(2007):71-78.

■90ページの「人生に対する満足尺度」の採点方法とその評価

五つの質問に対するスコアを合計すると、合計は５点から35点のあいだになる。ディーナーの説明によれば、合計が30～35点の人は“非常に満足度が高い”と分類され、生きることをあきらかに愛し、ものごとはおしなべてうまくいっているように感じている。彼らは人生を楽しんでおり、仕事や余暇や家族などの主だった分野はみな順調なはずだ。

合計が25～29点の人も満足度はかなり高く、生活の主な分野はおおかたが順調に運んでいる。20～24点は先進国の平均的スコアで、合計点がこの範囲に位置する人は人生にだいたい満足しているが、何かの分野については「もっと良くできるはず」と感じている。

15～19点の人は平均を若干下回っている。もし合計点がこの領域にあったら、人生のいくつかの領域に小さな、しかし重要な問題を抱えている可能性が高い。点数が10～14点の人は「不満足」と分類され、人生の多くの領域が思うように運んでいない可能性がある。5～9点の人は「極度に不満足」と分類される。このレベルの不満足はディーナーによれば、人生の多様な領域の問題に起因することが多く、他者の助けが必要な可能性が高い。これらのスコア別カテゴリーに関するさらなる情報と説明は、internal.psychology.illinois.edu/~ediener/を参照。

第三章

恐怖を感じない女

一見ごく普通の女性、リンダ。実は彼女は危険や恐怖をほとんど認識できない。彼女の脳は「扁桃体」が損傷しているのだ。恐怖や不安の根源である扁桃体の働きが性格を左右することがわかってきた激しい恐怖が人間にどんな作用をもたらすのか、わたしが初めて目のあたりにしたのは、社会に不安が広まりつつあった一九七〇年代のダブリンでのことだった。そのころ、わたしが通っていた学校は北アイルランドから日常的に少女たちを受け入れていた。北アイルランド抗争のただなかだった当時、最大の都市ベルファストでは日々爆弾騒ぎや銃撃が絶えなかった。そのため、国境を越えたダブリン郊外の平和な環境に少女らを避難させることが奨励されていたのだ。ベルファストからここまでは、車でわずか二時間の距離だ。

あるときわたしは数人の友だちと一緒に、昼食をとるために家に向かっていた。ベルファストからこちらの学校にきて数週間になるサンドラという女の子も一緒だった。おしゃべりをしながら歩いていたわたしたちは、さっきまでそばにいたサンドラの姿がないことにはっと気がついた。あたりを見回すと、一〇メートルほど後ろの歩道で彼女はうつぶせになっていた。わたしたちはだれひとり気づかなかったのだが、どこかで車がバックファイアする音がし、その瞬間サンドラは地面に身を伏せたのだ。

それは、彼女の脳の奥深くで発せられた警報のせいだった。あの当時のベルファストでは、バックファイアと似た音は紛争の発生を意味していた。そして、故郷でサンドラが経験していた恐怖とそのトラウマは、ただひとつのバックファイア音をきっかけに再燃したのだ。彼女の瞬時の反応は、脳に緊急スイッチが入ったようすを如実にあらわしている。

スイッチが入るとすべてを支配する恐怖の回路

緊急事態に対処する脳の領域——いわゆる〈恐怖の回路〉——は一瞬で作動し、危険な出来事を記憶の中から浮かび上がらせる。あの晴れた日、みんなで家に向かって歩いていたとき、サンドラは銃のことなど考えていなかったはずだ。けれどバックファイアの音が聞こえた瞬間、彼女の恐怖の回路は作動し、支配権を握った。脅威が目の前にあるときや今にも起こりそうなときには、脳の原始的な領域にある緊急システムが血流内にアドレナリンを放ち、その結果、呼吸や心拍数が増大し、発汗が起こる。これらの肉体的現象はいわゆるファイト・オア・フライト（＝闘争か・逃走か）反応の準備を整え、危機への迅速な対応を手伝う。

何百万年もの進化の歴史の中で、人類はこの強力なシステムを発達させてきた。これはいわば脳の非常ボタンであり、危機が眼前に迫っていることを脳の他の部分に知らせるはたらきをもつ。非常ボタンを押すことで潜在的脅威が意識の中にクローズアップされ、それを詳しく見定めることが可能になる。それと同時に恐怖中枢は、脳内で起きている他の活動をいったんすべて低下させ、瑣事にかまわず、危機の発生源に確実に焦点をあわせられるように仕向けている。待ったなしの脅威に遭遇したとき、注意力を一気に集め、あらゆる手を尽くして危険な事態からすみやかに抜け出させるのが、恐怖の回路のはたらきなのだ。

いったんスイッチが入ると、恐怖のシステムは他のすべてを支配する。数年前わたしが参加したある実験は、原始的な恐怖が人間の脳にどれだけ深く作用するかをよくあらわしていた。

その実験は恐怖の作用を直接計測するため、巨大なニシキヘビを首に巻きつけるというとんでもないもので、わたしは何をとち狂ったか、その被験者になることを了承してしまったのだ。かくしてわたしの両手と胸には、ヘビを首に巻いたときの体の反応を計測する高機能のセンサーがとりつけられた。ヘビは地元の動物園から借りてきたもので、毒はなく、こうした芸当に慣れっこであることは確認済みだった。飼育係からは、この種のデモンストレーションのあいだにヘビはだいたい退屈し、眠ってしまうのだという説明も受けた。

けれど、そんな知識は何の役にも立たなかった。ヘビを見たとたん、わたしの動悸は速くなりはじめ、呼吸も徐々に荒くなった。ヘビが肩に乗ったときには、鼓動が激しく打つのが手にとるように感じられたし、両手にはじっとり汗がにじんできた。そしてヘビがわずかに動いた瞬間、わたしはほとんどパニック状態になった。体にとりつけられたセンサーは、脈拍の急上昇を示していた。

ようやくヘビが体から離されても、落ち着きを取り戻すにはしばらく時間がかかった。わたしの脳の意識的な——あるいは理性的な——領域は、自分の身は絶対に安全だと理解していたのに、恐怖の回路は勝手に暴走をはじめてしまったのだ。

なぜ、怖いのか

現代人の大半は安全な環境で暮らしているのに、恐怖や不安がいまだにこれほど大きな力を人間にふるっていることは、とても興味深い問題だ。先進社会で暮らす人が、動物や他の人間に攻撃される確率はきわめて低い。それなのに、人はさまざまな災いや個人的な失望を案じ、不安を抱く。自然災害などへの原始的な恐怖感。そして、他人にどう思われるかという心配。「自分は人に好かれているだろうか?」「将来成功をおさめられるだろうか?」といった不安を抱くのはまだしも、なぜ人は、今日ではめったに脅威にならないようなものごとを、今も恐ろしいと感じるのだろうか?

この質問に対するお定まりの回答は、次のようなものだ。ヒトや他のおおかたの種に共通する脳の原始的な部分は、人類の祖先が激しい嵐や捕食者など、自然がもたらすさまざまな脅威とともに暮らしていたはるか昔に発達したものだ。だから、扁桃体をはじめとする原始的な組織は現代でも、そうした脅威に出会うと脳内で発火する。進化上古い領域にある恐怖の回路は現代でも、人類の祖先を脅かした各種の危険に出会うと活性化し、他の多くの領域のコントロールを奪う。そうして重要でない活動をひとまずストップさせ、危機に対処できるようにするのだ。この現象は多くの研究から実証されている。

だから、現代ではごくまれにしか遭遇しないのに、ヘビは今でも激しい恐怖の反応を引き起こす。ヘビだけでなく、何百万年も前の先祖にとって脅威だったものごとは、みな同様の反応をもたらす。このようにして脳は、何を恐怖すべきかを人間にあれこれ指図している。だからこそ、閉所暗所恐怖症や広場恐怖症、あるいはクモやヘビに対する激しい恐怖感から、人々は今でも心理学のクリニックに駆けこんでくる。原始的な危険が今なお人間の脳に強い力をふるっているのはあきらかだ。

遠い過去の脅威は今でも恐ろしい

スウェーデンのカロリンスカ研究所の心理学部教授であるアルネ・エーマンはこのテーマについて一連の興味深い実験を行った(1)。そこから浮かび上がってきたのは、現代人の脳は進化上の過去の脅威に非常に敏感だという事実だ。

エーマンの実験は次のように行われた。被験者の前に大きなスクリーンを置き、そこに九枚の写真をほんの一瞬、映し出す。写真がすべて同じものなら、被験者は左側のボタンを、一枚だけ別の写真が混じっていたら右側のボタンを押さなければならない。

被験者に求められるのは、〈反応のスピード〉と〈正確さ〉のふたつだ。スクリーンにあらわれた九枚の写真が全部キノコだったり全部ヘビだったりしたら、被験者はできるだけ急いで左のボタンを押さなければならない。興味深い結果が出たのは八枚の花の写真の中にヘビの写真が一枚混じっているというように、一枚だけ別の写真が紛れ込んでいたときだ。

エーマン率いるチームは何百回となく実験を繰り返して反応にかかる時間を測定し、はっきりしたパターンを発見した。一枚だけ異なる写真が花やキノコではなくヘビやクモだった場合、人はよりすばやく反応したのだ。たとえば、八枚のキノコの写真の中に一枚だけヘビの写真が混じっている場合と、八枚のキノコの写真の中に一枚だけ花の写真が混じっている場合を比較すると、反応にかかる時間は前者のヘビの写真のほうが短かった。

つまり恐怖を感じさせる写真はそうでない写真よりも、すばやく人間の注意を引くのだ。この反応時間のわずかな差は進化上の過去を垣間見せると同時に、今日においてさえ人間の脳が、祖先の直面したのと同じ危険に多くの注意を注ぐことを物語っている。

要するに、こういうことだ。人類の祖先の中で現代にまで子孫を残すことができたのは、ヘビやクモなどの脅威を巧妙に見つけ、回避することができた者だ。だからこそその子孫には、より効果的な危機感知システムが備わるようになった。わたしたち現代人の脳には今もなお、このはるか昔の記憶が刻み込まれている。二十一世紀のストックホルムで、スウェーデン人学生がエーマン教授の実験に参加したとき、その反応をあやつっていたのは何千年も前の祖先の叡智だったわけだ。

レイニーブレインの中にあるこの回路がどのように作用し、どんな役目を果たしているか理解するには、まず、脳における恐怖の解剖学的な位置づけを、もっと詳しく理解する必要がある。

恐怖の中核にある組織「扁桃体」

快楽をつかさどる領域と同じく、緊急事態に対処する脳の領域は、個々に分かれた――しかし強く関連しあう――多くの組織から成り立っている。これらの組織の大半は皮質下の奥深くに埋め込まれており、たがいに密な関係をもつと同時に、上にある大脳皮質とも強く結ばれている。これらはどれも恐怖反応において重要な役割を果たすが、いちばん中心にあるのは〈扁桃体〉と呼ばれる組織だ。扁桃体はアーモンドのような形で、大きさは親指の爪くらい。一三以上の部分から構成され、各部分がそれぞれ異なる機能をもつと考えられている。

扁桃体の機能は、生物工学の進歩によってあきらかになった。この不思議な小さな塊にひそむ複雑さと巧妙さは、創意に富んだ実験を何百通りも繰り返すことで解明され、恐怖という感情についての科学的知識は飛躍的に増加した。おかげでわたしたちは今、他のどの感情よりも恐怖について多くを知っている。(2) そして扁桃体と恐怖についての、あるいは両者が人間の生活に与える影響についての知識は今、ほぼ毎日といってよいペースで実験室から世界へと発信されている。

恐怖の回路のつながり方を突きとめる

恐怖の研究の最前線に立ってきたニューヨーク大学の心理学者ジョセフ・ルドゥーは、おもにラットを用いた実験で、扁桃体が恐怖の回路の中心にあることを突きとめた。彼はさらに、五感から扁桃体に至るには速い道と遅い道のふたつがあるという重大かつ画期的な発見をした。ルドゥーは速いほうの道を〈低位の経路〉もしくは〈泥だらけの近道〉、もう片方の道を〈高位の経路〉もしくは〈ゆったりした幹線道路〉と呼ぶ。両者の仕組みを理解するために、危険に直面したとき脳内で何が起こるかを見てみよう。

すべては五感のどれかひとつからスタートする。たとえば、ヘビのように危険なものを見たり、火災警報装置の音を聞きつけたり、真夜中に漂ってきたかすかな煙のにおいを嗅ぎつけたりというように。これらの情報は、視覚・聴覚・嗅覚・触覚・味覚のいずれから来たものでも、すべて、脳内で視床と呼ばれる部分になだれこむ。視床は頭のほぼ真ん中、脳幹のすぐ上に位置しており、リレーの中継地のような作用をする。五感を通じてもたらされた情報はここに集まり、さらなる分析のために脳内で最適の部分に送り出される。

五感から送られてきた情報はこうして視床を通じて扁桃体に送られる。そして扁桃体は、ほんの小さな危険の影も見落とさないように、それらの情報をスキャンする。わずかでも脅威を感じとれば、扁桃体は猛スピードで作動を始める。

危機がすぐ目の前にあるときは一刻の遅れも許されないため、情報は近道の〈低位の経路〉を通じて直接扁桃体に送られる。そして、人が何かを考える間もなく扁桃体には即座にスイッチが入る。路上でヘビ（あるいはヘビかもしれないもの）に出くわしたときには、ほんの一秒の思考が命取りになりかねないからだ。

もうひとつの〈高位の経路〉も、けっしてスピードが遅いわけではない。だがこちらの場合、視床に集まった情報は扁桃体に向かう前に、詳細な分析のためにいったん大脳皮質へ送られる。このルートを経由すると、情報を高次で理性的な領域において綿密に調べることが可能になる。たとえば視覚野は目の前の潜在的脅威を詳しく分析し、それがほんもののヘビなのか、草の上に落ちている木の枝にすぎないのかを見定めてくれる。

扁桃体は迅速に、そして人が意識しなくても自動的に作動しなくてはならない。人の意識が何かにかかりきりになっているあいだも、脳のこの原始的な領域はつねに、身のまわりに危険はないか目を光らせている。そしてひとたび危険を発見すると、それがふたつの経路のどちらを通ってきたものでも、扁桃体は脳の他の部分に向けて即、「今していることはストップ！　集中しろ！」と合図を送る。

銀行に勤めていたわたしの友人は、数年前に強盗から銃を突きつけられるという恐ろしい経験をしたことがあるが、彼は今でも銃口が自分の額に向けられた瞬間の、体が凍りつくような感覚をはっきり覚えているという(3)。その瞬間、彼のすべての注意は銃口の一点へと吸い寄せられていた。あとで警察から侵入者について質問を受けたとき、彼らが覆面をしていたかどうかさえ友人は思い出すことができなかった。いちばんの脅威である銃は、彼の注意を文字どおりぜんぶ奪ったのだ。

扁桃体の役割を明らかにした巧妙な実験

恐怖反応の中心的役割は扁桃体が果たすという強力な証拠は、神経科学者レイ・ドランの研究からもたらされた(4)。ドランは、ロンドンの中心部にあるロンドン大学ユニバーシティ・カレッジに神経画像の最新の設備を構え、脳が恐怖にどう反応するかを最前線で研究してきた。ドランの考えでは、扁桃体が恐怖反応の中心にあることは動物実験で実証されてはいるが、人間についてはまだ未解明な部分が多かった。そこで彼が行ったのは、恐ろしい状況に置かれた人間の脳をスキャンし、動物と同様、扁桃体が恐怖反応の中心的存在なのかどうかを調べる実験だった。

被験者を恐怖におとしいれるのは倫理上制約がある。かわりに用いられる典型的な手法は、恐ろしい写真を見せることだ。ドランの実験では、被験者が脳スキャナーの中に仰向けに寝転んでいるあいだ、すぐ上にあるスクリーンにさまざまな表情を浮かべた人間の顔が順にいくつも映し出された。いくつかの顔は親しげな表情を浮かべていたり微笑んでいたりするが、いくつかの顔は怒りや悲しみや恐怖の表情を浮かべている。

実験後、脳スキャナーから得られた膨大なデータをドラン率いるチームが検証したところ、恐怖の表情がスクリーンにあらわれたときに被験者の扁桃体はいちばん活性化し、幸せそうな表情がスクリーンに浮かぶとその活動は弱まることがわかった。興味深いのは、この実験の被験者がだれひとり恐怖を感じてはいなかったことだ。それなのに彼らの扁桃体は、危険なサインをしっかり感知し、反応していたわけだ。

社会的な生き物であるわたしたち人間には、他者の感情を即座にすくいあげる強烈な力が備わっている。そして、他者の恐怖の表情は、近くに危険が潜むことを知る有力な手がかりになる。そうした潜在的な危険に気づくのを助けるのは、恐怖の回路の奥にあるこの扁桃体の反応であることが、複数の調査から確認された。

扁桃体は無意識の脅威にも——つまり人間が認識さえしていない危険の兆候にも——反応するのだろうか？[5] ドランとその同僚であるジョン・モリス、およびスウェーデンのカロリンスカ研究所のアルネ・エーマンは共同で、この疑問に取り組んだ。

エーマンがこれに先立ち、ストックホルムの研究室で行った実験では、クモやヘビの画像をサブリミナルでスクリーンに浮かび上がらせると、被験者にストレス反応が生じることがすでに確認されていた。

実験は次のようにして行われた。まず被験者の手のひらに汗を探知するセンサーを取りつけたうえで、ヘビ、キノコ、花、クモなどさまざまな種類の写真を、何の写真か見わけることができないほどすばやく画面上に映し出す。写真が映し出されたすぐあと――わずか一〇〇〇分の数秒後――には、意味のないグチャグチャの線画が続いて画面にあらわれる。たとえば、ヘビの写真がわずか14／1000秒間画面にあらわれたあと、もつれた糸のような画像（マスク画像）が約1／2秒間映し出されるという具合だ。この技法は専門的には、マスキングと呼ばれる。

被験者の目が認識するのは短い閃光と、続いてあらわれるマスク画像だけのはずで、どんな写真が映し出されていたか見わけるのは事実上不可能だ。だがここでポイントになるのが、被験者の手のひらの汗だ。たとえ被験者がそれを〈見る〉ことができなくても、ヘビやクモの写真が一瞬画面にあらわれると、手のひらには汗がにじんでいたのだ。花やキノコの写真のときは、手のひらは乾いたままだった。この一瞬の生理学的反応は、たとえ被験者が視覚では何も認識していなくても、危険がたしかに感知されたことを物語っている。

被験者の脳内で何が起きているかを知る唯一の手がかりは、ｆＭＲＩだ。ドラン、モリス、エーマンの三人の科学者はそこで、ドランが行った前述の実験をもとに、ｆＭＲＩを使った実験を新たに考案した。彼らはドランのオリジナルの実験と同じように、さまざまな表情の顔写真をひとつひとつスクリーンに映し出し、そのあとでエーマンの実験と同じようにそこにマスク画像をかけた。こうして、恐怖の表情や中立的な表情の顔写真が目にもとまらぬ速さで映し出されたあと、グチャグチャの線のマスク画像があらわれるという仕掛けができた。

それらの顔写真を目で見ることはできないはずなのに、被験者の扁桃体は危険のサインを敏感に感じとった。恐怖の表情が映し出されるたび、扁桃体は脳スキャナー上で何度も発光した。彼らの恐怖の回路がきちんと目覚めていて、わずかな危険の兆候さえ見逃さないことを示す動かぬ証拠だ。

視覚的には見えていないはずの危機を、無意識が感知する

脅威を探知する能力が恐怖の回路にあるおかげで、視覚を失った人ですら身のまわりの危険や他者の感情的サインを〈見る〉ことが可能になる。脳に重度の損傷を負った人が他者の感情のサインをキャッチする驚くべき能力をわたしが初めて知ったのは、今から数年前、ＪＢという匿名の温厚な老紳士に一連の実験を行ったときだ(6)。初めて会ったときＪＢは七〇代半ばで、数年前に患った重い脳卒中の後遺症として、軽度の運動障害をかかえていた。だが、彼を悩ませていたいちばん大きな障害は、卒中が脳右側の頭頂葉で起きたことに起因していた。右側の頭頂葉が損傷したせいで、神経科学者のいう〈半側空間無視〉を患い、視界の左半分にあるものをいっさい認識できなくなっていたのだ。

これは、頭頂葉の右側を損傷したときに起こりがちな症状だ。この病気の患者はたとえば食事をしているとき、皿に盛られた料理の右半分だけを食べ、左半分の料理にはまったく手をつけようとしない。あるいは、ページに書かれた文字をぜんぶ消すように指示されても、右半分にある文字にしか気づくことができない。これは視覚ではなく注意の問題だ。もし皿の左側をだれかがコツコツと叩けば、患者は手つかずの料理にちゃんと気がつくことができるのだから。

ＪＢの半側空間無視はかなり重症で、彼に協力してもらえば「恐怖の表情など危機のサインは、無意識に探知される」という仮説を検証できるとわたしは考えた。わたしはＪＢの前にペアにし

たさまざまな品物を、一つは右側に、もう一つは左側に同時に提示し、何が見えるか教えてほしいと頼んだ。右側にリンゴを、左側にオレンジを掲げると、ＪＢは「リンゴが見える」と答えた。ほかに何か見えないかと念を押しても、彼は注意深く視線を巡らせたあげく、「見えるのはやっぱりリンゴだけだ」という回答をくり返した。

興味深い結果が得られたのは、さまざまな表情の顔写真を左右に一枚ずつ提示したときだ。このときもやはり彼は、左側に置かれたものをだいたい見落としてしまったが、すべてを見落としたわけではなかった。時には右側の顔写真だけでなく、左側の写真も認識できることがあった。左側に置かれた顔写真が喜びもしくは恐怖の表情を浮かべた感情的なものである場合、ＪＢがそれに気づく確率は大きく高まった。だが中立的な表情の顔写真は、ほとんどいつも認識の網をすりぬけ、気づかれずに終わった。これは、ＪＢの脳が感情的なサインに感応したことを物語っている。だがこの実験ではわたしは、当初予測していたようにＪＢの脳が、微笑んでいる顔よりも恐怖の表情の顔をより敏感に感知するという証拠を見つけることはできなかった。

ボディ・ランゲージについても同様のことがいえる。恐怖を感じさせるボディ・ランゲージは危機の接近を示す明確なサインだ。これを理解したうえで、オランダのティルブルグ大学の認知情動神経科学研究所のマルコ・タミエットとベアトリス・デ・ゲルダーは、ＪＢと同じ半側空間無視の患者三人の協力を得て、先と類似の実験を行った(7)。

二人は被験者に、今度は顔の表情ではなくさまざまなボディ・ランゲージを映した写真を二枚ずつ提示した。たとえば屈《かが》みこんだ不安げな姿勢の写真と、ダンスをしていたりくつろいでいたりするポジティブなイメージの写真が並んで被験者の前に提示される。すると、片側の空間に置かれた写真は見えないはずなのに、それでも患者は、ポジティブな姿勢の写真よりも恐怖を感じさせるボディ・ランゲージの写真をずっと頻繁に探知することができた。

見えないのに、見える

ティルブルグ大学の研究チームは、〈盲視（ブラインドサイト）〉と呼ばれる非常に驚くべき現象についても調査を行った。人間の脳の後方には、視覚の認識をつかさどる第一次視覚野がある。この場所が損傷を受けると、人はものを見ることができなくなる。たとえ目の機能そのものに何も問題がなくても、脳のこの部分が傷つくと事実上目が見えなくなってしまうのだ。だが、この種の損傷を受けた人々に実験を行ったところ、無意識がものを〈見る〉驚きの能力が発見された。デ・ゲルダーが調査したのは、第一次視覚野に広範囲なダメージを受け、事実上目が見えなくなったTNという匿名の患者だ。

「わたしたちは衝撃を受けました」とデ・ゲルダーは語る。「TNは、いろいろなものが散らかった廊下を何にもぶつかったりせずに歩いてくることができたのですから」

研究チームがTNに質問を行ったところ、彼は、自分がどうやって見えないたくさんの障害物を巧妙に避けることができたのか、まるでわからないと答えたという。

二〇〇九年、デ・ゲルダーと研究チームはDBとGYというさらに二名の同じ症状の患者の協力を得て、感情的なサインが脳内でどう処理されているかについて調査を重ねた。[8]そのさい研究チームが利用したのが、心理学の世界で〈情動伝染〉と呼ばれる現象だ。

情動伝染とは、人間が自分の顔の表情を他人の表情に本能的にシンクロ（同調）させる現象だ。他人が微笑んだり顔をしかめたりすれば、人は自然にそれをまねてしまう傾向があるのだ。これは、顔面のあちこちに小さな電極を貼りつけることでやっと測定できる、非常に微細な反応だ。他人が微笑んだり顔をしかめたりするのを見ると起きる、ほんのかすかな筋肉運動の兆候をこの小さな電極は拾いあげてくれる。

デ・ゲルダーと研究チームはこの実験で、写真を見ることはできないはずのGYとDBが、感情的な表情の顔写真を提示されたときに情動伝染の反応を示す事実を発見した。微笑んでいる顔写真があらわれると、それを意識の上では〈見て〉はいないはずなのに、被験者は誘われるようにしてほんのかすかに笑顔を浮かべた。感情的なボディ・ランゲージについても同じことが起きた。体を丸めた、恐怖を感じさせる写真があらわれると、被験者はそれに反応するようにかすかに眉をひそめた。そしてここでもまた、見えていないはずの恐怖の映像はポジティブな映像よりも強い反応を引き起こした。これは、恐怖が快楽よりも強い力をもつという証拠だ。

恐怖の表情は視覚を高める

恐ろしい何かを〈見る〉能力がすぐれているのは、脳に損傷を受けた人だけではない。健常な人も、恐怖によって視覚が強まることはすでにわかっている。人がおびえたときの顔には、広がった鼻孔や大きく見開かれた目、ぽかんと開けられた口など、すぐに目につく特徴がある。ダーウィンの時代から科学者らは、恐怖を感じているときに特有のこの表情は、社会的コミュニケーションにかかわりがあるのではないかと推測していた。このおびえた表情を目にしたら、人はすぐに何かが起きたことを悟り、用心を始めるからだ。

トロント大学の心理学者アダム・アンダーソン(9)はしかし、恐怖に満ちた顔の表情が進化上どんな意味をもつかについて異なる解釈をした。アンダーソンは同僚のジョシュア・サスキントと一緒に研究を行い、恐怖を感じたときの典型である引きつった表情は、鼻孔を広げることで空気の流入量を増やす準備をし、目を見開かせることで視野を拡大する準備をしているのだと考えた。実験でも、恐怖の表情をしたとき被験者の周辺視野は広がり、うんざりしたような表情をしたときには狭まった。恐怖にはどうやら、迫りくる危険を見定めるのを手伝う役目もあるのだ。

ニューヨーク大学の心理学者リズ・フェルプスはさらに、おびえた顔をただ見るだけで、人間の視覚が向上するという発見をした[10]。フェルプスの研究チームは、画面にあらわれる薄いグレーの線が傾いているか垂直か判断するという、たいへんむずかしい課題を被験者に与えた。垂直か否かの差はごくわずかで、それを見分けるのは至難の業だった。けれど、グレーの線があらわれる〇・〇五秒前に恐怖の表情が一瞬画面に映し出されると、それが中立的な表情だったときに比べて被験者の正答率は向上したのだ。

おそらくこれは、恐怖の表情が被験者の扁桃体を活性化させ、それがさらに視覚野を活性化させたからだ。他人が恐怖の表情を浮かべているのを見ると、視覚野の活動は高まり、その結果、人はものをよりはっきり見定められるようになる。恐怖は、人間に行動を起こす準備をさせるだけでなく、視覚を高めることによって、周囲に鋭敏かつ警戒的になるよう仕向けているわけだ。

恐怖を解剖学的に分析する

恐怖の回路の中心にある扁桃体は、恐怖反応において重要な役割を果たす。だが、扁桃体そのものの機能もさることながら、扁桃体が他の領域とどうつながっているかという構造的な面も非常に重要だ。扁桃体から大脳皮質の各部に向かう経路が、大脳皮質から扁桃体へと戻る経路よりずっと数が多いことは、恐怖を科学的に解き明かすうえで大きな鍵になる。

■レイニーブレインの模式図

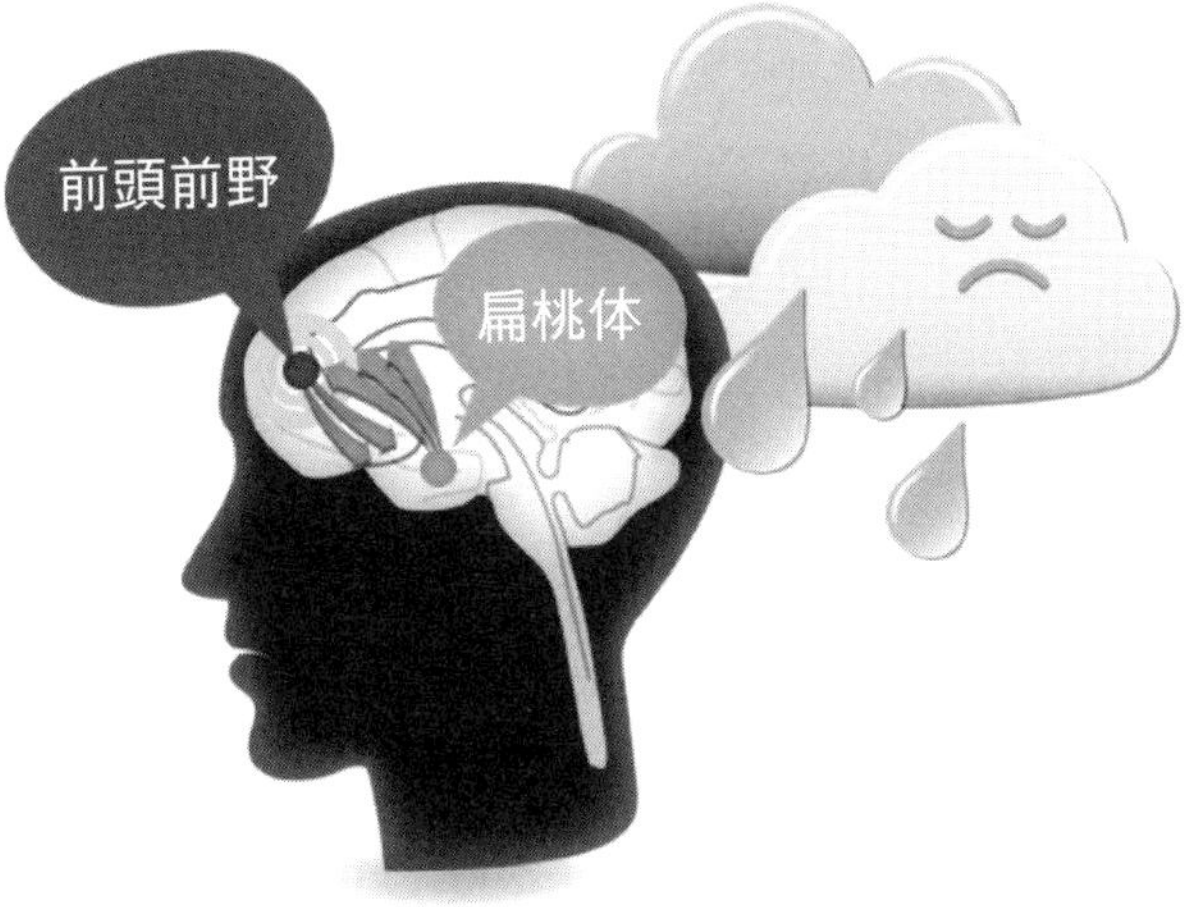

こんなふうに考えてほしい。脳の中で扁桃体と大脳皮質が水鉄砲合戦をしている。扁桃体チームのメンバーは一〇人。大脳皮質チームは四人。当然ながら、人数の少ないほうのチームはいつも劣勢で、びしょぬれにされる。人間が、「何も危険はない」と頭でわかっていても、たやすく不安や恐怖にのみこまれてしまうのはそのせいだ。こうした解剖学的な事実があるからこそ、広場恐怖症の人はスーパーマーケットに行ったとき、何も危険はないと理解しているのに、恐怖で身動きさえとれなくなったりするのだ。

恐怖がこんなふうに脳の機能をハイジャックすることは、カメラマンのコリン・スタフォード・ジョンソンの体験にもよくあらわれている[11]。彼がＢＢＣの自然史班の仕事のため、インドでドキュメンタリー番組を撮っていたときのことだ。ある暑い日、コリンは干上がった川底を歩いていた。角を曲がったとき彼は、トラの母子が遊んでいるところにばったり出くわしてしまった。母トラは即座にコリンを見とがめ、五メートルほど離れた場所でぴたりと静止すると、鼓膜が破れそうなすさまじいうなり声をあげた。

コリンは、母トラが彼を殺すつもりはないことを論理的には理解していた。こんなふうにトラが別のトラを威嚇する場面は何度も目にしたことがあった。トラはこの行為によって「失《う》せろ！さもないと――」と叫んでいるのだ。それはわかってはいたのに、彼は「恐怖のあまり、足に根が生えたようにその場から一歩も動けなくなってしまった。体がふつうの状態に戻ったのは、二時間あまりもたったころだった」と言う。

トラに出会ったその瞬間、コリンの頭の中では扁桃体が他の部分に向けて警鐘を打ち鳴らし、「危険発生！ほかの仕事は当面ストップ！」と大声で警告していた。大脳皮質の高次な領域からは「大丈夫、トラは攻撃してこない」というメッセージが送られてはきたが、原始的な恐怖の反応をとどめることはできなかった。

恐怖を先に感じているのか、肉体がまず反応したから怖いのか？

これまでに示した例から、扁桃体のはたらきは主に、危険を探知し、人間がそれに反応するのを助けることだとわかる。闘うにせよ、静止するにせよ、逃げるにせよ、ともかく恐怖は、人間が危機的状況から最速で抜け出す手伝いをする。だが恐怖の作用は、そのとき人間を行動に向かわせることだけではない。恐怖の記憶は人の思考や判断や行動や感情にまで長期的な影響を与える。個々の性格形成にもその影響はおよぶ。

恐怖について話をするときよく質問されるのが、激しい恐怖のさなかに感情はどんな役目を果たすかという問題だ。先に登場したジョセフ・ルドゥーによれば、恐怖の科学において感情は、注意を本題から逸らしかねないむしろ邪魔な存在だ。恐怖のシステムにおいて肝心なのはともかく〈生きのびる〉ことであり、感情は、恐怖反応がもたらす生理現象――手のひらの発汗や血中アドレナリンの増加や鼓動の高まりなど――と同程度の重みしかもたない。感情の出番がくるのは、恐怖のシステムが仕事を終えたそのあとだ。恐怖の回路は人間が目の前の危機を切り抜けるのを助けるが、そうした切迫した状況下で重要なのは思考や感情ではなく、まず行動だ。進化の過程で脳はそのように形づくられたのだとルドゥーは説く。

とはいえ、人間が恐怖を〈感じる〉のはあきらかだ。凶暴そうな犬が怒り狂ったように突進してきたときの嫌な気持ちや、重要な試験の結果を待つ落ち着かない気持ちは、だれもが知っているはずだ。こうした恐怖などの感情を、人間はつねに肉体的感覚の結果として経験するという説がある。今をさかのぼる一八〇〇年代に、アメリカの科学的心理学の祖であるウィリアム・ジェームズがそれを提唱した。そこから、「人間は逃げるから恐怖を感じるのであり、その逆ではない」という、有名な言葉が生まれた。

ジェームズのこの説からはさらに、ある興味深い予測が生まれる。もしも感情がほんとうに肉体的な感覚から生じているのなら、肉体の反応が鋭敏になればなるほど――そしてその感覚を認識すればするほど――人は恐怖を強く感じるのではないか？

この仮説を検証するためにレイ・ドラン率いる研究チームは巧妙な実験を考え、被験者に〈心拍探索課題〉というテストを行った[12]。まず被験者にｆＭＲＩの中で横になってもらい、一連の音を聞いてもらう。音はあるときには間髪をいれずに鳴り、あるときは次の音が鳴るまでにしばしの遅れがある。このテストの肝は、音が鳴るタイミングが自分の脈拍と同時であることに気づけるかどうかだ。わたしも自分で試みてみたが、これは決して容易ではない。

この課題を非常にうまくこなす人々がいるいっぽう、まったくだめな人々もいることを、ドランの研究チームは突き止めた。興味深いのは、音のあらわれ方と心拍との関連にうまく気づくことができる人は、「自分は恐怖や心配を強く感じるほうだ」と自認していたことだ。先のジェームズの理論のとおり、自分の肉体の反応を敏感に認識する人は、本能的な感情をより強く経験していたのだ(13)。

注目すべき点がある。この課題を行ったとき脳内でいちばん活性化したのは、脳の原始的な領域にある〈島皮質《とうひしつ》〉と呼ばれる場所だったのだ。身を守るために恐怖反応をひきおこす重要な役目を果たすのは扁桃体だが、この島皮質という組織は、恐怖反応をいわゆる恐怖感――つまり、恐ろしいという意識――に移し替えるはたらきをしている。

扁桃体や島皮質などの皮質下の領域だけでなく、進化上新しい大脳皮質の領域も、恐怖の反応に重要なかかわりをもつことがわかっている。前頭前野の特定の部分が活性化すると、扁桃体の反応を抑制できるのもその一例だ。このときに起こる扁桃体と大脳皮質とのせめぎあいは、フロイトの有名な発見である第一のイド（＝本能的衝動の源泉）と超自我（＝自我を監視する無意識的良心）との戦いをほうふつとさせる。

快楽と同じく、恐怖をつかさどる回路全体にもアクセルとブレーキの両方の機能がある。扁桃体からくる警報のスイッチを完全に切ることは大脳皮質にもできない。そこには解剖学的な事情がある。扁桃体から大脳皮質に向かう経路の数は逆方向の経路よりずっと多く、そのせいで、扁桃体という原始的な組織がもっと高次な大脳皮質に対して、過剰なほど大きな力をふるえるのだ。だからこそ、トラに出くわしたコリン・スタフォード・ジョンソンは、相手が攻撃してこないと頭で理解していても、その場から一歩も動くことができなかった。これはまた、恐怖などの原始的な感情がなぜ、認識や記憶に大きな影響を与えるのかも説明している。

恐怖の回路の弱点

恐怖の中枢はすべての情報を平等には扱わず、危険にかかわる情報を優先的に処理する。自動的に危機に対処するこの機能は、あらゆる局面で〈生きのびる〉可能性を最大化するうえで、非常に重要だ。だが、強力でコントロールを奪われにくいこの防衛機能にも、弱点はある。中心にある警報機能があまりに頻繁に活性化されていると、レイニーブレイン全体が過敏になったりバランスを崩したりするのだ。

レイニーブレインには、大脳皮質と皮質下を結ぶ無数の回路が潜んでいる。警報の役割を果たす回路が必要以上に強くなり、抑制の中枢のはたらきが弱まると、人は総じて悲観的な思考形式へと押しやられ、ものごとを悪いほうへ悪いほうへと考えるようになる。こうしてネガティブな思考が徐々に出現し、良い面よりも悪い面に目が行くようなバイアスが確立されていく。これは結果的に、暗く憂うつな思考につながり、悪ければ慢性的な不安障害に発展してしまう。

これが、危機から身を守るため脳に備わったシステムの、負の側面だ。恐怖についての神経生物学は、恐怖の回路がどのように人の心を乗っ取るのか、なぜそれが多くの人に、悲観主義という一種危険な人生観を抱かせるのかを説明している。脳の原始的な領域にある恐怖の回路は、人間の注意を潜在的な危険に確実に引きつけるように作用している。悪いニュースが良く売れるのは、当然だ。危険が人の注意をひきつける力は強烈で、たやすく克服されるようなものではないのだ。

新聞やテレビやラジオは連日、ネガティブな話を山ほど人々に投げつけてくる。金融危機、景気後退、地球温暖化、豚インフルエンザ、テロリズム、戦争。ネガティブな話は文字通り枚挙にいとまがない。そして悪い知らせについ波長をあわせがちな脳本来の傾向とあいまって、悲観主義は圧倒的な力をふるう。

なぜ悲観がこれほど強い力をもつのか、読者にはもうわかるだろう。恐怖の回路は楽しそうな情報は二の次にして、危険を満載した情報ばかりにスポットをあてる。わずかでも危険の影があれば即座にそれを拾いあげ、脳内で起きている他の作業を停止させ、すべてを危機に集中させる。ポジティブなものよりネガティブなものに強く引かれるこの人間本来の傾向があるからこそ、ものごとを楽観的に考えるのは悲観的に考えるよりずっとむずかしいのだ。人々を怖がらせるのは安心させるよりはるかに簡単であることは、政治家や聖職者が歴史を通じて示してきたとおりだ。

さらに問題なのは、ひとたび恐怖の回路にスイッチが入ると論理が遮断されてしまうことだ。論理を無視して恐怖が作動すると、現代のさまざまな状況下では大きな問題が起こりかねない。恐怖は、快楽を経験したり楽観的思考をはぐくむのを邪魔するばかりでなく、もっと巨大な恐怖や不安をひきおこし、人生から輝きを奪う可能性もある。

視聴者に恐怖の回路を作動させたコマーシャル

エモリー大学の心理学者で政治評論家でもあるドリュー・ウェステンは、恐怖の回路をいったん覚醒させるとどれほど消し去りがたい影響が生じるかを、一九六四年にリンドン・ジョンソンが大統領選に出馬したときの悪名高い政党コマーシャル〈ヒナギク広告〉を例に示している(14)（訳注：じっさいに放送されたのは、九月七日の一回のみ）。

ジョンソンはこのコマーシャルの中で、政敵である共和党のバリー・ゴールドウォーターの名を出したわけでも、政策批判をしたわけでもない。それなのにこのコマーシャルをきっかけに、ゴールドウォーターは攻勢から守勢に転じ、ジョンソンは政敵からリードを奪うことができた。

当時は冷戦のまっただなかで、核戦争への不安が社会に広がっていた。ゴールドウォーターは核武装を支持しており、ジョンソンは広告宣伝で「核という大量破壊兵器をゴールドウォーターのような信用のおけない人間に与えてよいのか」というメッセージを人々に伝えようとしていた。

コマーシャルは、小さな可愛らしい女の子がヒナギクの花びらを一枚一枚むしっている場面から始まる。女の子は花びらをちぎりながらあどけない声で数をかぞえているが、鳥の鳴き声に邪魔されて、いくつまで数えたかわからなくなってしまう。次の瞬間、どこからか男の大きな声で突如「十、九、八……」とカウントダウンが始まる。女の子は空を見上げる。その顔には不安な表情がいっぱいに浮かんでいる。カメラはゆっくりと少女の瞳へとズームインする。瞳の映像は次第に別の何かに変化していく。原子爆弾が爆発する鮮明な映像が画面にあらわれ、キノコ雲が画面いっぱいに広がる。

「運命の分かれ目です」。ジョンソンの重々しい声が響く。「この世界をすべての神の子が生きられる場所にするか、それとも闇に落ちるかの――」。コマーシャルの最後には、「一一月三日はジョンソン大統領に一票を」という白抜きの文字が、黒い背景の中に浮かび上がる。

人々はそのとおりに、ジョンソンに票を投じた。この〈ヒナギク広告〉が選挙戦の流れをジョンソンに引き寄せる重要な要因になったことはあきらかだ。この広告の鍵は、たやすく作動する恐怖の回路を利用して有権者の心を瞬時に核の脅威に向け、他のすべてを不問に付してしまった点だ。さらに、この広告でいったん恐怖の回路が作動すると、そこから生じた不安感はなかなか払拭されなかった。そして消えやらない恐怖感は、ジョンソンの政敵であるゴールドウォーターに微妙に結びつけられていった。恐怖を警戒する脳の回路をこのヒナギク広告が巧妙に操った結果、人々はゴールドウォーターを回避するよう無意識のうちに説きふせられてしまったのだ。(15)

これは恐怖中枢が作動したときに起こる典型的な現象のひとつだ。恐怖の引き金を引くのは一瞬だが、その結果生じた不安は長く尾を引く可能性がある。恐怖の記憶は簡単には消えず、そうして一度ネガティブな方向に向けられた心は、世界を悲観的に見るようになりがちなのだ。過去に起きた危険な出来事や不快な出来事をたえず思い起こしていたら、世界をバラ色の場所として見られなくなるのは当然のことだ。

これはいわば、恐怖の回路のメリットのために支払わなければならない代価だ。危機を探知するこれほど強力なシステムがもしもなかったら、人間はもっとずっと早くに命を落としてしまうだろう。だがいっぽうで、このシステムが楽観的思考の妨げになっているのも事実だ。さまざまな恐怖や不安は人間を立ち止まらせ、暗くネガティブな面へと目を向けさせる。簡単に言えば恐怖が、そして恐怖をつかさどる回路こそが、楽観的に生きることの最大の障壁になっているのだ。

恐怖を感じない女

それではもし、恐怖の回路のスイッチを切り、恐怖感を生活から一掃することが可能だったら？　もしもそれが可能なら、人間はより幸福で、より充実した人生を送ることができるのだろうか？

この質問への答えを見つけるためにわたしたちは、扁桃体に傷を受け、恐怖を感じることのなくなった人々に調査を行った[16]。扁桃体を損傷したこれらの人々はだいたいが、ほぼ普通に近い生活を送っていた。そのひとりであるリンダという女性は非常に若いころから重いてんかんの症状に悩まされ、ひどいときには日に八、九回も激しい発作に襲われていた。そのせいで神経質になり、外出にもひどく気おくれするようになった。てんかんとは脳全体に広がる大波のような電気的活動だが、それが発生するのはたいてい脳内の決まった場所だ。その場所は人によって異なるが、リンダの場合、電気が発生するのはいつも、恐怖の回路の中心にあたる扁桃体の左部分、もしくはその周辺だった。

リンダは三〇歳のとき、てんかんの治療のために扁桃体と、記憶に重要な役目を果たす海馬の左部分を除去する手術を受けた。手術は成功した。わたしが初めてリンダに会ったとき彼女は四〇代前半で、手術から一〇年このかた、ほとんど発作を経験していなかった。外科医は手術によって記憶の消失が起きることを心配していたが、おそらくは海馬の右側が無傷で残されたおかげで、とりあえずそうした問題は起きていなかった。だが、左側の扁桃体を除去した結果、リンダは恐怖の回路の核を失うことになった。

リンダと会った人はおそらく、時おりぎごちない動作をすることやアイ・コンタクトのしかたが微妙にふつうの人とちがうことをのぞけば、彼女のどこかがおかしいとは気がつかないだろう。リンダは幸せな結婚をし、扁桃体がないことを別にすれば、ごくふつうの生活を送っていた。

けれど、落とし穴がひとつあった。扁桃体を損傷した他の人々と同じようにリンダは、微笑んでいる顔を見れば「フレンドリーだ」と難なく認識できるし、しかめ面を見れば「いやな感じがする」と認識できる。嫌悪や驚きの表情を認識するにも、何ら問題はない。けれど、おびえたような恐怖の表情に対しては、まるきり無反応だった。「何も感情がないみたい」と彼女は言った。

「中立的な表情に見える」。わたしはリンダに恐怖の表情の顔写真をつぎつぎ見せ、彼女はそのたび、そこに示されている感情を読みとろうと必死になった。扁桃体に損傷を受けた人はどうやら、他者の恐怖を認識する能力を失ってしまうのだ。扁桃体が恐怖の認識にかかわっているというこの発見は今では、定説になっている。

わたしはリンダが恐怖の表情を認識できないことを、心理学者のアンディ・カルダーに話した（訳注：カルダーは原書刊行後に急逝した）。カルダーはケンブリッジにある英国医学研究審議会の認知脳科学科に本拠を置いて活動し、扁桃体を損傷した人々を過去に何人も研究してきた。彼は、リンダのその症状は扁桃体を損傷した人に特有なのだと保証してくれた。

カルダーは言った。「幸福や驚きや嫌悪などをあらわす顔写真を見せたときは、扁桃体に損傷がある人もない人も、ほぼ問題なくそれらの表情を認識できた」。けれど、恐怖や怒りの表情の写真を見せたときには状況が変わった。「扁桃体を損傷した人は、恐怖の表情を認識することがどうしてもできなかったし、恐怖と怒りの表情を区別することにもたびたび失敗した」という。

カルダーの研究チームはさらに、扁桃体を損傷した患者が認識できなくなるのは、恐怖をあらわす顔の表情だけではないことを発見した[17]。研究チームは、幸福そうな笑い声や何かを吐き出すような嫌悪の声、恐怖の叫び声などさまざまな感情をあらわす音の断片を採集し、それを被験者に聞かせるという実験を行った。次の表には、扁桃体を除去したＤＲという匿名の女性が一般の人々に比べ、音声にひそむ感情のサインをいかに苦労して読みとっているかが、浮き彫りになっている。

■音声に込められた感情を認識する能力

感情のタイプ	対照群の成績（20点満点での平均点）	DRの成績（20点満点での点数）
幸せ	16.33	15
悲しみ	16.00	15
怒り	14.33	5
恐怖	16.33	6
嫌悪	18.25	20
驚き	17.58	18

さまざまな感情に関連する音声をどれだけ認識できるかという実験の、対照群（54〜60歳）およびＤＲ（52歳）の成績。

出典：Sophie Scott et al., 'Impaired Auditory Recognition of Fear and Anger Following Bilateral Amygdala Lesions,' *Nature* 385(1997): 254-257.

わたしはリンダとさらに会話を重ねるうちに、カルダーらが発見したのと同じ事実を確認した。リンダは危険を示す一般的なサインを広範囲にわたって認識できなかった。たとえば彼女は、うなり声をあげている犬を平気でなでようとした。走っている車の目の前に歩き出そうとした。熱い炭を素手でそのままつまみ上げようとした。リンダの夫の話によれば、手術を受けてから最初の二年間、妻はしじゅう怪我をしていたという。時間をかけてようやく、さまざまな危険に注意することをリンダはあらためて身につけたが、それでも、恐怖や不安などの感情を抱くことは今もいっさいないと彼女は語る。

リンダの夫はさらに次のように語った。「今のリンダはあまりにも人を信用しすぎます。だれかが自分をだましたり、ものを盗んだりするということを彼女は想像できないのです。ほうっておいたら何のリスクも考えず、まったくの他人に自分の暗証番号だって教えかねないでしょう」

扁桃体は「信用できそうな顔」を見分けている

カリフォルニア工科大学の心理学および神経科学科のラルフ・アドルフス教授は、扁桃体の損傷が、他者を判断する――とりわけ信頼できるかどうかを判断するさいに、大きな支障になることを発見した。[18] わたしたち人間は日々たくさんの顔の表情を読み、相手がどのくらい信頼できそうかを判断している。そして往々にして、判断の根拠は相手が「どう見えるか」でしかない。

プリンストン大学のアレクサンダー・トドロフと同僚は研究によって、「この人は信用できるか否か」という瞬時の判断につながる外見的要素をわりだした。[19]「信用できる」とされる顔の特徴は、口角の上がった口もとや大きく見開かれた目、そしてはっきりした頬骨などで、逆に「信用できない」と判断されがちな特徴は、下がり気味の口角や眉尻の上がった眉毛、そして頬骨が

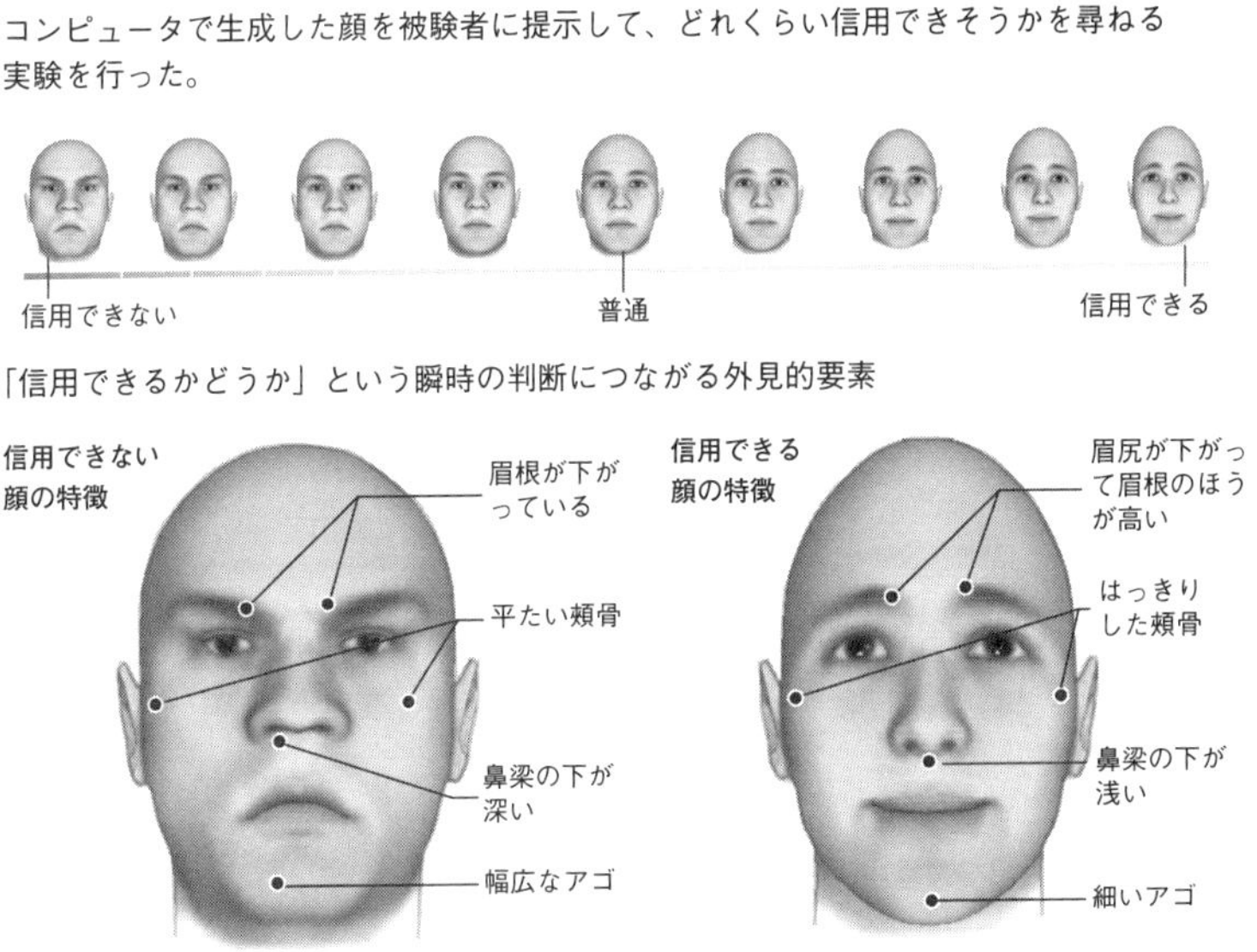

■相手が信用できる顔かどうかの評価

“信用できる”もしくは“信用できない”と判定された顔のプロトタイプ。プリンストン大学のニコラス・オスターホーフとアレクサンダー・トドロフの研究より。

出典：Javier Zarracina for the Boston Globe , www.gettyimages.co.uk/detail/news-photo/evaluating-face-trustworthiness-news-photo/134260600.

平板だったり落ち窪んでいたりすることだ。

ロンドン大学のレイ・ドランとその同僚は研究の結果、脳の中でこうした「信用できない」顔にとりわけ強く反応するのは扁桃体であること、そして扁桃体が脳内の警報システムを作動させ、不吉な感覚をもたらすことを発見した[20]。扁桃体が傷を受けると、この自然の警戒機能はなくなってしまう。

前述のラルフ・アドルフスはＳＭという女性患者について研究を行った。扁桃体に損傷を受けた患者は前述のリンダのように片方の扁桃体は機能しているケースが多いが、ＳＭは左右両方の扁桃体を損傷し、扁桃体の機能をすべて失っていた。彼女は親しい人の顔を見分けることもできたし、おおかたの感情の認識にもとくに支障を感じていなかったが、他人の顔に浮かんだ恐怖を認識したり、相手が信用できそうか否かを判断したりすることはまったくできなかった。他人に過剰にフレンドリーに接したり、人に対するとき――たとえ相手が赤の他人でも――社会的に許される距離をわずかに越えてしまい、相手を居心地の悪い気分にさせてしまうこともあった。人と人との相互作用をコントロールする自然の警戒機能が、ＳＭには欠落しているようだった。

扁桃体がリスク評価も変える

アドルフスはまた、扁桃体がリスク評価に関与しているかどうかを調べるために、ギャンブルを用いた巧妙な実験を同僚とともに考えた。おおかたの人間は、勝っても負けてもあまり差がない賭けや負けたときの痛手が非常に大きい賭けには、積極的に乗ってこないものだ。自分がクイズ・ミリオネアに出場して、五〇万ドルの質問に見事正答したと想像してみよう。あなたはここで究極の選択を迫られる。いちかばちかで最終問題にのぞむ道がひとつ。正答すれば一〇〇万ドルの賞金を獲得できるが、失敗すれば三万二〇〇〇ドルを手に「さようなら」となる。こういうときたいていの人は、五〇万ドルを銀行に預け、リスクを回避する道を選ぶ。

アドルフスの研究チームはSMともうひとり扁桃体を損傷した患者（APと呼ぼう）に、リスク選択に関する同様のテストを行った[21]。すべての被験者――一二人の対照群と前述の二人の患者――は、実験開始時に五〇ドルを与えられる。その後、コイン投げが行われ、被験者は表と裏のどちらかに賭けるよう求められる。表が出るか裏が出るかの確率は五分五分。ただし、コインを投げるごとに獲得できる金額と失う金額に変化がつけられた。あるときには「賭けに勝てば五〇ドル獲得、負ければ一〇ドル損失」。またあるときには「勝てば二〇ドル獲得、負ければ一五ドル損失」というように。たいていの人がそうであるように対照群の被験者は、後者のような割の悪い賭けには乗りたがらなかった。これは〈損失回避〉と呼ばれる現象だ。

だが、扁桃体に損傷を受けたSMとAPの二人の被験者は、どちらも損失回避の行動をいっさいとらなかった。彼らは、潜在的利益と潜在的損失の不均衡にまったく影響されていなかったのだ。SMもAPも、潜在的利益と損失については完全に理解していた。にもかかわらず、潜在的損失が利益を上回るときでさえ、二人はやはり賭けに出るのをやめようとしなかった。扁桃体はどうやら、リスク含みの行動をコントロールする重要な役目を果たしているらしい。行動の結果が自分に不利益をもたらす可能性があるときには、とくにそのはたらきが重要な意味をもつ。

社会的な危険から身を守る作用

リンダと接していて気づいたことだが、扁桃体に損傷がある人はけっして向こう見ずなわけではない。ただ彼らは、日常生活にひそむ典型的な危険やリスクを認識することができない。前述のアドルフスも、患者ＳＭが日々の生活の中でだれにでも過度にフレンドリーに接したり、対人上快適とされる領域をわずかに踏み越えたりしがちな点に着目し、社会的な相互関係の調節に扁桃体が重要な役目を果たすかどうかを、実験でさらに検証した[22]。

アドルフスが実験で用いたのは、〈ストップディスタンス法〉と呼ばれる技法だ。被験者はまず、実験者から一定の距離だけ離れた場所に立つよう指示される。そして次に、実験者に向かって歩き出し、自分にとって快適と思えるぎりぎりの地点で止まるように指示される。アドルフスの実験に参加した対照群の被験者二〇名は、相手から平均で約六四センチのところで歩みを止めた。だが、患者ＳＭが止まったのは相手からわずか三四センチの地点だった。事実彼女は、赤の他人と鼻がぶつかるほどの至近距離に立たされても、まったく不快感を抱かなかった。扁桃体の損傷は「個人的空間とはどのくらいの大きさか」という感覚を消し去ってしまうのだ。

扁桃体がなければ、人間は物理的な危険だけでなく社会的な危険にも丸腰でさらされる。扁桃体が作動させる警戒用ブレーキがなかったら、人は何度でも懲りずに詐欺やペテンにひっかかることになるだろう。恐怖の回路にはたしかに人間を悲観的な思考に押しやる欠点があるが、そうしたマイナス面を上回るだけの有用性があることに疑いはない。

回路の反応性には個人差がある

脳の回路の反応性によって、人がさまざまな状況にどう反応するかが決まる。そして、その積み重ねから人格は形成される。こうした反応性の相違は、ごく早い時期からあらわれる。たとえば、ほんの小さな子どもの中にも、くすぐられればすぐに笑ったり吹き出したりする、反応性の高い子どもがいる。そういう子どもはもうすこし大きくなると、自然によその子に近づき、一緒に遊ぶことができるものだ。逆に内気で神経質で、いつもだれかになだめてもらわなくてはいけない子どももいる。

サニーブレインの反応性が非常に高い人は、ポジティブな状況に強く反応する。いっぽうレイニーブレインが敏感に反応しがちな人は、どんな状況でもついマイナス面に着目し、危険を避けようとする。たとえば、わたしの友人のひとりに、なかなか女の子をデートに誘えない人がいた。相手に断られたり、ばつの悪い思いをしたりするのが不安だったからだ。こんなふうに、失敗したり傷ついたりするのを恐れて、困難な状況に取り組むのを敬遠してしまう人はすくなくない。

こうしたレイニーブレイン型の人格は、心理学的には〈神経症〉あるいは〈特性不安〉と分類される。人が状況にどう反応するかは、それぞれの人格の特性に規定される。たとえば、歯医者に行くとき不安を感じる人は、わたしも含めてたくさんいるだろう。映画館に行くときにイライラを感じてしまう人もいれば、高速道路で運転することに神経をとがらせる人も、あるいは地元の店に買い物に行くだけで不安でいらだってしまう人もいる。こうした状況的な不安、いいかえれば状態としての不安を頻繁に感じていたら、それは持続的な不安度、つまり〈特性不安〉度が高いことを示す指標になる。

新しい状況や不安な状況に置かれたとき、動揺するのはふつうのことだ。たとえば、重要な試験の会場に入る前、不安になるのは当然だろう。だが、特性不安度がもともと高い人は日々のさまざまな、もっと他愛のない状況にも不安をかきたてられ、強い動揺を感じてしまう。

ウィスコンシン大学の心理学者リチャード・デーヴィッドソンは、こうした不安度のちがいに神経的な要素がどうかかわっているかを、脳波検査で調べてみた[23]。不安がちで、しじゅう泣いている子どもの脳波を調べると、前頭前野の右側の活動性が左側に比べて高いことが判明した。この右側への偏りは、大人の場合にも同様に認められた。わたしの研究室でも、特性不安度が高い人と低い人とに脳波検査をしたところ、たしかに同じ現象が確認された。サルでさえ、脳の左右の活動度には大きな個体差があり、脳の右側の活動度が左側に比べて非常に高い個体は、左側への偏りが激しい個体と比べ、血流内におけるコルチゾール値がきわめて高いことがわかっている。コルチゾールは不安やストレスの指標となるホルモンで、不安やストレスを強く感じているとこの値が高くなる。

不安度を測定するには

脳の反応の計測は専門の機械がなくてはできない、むずかしい作業だ。そのため心理学者は、神経症すなわち特性不安の度合いを、単純な質問票をもちいて測定することが多い。質問票はこれまでにいくつも開発されてきたが、いちばん広く使われているのは、フロリダ大学の心理学者チャールズ・スピールバーガーが一九六〇年代に開発した〈状態／特性不安検査（State-Trait Anxiety Inventory、以下ＳＴＡＩ）〉という質問票だ。[24] これまで世界中で使われてきたこの質問票は、今この瞬間に自分がどんな不安を感じているかという〈状態不安〉を測定する二〇の質問と、いつもどんな不安を感じているかという〈特性不安〉を測定するさらに二〇の質問から構成される。

特性不安の項目はたとえば「わたしには自信が欠けている」というもので、これに対し被験者は、次の四つの中から回答を選ばなくてはならない。

・ほとんどまったくあてはまらない
・ときどきあてはまる
・たいていあてはまる
・ほとんどいつもあてはまる

わたしは自分の研究でもこのＳＴＡＩの質問票を日常的に用いている。そのほかにもうひとつ、短めの質問票も独自に作成した。これは講義の直前に学生たちに回答させ、彼らがＳＴＡＩで高い点数をとるか低い点数をとるかを大まかに予測するために使っている。あなたの神経症の――いいかえれば、特性不安の度合いがどの程度か知るために、次のページの質問票に回答してみてほしい。

■エセックス大学版・神経症尺度（Essex Neuroticism Scale）

次の項目を注意深く読んで、該当する回答欄の数字に丸印をつけてください。すべての項目に回答したら、章末（150ページ）の注を参照して採点を行ってください。

	まったくあてはまらない	あてはまらない	どちらともいえない	少しあてはまる	非常にあてはまる
1. よく胃が締め付けられる感じがする。	1	2	3	4	5
2. よくイライラを感じる。	1	2	3	4	5
3. よく気持ちがくじけて、簡単に何かをあきらめてしまう。	1	2	3	4	5
4. 非常に心配性だ。	1	2	3	4	5
5. 非常に落ち着いた性格だ。	1	2	3	4	5
6. ときどきとても憂うつな気分になる。	1	2	3	4	5
7. 将来への不安を感じることはあまりない。	1	2	3	4	5
8. 非常にナーバスになることがよくある。	1	2	3	4	5
9. たいていの人から、とても信頼できると言われる。	1	2	3	4	5
10. 不眠に悩むことはほとんどない。	1	2	3	4	5

得点が高い人のレイニーブレインは低い人に比べ、ネガティブな状況に激しく反応する傾向がある。得点が三五点以上なら、あなたの大脳皮質の活動は右側に大きく偏っている可能性が高い。もしも前述の注意プローブ課題をあわせて行ったら、ほぼ確実に、ネガティブな写真や言葉への注意の偏向があらわれるだろう。あなたの関心を瞬時にとらえるのは、「がん」「攻撃」「レイプ」などのネガティブな言葉のはずだ。

恐怖の回路は脅威を鋭く感知し、すみやかな対応をうながすはたらきをもつ。捕食者や車がこちらに突進してきたとき、それに気づかなかったら大惨事になる。だが、わずかな脅威に出会っただけで恐怖の回路が過度な警戒モードに入ってしまうなら、それはその人の特性不安度が高いことを示す証拠だ。

サザンプトン大学に拠点を置くカリン・モッグとブレンダン・ブラッドレイの二人の心理学者はこのことを調べるため、危険をあらわすさまざまな写真を用いた注意プローブ課題を作成し、実験を行った。[25] 写真があらわす危険度はさまざまで、切断された肉体や殺人事件の被害者など非常にネガティブで強い恐怖をかきたてる写真もあれば、銃をもった兵士の姿など、それほど強い不安をかきたてない写真もあった。二人の心理学者は事前に何百枚もの写真を人々に見せてそれぞれの恐怖度を評価させ、「非常に恐ろしい」「やや恐ろしい」「中立的」の三つに分類しておいた。

実験の結果、非常に恐ろしい写真にはすべての被験者が注意を引きつけられたことがわかった。だが、それほど恐怖度が高くない写真にも注意が向かったのは、特性不安度が高い被験者だけだった。要するに、問題は下限なのだ。大きな危険にはだれもが反応する。だが、特性不安度が高い人はふつうの人に比べ、警戒モードに切り替わる下限が低いわけだ。このように小さな危機にも反応しやすい敏感なレイニーブレインをもつ人は、危険を過剰に認識し、その結果、「世界は危険に満ちている」という見方に拍車をかけてしまいがちだ。

瞬間的すぎて「見えない」危険を、認知できる人とできない人がいる

先の盲視の調査に似た研究で、〈注意の瞬きのテスト〉と呼ばれる実験がある。[26] わたしはこの実験で、正常範囲内での特性不安の相違（極端な特性不安はここでの議論からは外す）が、見えない危険の認識にどう影響するかを調べた。わたしたちは被験者を実験室に呼び、コンピュータの画面にあらわれる一連の顔写真の中に、感情のある顔がひとつ混じっているかどうかを判定するという一見簡単な課題を与えた。顔のおおかたは中立的な表情を浮かべているが、ときにはそこに幸福な表情の顔か、恐怖の表情の顔がひとつだけ紛れ込んでいる。顔写真が画面にひとつひとつ、全部でおよそ一五回浮かんでは消えるスピードにいったん慣れてしまえば、この課題はそうむずかしいものではない。

ところが、被験者が注意を払うべきポイントがふたつになると、とたんに難易度は上がった。被験者に要求されたのはまず、顔写真の合い間に顔以外の何か（花かキノコ）があらわれた場合、それを特定すること。そしてさらに、感情を浮かべた顔が出てくるかどうかを認識することだ。

実験の結果はどうだったかといえば、顔以外の何か（花かキノコ）があらわれてから〇・五秒以内に感情のある顔が出てきたときは、ほとんどの人がそれを完全に見落としてしまった。この〇・五秒間で起きたことはすべて、被験者の目をすり抜けていたのだ。注意の集中は一時的に人

間の目を見えなくし、ものごとを目に入らなくさせていた。

次ページの図は、この実験がどんなふうに行われるか、おおよその流れを示している。ひとつひとつの顔が画面に映し出されるのはわずか〇・一一秒。図の中の一連の顔写真が画面の同じ場所に順に浮かんでは消えるまでの時間は、合計一秒にも満たない。

被験者はみな、この課題を何百回も繰り返さなければならない。表情のある顔写真が一枚も出てこないタームもあれば、恐怖の表情か幸福な表情のどちらかを浮かべた顔写真が一枚だけあらわれるタームもある。表情のある顔があらわれるのが、キノコもしくは花の写真が消えてから少なくとも〇・五五秒が過ぎたあとなら、被験者はみなそれに気づくことができた。だが、〇・五秒以内のときには、おおかたの被験者がそれを見逃した。これが古典的な〈注意の瞬き〉の効果だ。

興味深いパターンがあらわれたのは、被験者を前述のSTAIテストで特性不安度の高いグループと低いグループにわけたときだ。特性不安度の高いグループは低いグループに比べ、恐怖の表情の写真を高い確率で発見できたのだ。むろん特性不安度の高いグループにも見落としはたくさんあったが、前に述べた盲視の実験と同じように、特性不安度が高い人々は恐怖の表情を感知する能力が高かった。これは特性不安度の低いグループには認められないパターンだ。幸福な表情の顔が画面にあらわれるときにはこうした差はなく、どちらのグループもほぼ毎回それを見落とした。被験者の特性不安度が高いほど、恐怖の表情の顔写真が〈注意の瞬き〉をかいくぐって認識される確率は高くなった。これは、彼らの恐怖の回路が強い警戒態勢にある確かなサインといえる。

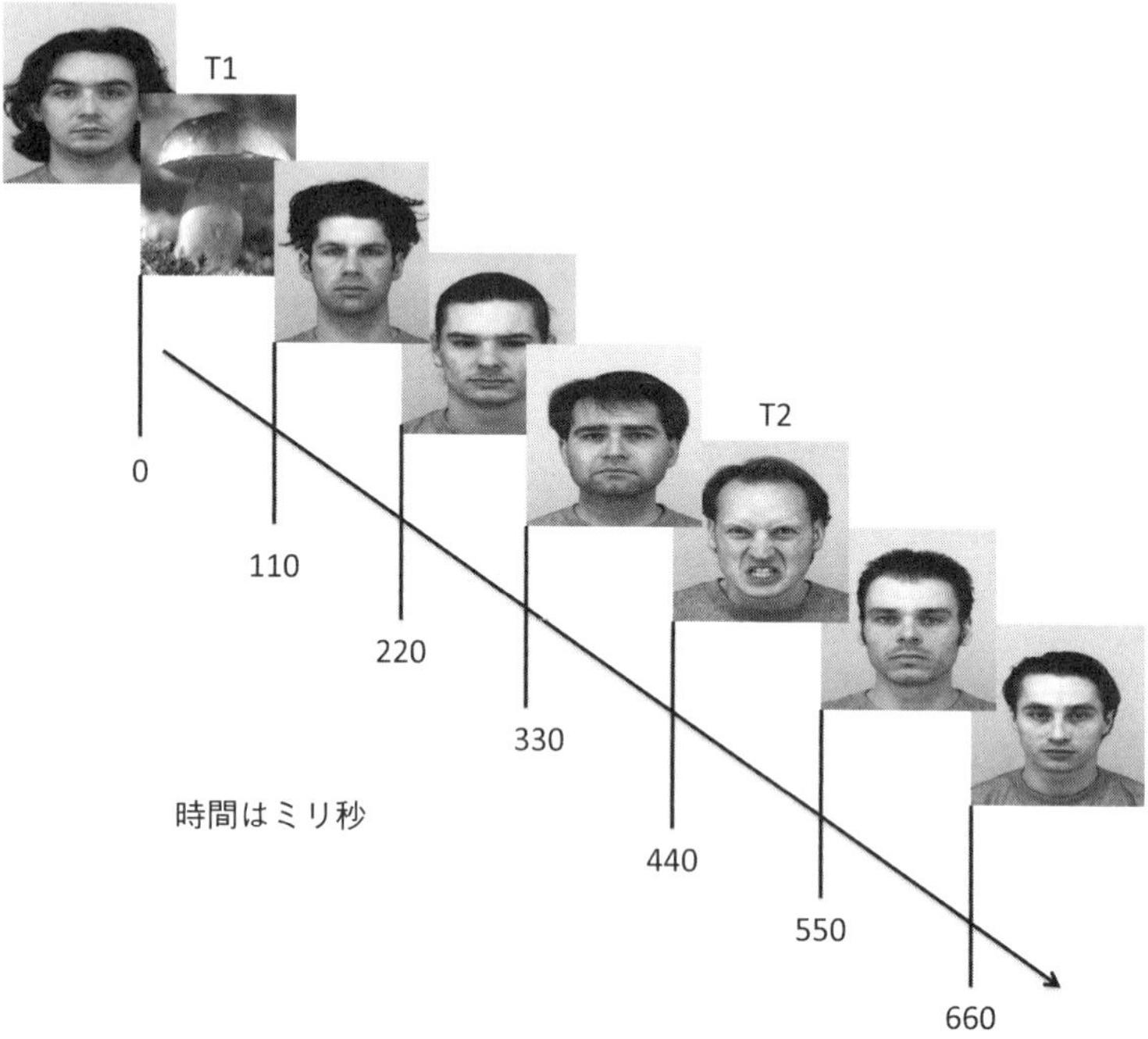

■注意の瞬きのテスト

感情的な表情を用いた注意の瞬きの課題はこんなふうに行われる。一連の顔写真はそれぞれ0.11秒間だけ画面に浮かんで、消える。被験者に与えられる課題のひとつは、第一のターゲット（キノコか花のどちらか）を見定めること。もうひとつの課題は、第二のターゲット――つまり感情を浮かべた顔写真が混じっているかどうかをイエスかノーかで答えることだ。花もしくはキノコの写真が消えてから、感情のある顔写真があらわれるまでの時間は一定していない（花かキノコの写真が消えてから0.77秒後までのどの時点でも、ターゲットとなる顔写真はあらわれうる）。

出典：E. Fox, R. Russo, and G. Georgiou, 'Anxiety Modulates the Degree of Attentive Resources Required to Process Emotional Faces,' *Cognitive, Affective and Behavioural Neuroscience* 5(2005): 396-404.

これについて直接的な証拠を得るため、わたしはケンブリッジ大学の認知脳科学科のアンディ・カルダーおよびマイク・ユーバンクと共同で次の研究を行った。脳スキャナーの中に仰向けに寝た被験者に、さまざまな表情の顔写真を見せ、脳の反応を計測するのだ。顔写真は、怒りや恐怖の表情のものもあれば、中立的な表情のものもある。恐怖や怒りの表情を目にすると被験者の扁桃体が発光するのは、すでにレイ・ドランらが発見していた通りだった[27]。だが、わたしたちの実験には、顔写真の視線の向きを変えるという独自の点があった。〈特性不安〉と〈状態不安〉のレベルを脳スキャナーで測るための工夫だ。

顔写真の視線の向きを変化させたのは、被験者が受ける恐怖の度合いを変えるためだ。カリン・モッグとブレンダン・ブラッドレイの研究結果から、こちらを直視している怒りの表情の写真がいちばん強い脅威になることは判明している。恐怖の表情の場合、顔写真がこちらを直視していてもいなくても、被験者はそれほどはっきりした恐怖心を抱かない。だが怒りの表情の写真は、視線がこちらに向いていなければ恐怖感を与えないが、こちらを直視しているときは明確な脅威になるのだ。

ＳＴＡＩによる状態不安の強弱は、被験者の扁桃体が――つまりは恐怖中枢が――どれだけ強く活性化するかにはっきりと差をもたらした。不安度がいちばん高い顔写真への反応には、それがいちばん顕著にあらわれた。怒りの表情でこちらを直視されたとき、扁桃体および関連する領域――つまり恐怖の回路は、即座に活動態勢に入った。そしてこの反応は、被験者の状態不安度が高いほど、強くあらわれた（次ページの図を参照）。わたしたちの推測通り、ＳＴＡＩによる不安度の（正常範囲内での）強弱は、恐怖の回路の反応性にあきらかに関連していたのだ。

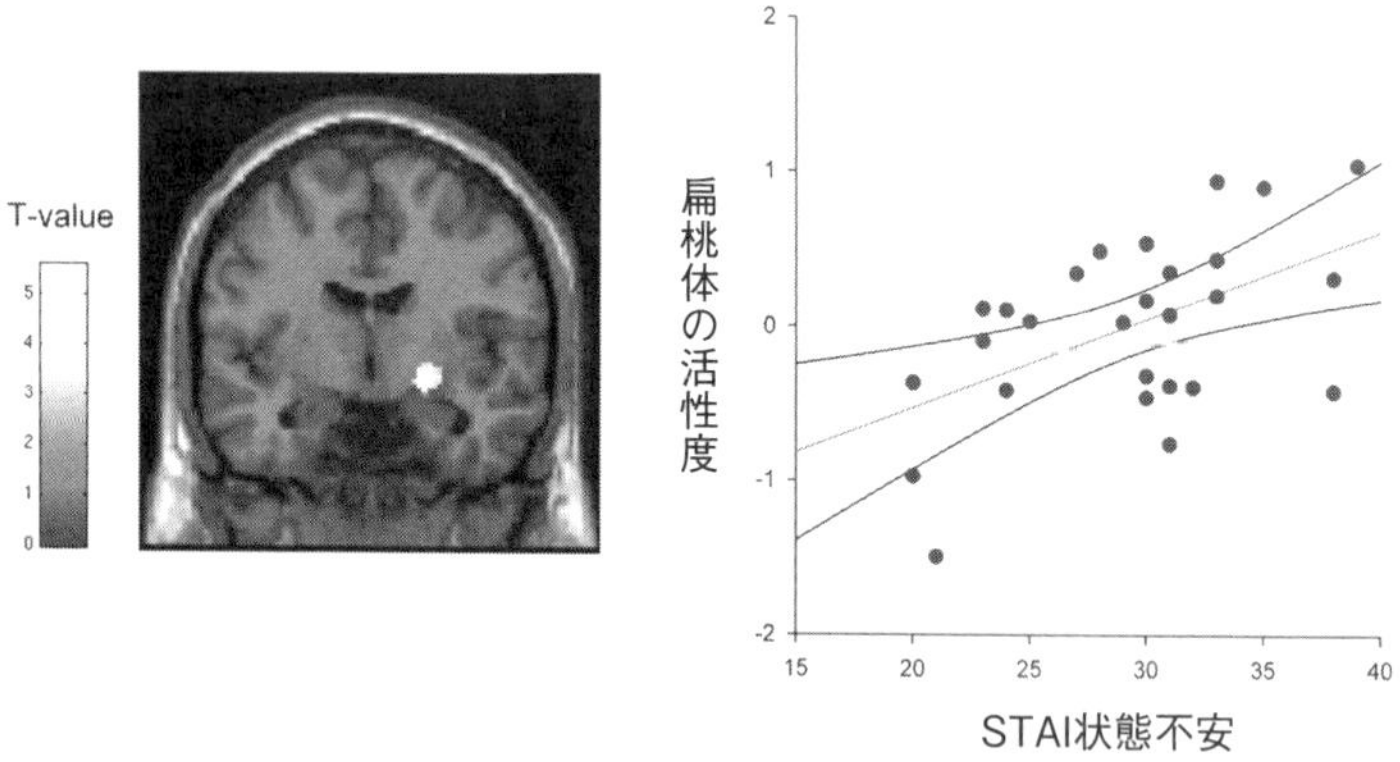

■怒りの表情を見せられた脳の反応実験
　脳スキャン画像は、怒りの表情がこちらを直視しているときには、視線が他方を向いているときに比べて扁桃体が強く反応することを示している(画像の白い部分)。右の表では、被験者の状態不安の度合いも、扁桃体がどれだけ激しく反応するかを左右することがわかる。

出典：M. P. Ewbank, E. Fox & A. J. Calder, 'The Interaction Between Gaze and Facial Expression in the Amygdala and Extended Amygdala Is Modulated by Anxiety,' *Frontiers in Human Neuroscience* 4(July 2010): Article 56.

ソニア・ビショップと認知脳科学科の同僚もまた、扁桃体の活動をどれだけ抑制できるかには不安度が関連していることを、実験によって突きとめた。[28] ｆＭＲＩを用いて調べた結果、特性不安度の高い人は前頭前野にある抑制エリアを、不安度の低い人ほど効果的かつスピーディに活動させられないことがわかった。つまり不安症の人は、恐怖中枢（扁桃体）がふつうの人より鋭敏かつ強烈に作動するだけでなく、そうした反応を抑える抑制中枢（前頭前野）のはたらきが鈍いという、二重のハンデを抱えているわけだ。だから彼らのレイニーブレインは、潜在的な危険に非常に敏感に反応する。

恐怖の回路は危機への対処をうながすように設計されている。だが、その反応性は人によってさまざまだ。危険を感じるや即反応し、それが長いあいだ持続する人もいれば、非常事態が起きてからやっと反応するような回路をもつ、のんびり落ち着いた気性の人もいる。こうした差異は、それぞれの人生で起きた出来事と、それぞれの遺伝子の構成からもたらされる。この二つの要因がたがいに微妙に作用しあううち、個々の性格や特徴は形成されていくのだ。

恐怖の回路は強力で、危険を見つけるやいなや、脳の他のはたらきを一時的に中断させる力をもつ。ジョンソン大統領のヒナギク広告の例に見るように、不安や恐怖に火をつけるのはいとも簡単だ。だからこそレイニーブレインは、明るくて楽観的な気質をはぐくむうえで大きな障害になるのだ。

■142ページの「エセックス大学版・神経症尺度（Essex Neuroticism Scale）」とその採点方法について

わたしが同僚とともに考案したエセックス大学版・神経症尺度は、被験者の潜在的な特性不安度を簡単に評価するものだ。この尺度は正式なものではないが、この質問票に回答した学生146人に、スピールバーガーによる状態／特性不安検査にもあわせて回答してもらったところ、82パーセントという非常に高い値の相関関係が認められた。つまりエセックス大学版の尺度で高い点数だった人は、スピールバーガーの尺度でも高い点をとる確率が非常に高く、逆にエセックス大学版で低い点数だった人はスピールバーガー版でも低い点になる傾向が認められた。

エセックス大学版の神経症尺度の採点方法は、自分が丸をつけた数字を加算するという単純なものだ。ただし、質問５、７、９、10については配点を逆にする。つまりこれらの質問項目に関してあなたが「５」に丸をつけていたら、配点は１点になる。「４」に丸をつけていたら配点は２点。「３」は３点のまま。「２」は４点。「１」は５点ということになる。学生を対象に行ったところ、合計点の平均はだいたい24点前後で、点数が低い人は18点かそれ以下だった。40点以上なら、非常に高いスコアといえる。

第四章

遺伝子が性格を決めるのか

わたしの調査で「セロトニン運搬遺伝子」が楽観的な性格をもたらす可能性が浮上した。研究は一躍話題になったが、不屈の楽観主義者M・J・フォックスの遺伝子検査からは、意外な結論が導かれた

「やはり、すべては遺伝子の中にあるということですね」

ラジオのインタビューはこんなふうに始まった。テーマはわたしが発表したばかりの論文だ。その論文は、楽観の原因遺伝子発見を予感させるものとしてメディアで大きく取りあげられていた。(1)

インタビュアーが言わんとしていたのは、つまりこういうことだ。多くの人が信じているように、ものごとはすべて遺伝子に原因があり、その遺伝子を見つけさえすれば万事は解決するのではないか？　そして、ものごとを悲観的に見るか楽観的に見るかという心の姿勢――わたしのいう「アフェクティブ・マインドセット」――も、突き詰めればただひとつの遺伝子によって引き起こされているのではないか？　たしかに、遺伝子の相違と人生観の相違の関連をわたしが研究しはじめたのも、まさにこの「個々の細胞の奥深くには、悲観の遺伝子や楽観の遺伝子が潜んでいるのではないか」という推測がきっかけだった。

これはたいへん魅惑的な考えだ。取材を何度も受けるうち気づいたことだが、遺伝子の配列が人格をつくるという概念に、多くの人はとても強い興味を示す。どうやらわたしたち人間には、「すべては遺伝子のせいなのだから、自分ではどうにもできない」と信じたい、大いなる必然があるらしい。

現代の分子遺伝学の進歩によって、アフェクティブ・マインドセットを生物学的にさらに精密に調べることは、たしかに可能になった。脳の回路のはたらきにいくつかの遺伝子が影響を与えることや、その遺伝子に個人間で相違があることはすでにわかっており、人格の原因遺伝子を突き止める可能性の扉は開かれたといえる。これは遺伝学と神経科学と心理学をひとつに結ぶ非常に刺激的な分野だ。脳内回路のさらに奥へもぐり、回路を支える神経伝達物質――いわば脳内の化学的メッセンジャー――が脳の中でどんなふうに作用するかを検証するのが、このアプローチだ。

現在急成長しているこの分野では、毎日のように新しい事実が発見されている。だが、そうした研究からあきらかになったのは、「性格とはつまるところ先天的なものなのか、後天的なものなのか」という問いにあまり実際的な意味がないことだ。これは今や時代遅れと言ってもいい、非常に偏狭な問いだ。納得してもらえるかどうかはわからないが、楽観や悲観が何か単一の遺伝子によるものでないことは、すでにはっきりしている。

個々の人生観の相違は遺伝子だけでなく、もっとちがうところからも生じている。環境が遺伝子のはたらきを強めたり妨げたり、逆に遺伝子が人の経験を左右したりという、複雑な相互作用の中から個々の人生観はつくられていく。このしくみは非常に複雑で、まだ十分解明されてはいないが、楽観的もしくは悲観的な性質がどのように出現するかについては、驚くほど多くのことがわかってきている。遺伝子が重要なのはもちろんだ。だが、遺伝子が単独で作用するわけでないこともまたあきらかだ。つまり遺伝子だけが、人格の土台をつくる鍵だとはいえないのだ。

「氏か育ちか」を、双生児で調べる

人生観の形成に遺伝子と環境がどうかかわるかを解明するために、これまでにさまざまな手法が用いられてきた。遺伝子に関する伝統的な研究を主に支えてきたのは、いわゆる双生児調査だ。多数の一卵性双生児（遺伝子を一〇〇パーセント共有する）と二卵性双生児（遺伝子を五〇パーセント共有する）をサンプルにとって、それぞれが感じている悲観度と楽観度を比較すれば、そうしたものの見方のどのくらいが遺伝子のせいなのか、推論できる。たとえば一卵性双生児のふたりが二卵性双生児に比べ、自分のことを悲観的だと感じる度合いが近いとしたら、二卵性双生児の悲観度の相違は遺伝子の相違のせいだということになる。双子は家庭や育った環境などの条件がほぼ同じだろうと考えられるからだ。

この種の調査の中でこれまででいちばん大規模なものは、約四万六〇〇〇人の双子とその近親者の協力を得て実施されたアンケート調査だ[2]。質問が行われたのは、双子それぞれの神経症の度合いについてだ。ちなみに神経症は、レイニーブレインの回路の重要な目印のひとつである。遺伝子が個々の性質に寄与する度合いは専門的には〈遺伝率〉と呼ばれるが、この調査では神経症の遺伝率は女性で四一パーセント、男性で三五パーセントという結果が出た。いいかえれば、自分を神経症や不安症だと感じる度合いは、三分の一程度が遺伝によるということだ。

わたしは以前、ロンドン大学キングス・カレッジの双生児研究ユニットと共同で、楽観の遺伝率を調査する機会を得た。ティム・スペクター教授はこの実験のためにイギリス在住の八〇〇〇組以上の双子に登録してもらい、二〇〇九年十一月、登録したほぼすべての双子に楽観の度合いを測るＬＯＴ－Ｒの質問票を送付した。回答を約七カ月後に集計した結果、楽観度の相違は二卵性双生児に比べて一卵性双生児のペアのほうが少ないことがわかった。神経症についてのアンケート調査と同様、楽観の遺伝率は四〇パーセント前後と計算された。

だが、双生児調査には大きな難点がある。どの特定の遺伝子が異なる精神態度の形成にかかわっているかが、まったくわからないことだ。わかるのはただ、遺伝子全般が性格形成に重要な役目を果たしているらしいという、そのことだけだ。

遺伝子とはそもそも何なのか？

レイニーブレインやサニーブレインの回路と密なかかわりをもつことが判明している神経伝達物質には、ドーパミンやセロトニンなどがある。これらの神経伝達物質のはたらきにどの遺伝子が影響を与えるかを特定することが、性格形成にかかわる遺伝子を正確に割り出すための論理的な出発点となる。

これは現代の神経科学と心理学における最大のテーマのひとつだが、この探究におおいに追い風となったのが、二〇〇四年にヒトゲノムが完全解読されたことだ。この大躍進によって、人格を形成する遺伝子がようやくピンポイントで特定されるという期待と興奮が生まれた。だが、多くの科学者の期待は裏切られた。ヒトゲノムの解読以後も性格の原因遺伝子は発見されず、そのかわりに、さらに複雑で、より興味深い筋書きが浮かび上がってきたのだ。

この領域で何が起こっているのか把握するためには、まず、遺伝子とはじっさいに何なのかをきちんと理解する必要がある。もともと遺伝子とは、親の体から受け継がれる何かの物質の単位のようなものだと考えられていたが、一九五三年にフランシス・クリックとジェームズ・ワトソンがDNAの二重らせん構造を発見して以後、現代の遺伝子学者は遺伝子をDNA上の特定の配列としてとらえている。

DNAの情報はヌクレオチドと呼ばれる四つの化学塩基――アデニン（A）、グアニン（G）、シトシン（C）、チミン（T）――から成る遺伝暗号として貯蔵されており、これが生命というブロックの土台になる。これら四つの塩基がたがいに（AがTと、CがGと）結びついたとき、DNAの構造の核となる基本のペアが形成される。わたしたちが遺伝子と呼んでいるのは、これ

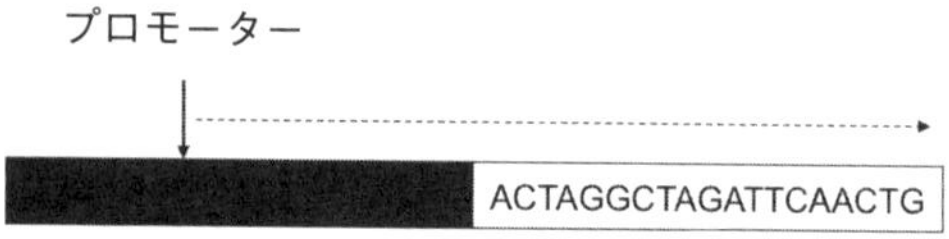

■遺伝子の構造

遺伝子とは図のように、C、T、A、Gという基礎から成る一連のDNAの先に、プロモーター部分（図では黒い棒の部分）がついた構造をしている。

らのペアの特定の配列の先頭に〈プロモーター〉と呼ばれるDNAの一部分がくっついたものだ（上図参照）。DNAは世代から世代へと受け継がれ、まれにランダムな突然変異は起こるものの、その配列はほとんど変わることがない。

一九八〇年代に分子遺伝学が築かれて以後、遺伝子とは何か、それはどのようにはたらき、人間の多様な特質や性格にどう作用するのかという情報がつぎつぎ解明された。これは非常にスケールの大きな科学であり、二〇〇四年にはヒトゲノムの解読という人類史上の画期的な発見をもたらした。人間の性格のおおもとにたどり着くためには、ロードマップがぜひ必要だ。ヒトゲノムの配列はまさにそのロードマップだった。

様々な特質の鍵になる変異「スニップス」

人の遺伝子の多くには、体や脳に作用する変異がごく一般的に見られる。この変異は一塩基多型（以下、スニップス：次ページの図参照）と呼ばれ、人が何かの病気を発症したり、何かの性格的特質をもちやすいかを占ううえで、重要な鍵になると考えられている。神経伝達物質に影響する遺伝子上のスニップスは、人が楽観と悲観のどちらを抱きやすいかに、おそらく影響を与えているはずだ。

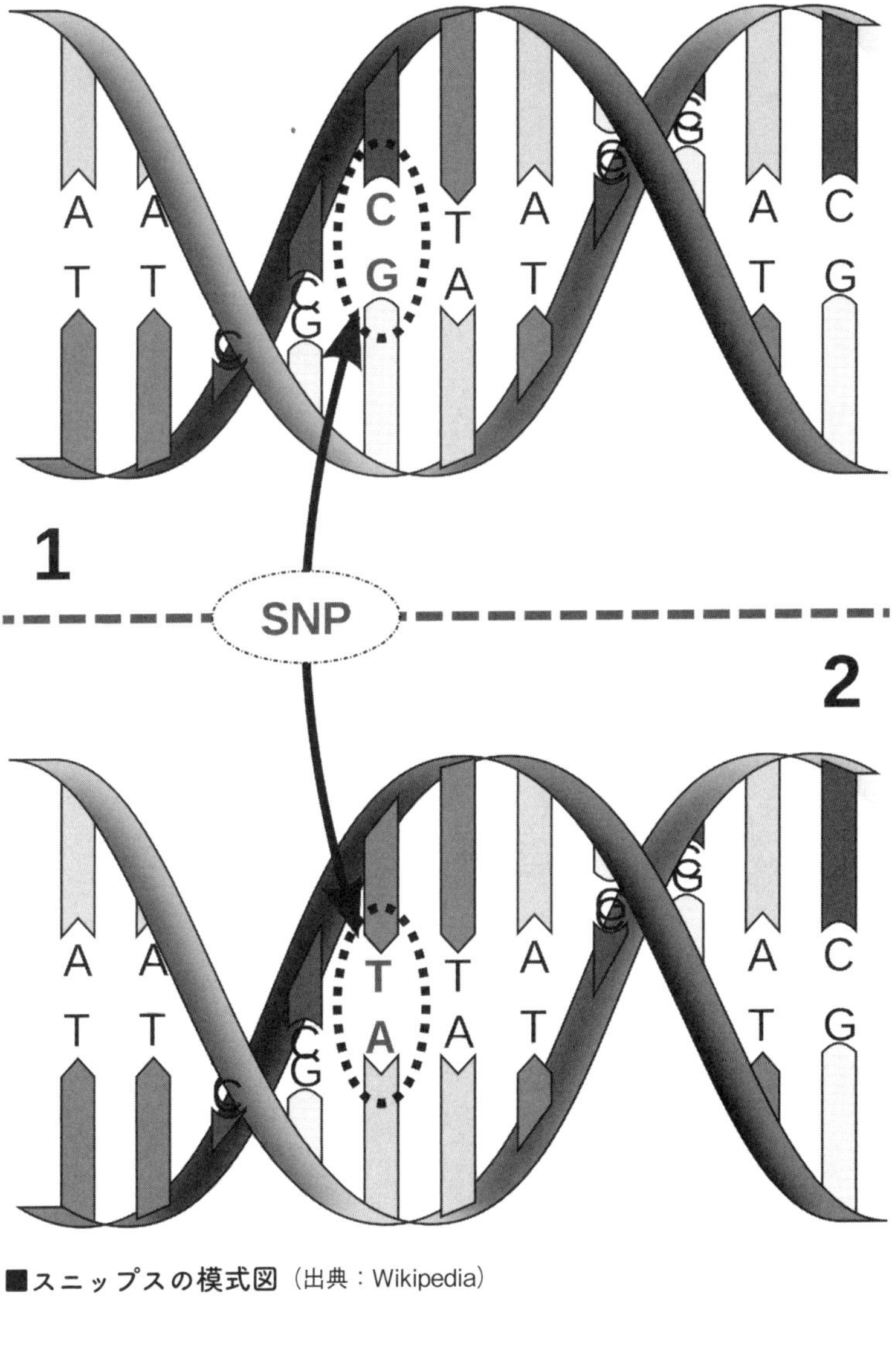

■スニップスの模式図（出典：Wikipedia）

これまでにわかっているのは、わたしが「アフェクティブ・マインドセット」と呼ぶ心の状態にドーパミンやセロトニンなどの神経伝達物質が関係していること、そしてこれらの神経伝達物質のはたらきにいくつかの遺伝子上のスニップスが影響を与えることだ。そうした遺伝子の中でもいちばん有名なのはセロトニン運搬《トランスポーター》遺伝子で、これは脳内のセロトニンのレベルを調節するはたらきをもち、ストレスへの耐性に関連している。

もうひとつよく知られているのが、ドーパミンのレベルに影響を与えるドーパミン受容体D４遺伝子だ。この遺伝子上のスニップスは、アルコールを摂取したりチョコレートを食べたりといった快楽にまつわる心の動きに影響を与えている。

足を踏み入れてみると、分子遺伝学にはふたつの派閥があった

分子遺伝学の進歩を知るにつけわたしは、自分が研究室で行っている心理学や神経科学の研究と遺伝子科学とを結びつければ、「悲観的な人と楽観的な人がいるのはなぜか」という謎を解く大きな一歩になるはずだと考えるようになった。ところが分子遺伝学の世界では、どんなアプローチの仕方が最善かを巡って、ふたつの派閥が対立していた。わたしが足を踏み入れたのは、そうした派閥抗争の最前線だった。

ふたつの陣営の研究者はどちらも情熱的で強烈な個性派ぞろいで、自説を曲げて相手と折り合う気などまるで持ちあわせていなかった(3)。双方の主張を簡単に言えば、こういうことになる。片方の陣営が提唱するのは、特定の神経伝達物質に影響を与えると判明している特定の遺伝子を、神経生物学をもとに研究することだ。これは〈候補遺伝子アプローチ〉と呼ばれる手法だ。いっぽう反対陣営の主張は、「問題の遺伝子を正確に突きとめられるほど神経生物学は進んでおらず、

原因遺伝子を特定するには多数の人々の遺伝子をくまなく検証するべきだ」というものだ。この立場は〈ゲノムワイド関連解析〉と呼ばれる。

ドーパミンに影響する遺伝子は統合失調症にも関係する？

ある疾患に感受性のある遺伝子を探すには時間も費用も膨大にかかる。それを探す理由はつまり、遺伝子の中に特定のスニップスをもつ人は何かの病気を発症するリスクが高いからだ。たとえば、肺がんに弱いスニップスをもつ人はもともと肺がんを発病する可能性が高く、喫煙の習慣があればさらにそのリスクは増す。それと同様に、不安を強く感じとるスニップスがもし存在するとしたら、そのスニップスを生まれもった人は強いトラウマを体験したとき、不安に関連する深刻な問題に悩まされる危険が高いことになる。

この候補遺伝子アプローチに最初の大きな躍進をもたらしたのは、メリーランド州ベセスダにある国立精神衛生研究所の実験精神科医ダニー・ワインバーガーだった。[4] 彼が着目したのは、脳内のドーパミン分泌に影響を与えるＣＯＭＴと呼ばれる遺伝子だ。他の神経伝達物質と同じくドーパミンは脳内のさまざまな機能にかかわっているが、その大きな役目のひとつは快感の回路の活動性を保つことだ。だからドーパミンは、サニーブレインにとって非常に重要な存在だといえる。このドーパミンの分泌が少なすぎると、パーキンソン病などの運動障害が起こる。いっぽうドーパミンの過剰は、統合失調症の患者に多く見られる現象であることがわかっている。

ワインバーガー率いる研究チームは統合失調症がドーパミン過多と関連している事実に着目し、健康な人のあいだでも生まれつき相違があるＣＯＭＴという遺伝子について研究を行った。このＣＯＭＴ遺伝子が脳内でドーパミンを分解し、ドーパミンの量を適正に保つはたらきをしていることや、この遺伝子に特定の変異があるとドーパミン分解機能が十分はたらかないことはすでにわかっていた。この特定の変異があるとドーパミンを効率よく分解できず、そのために、統合失調症患者ほど高くはないが平均よりも高い値のドーパミンが脳内に滞留することになる。

ワインバーガーのチームはCOMT遺伝子の作用に関するこの知識を、「統合失調症の患者は前頭前野の活動度が低く、しばしば記憶に不調が生じがちだ」という知識とあわせて考えた。COMT遺伝子に変異があって本来の機能を十分果たせなくなっている人は、同じ遺伝子が効率よくはたらく人に比べて前頭前野の活動度が低く、記憶にまつわる能力も統合失調症患者と同じように低いのではないか、というのが研究チームの推論だった。

彼らは脳スキャンと認知テストで実験を行い、推論通りの結果を得た。完全な健康体だが遺伝子に特定の変異があり、脳内のドーパミン値が若干高い被験者グループは、脳内の活動パターンが統合失調症の患者とよく似ていたのだ。そこから浮かび上がってきたのが、COMT遺伝子におけるこの特定の変異が統合失調症の早期の警告サイン——いうなれば、統合失調症の生物学的なマーク——として有効なのではないかという可能性だ。ワインバーガーによるこの画期的な発見は候補遺伝子アプローチに大きなはずみをつけ、さまざまな精神疾患の関連遺伝子を特定しようという探究の動きに拍車をかけた。

原因遺伝子へとさかのぼってゆくには

遺伝子が精神に与える作用を理解するためには、臨床的診断に着目するのではなく、特定の認知プロセスや特定の回路の活動性を調べるほうが適切だ、というのが候補遺伝子アプローチの考え方だ。統合失調症や抑うつ症などの臨床的な症状はあまりにも多様で、そのすべてを単一の遺伝子で説明するのは無理があるからだ。たとえば抑うつ症の症状は、感情ややる気や性的欲望や生理学的な反応など、さまざまな面であらわれる。そこには多くの遺伝子と環境的要素がかかわっていると考えるのが自然だ。

候補遺伝子アプローチが提唱するのは、科学の世界で〈中間表現型〉と呼ばれるものを観察することだ。それは、中間表現型の特徴やメカニズムが遺伝子の機能に一歩近いものだからだ。最近出版された遺伝子の研究書『How Genes Influence Behaviour』の言葉を借りるなら、候補遺伝子を探すのは川の下流から水源を見つけようとする試みに似ている(5)。

川下から見あげただけでは、流れのおおもとがどこにあるのか突きとめるのは至難の業だ。けれど、山のふもとに近づけばそれだけ、水がわき出ている地点を見つけられる可能性は高まる。臨床的判断から遺伝子を突きとめようとするのは、たとえていえば、遺伝子上の営みが行われている遠い丘を何キロも離れた場所から見上げるようなものだ。だが中間表現型に着目すれば、先のたとえで言うなら、川の流れに沿って時おり歩みを止めながら源流へ――つまりは問題の遺伝子へとじりじり近づいていくことができる。

このアプローチのおおもとにある考えは、「遺伝子を出発点にさまざまな事象が連鎖的に発生する」というものだ。まず遺伝子がタンパク質をつくり、タンパク質が細胞を形成する。形成された細胞は脳内で回路をつくり、それが究極的には人間が何かを見たり聞いたり感じたり記憶したりするのを助け、それらすべてがあわさって気質や人格が発生する。この過程のどこかで何かが滞ると、何らかの臨床的な症状が起きる可能性がある。要するに、抑うつの診断を受けたというだけでその原因遺伝子を特定するのはむずかしいが、その人のレイニーブレインの回路が恐怖にどう反応するかがわかれば、めざすゴールにわずかでも近づいたことになるのだ。

アルコール依存症にかかわる遺伝子

オランダのナイメーヘンにある行動科学研究所の心理学者、ヘレ・ラーセンは候補遺伝子アプローチを効果的に用いた実験を行い、アルコール依存症の発生と遺伝子とのかかわりを検証した[6]。ラーセンは、遺伝子の機能に近いのは症状（アルコール依存症）よりも実際の行動（飲酒）のほうだと考えた。たいていの人には覚えがあるだろうが、酒をたくさん飲む人に囲まれていると、自分もつい大量のアルコールを摂取してしまうものだ。ラーセンが突きとめたのは、前出のドーパミン受容体D４遺伝子に七回以上の反復配列というスニップスがある人は、周囲の飲酒習慣にとりわけ流されやすい傾向があることだ。

ラーセンは一〇〇人の学生を対象に次のような実験を行った。一〇〇人の中にはこの遺伝子が長い（七回以上の反復がある）タイプの人と、そうでない人の両方が含まれている。ラーセンは被験者をひとりずつバーに連れて行き、そこで実験の共謀者と落ちあった（社会心理学の昔ながらの手口だ）。共謀者はソフトドリンクしか注文しない場合もあるし（対照群）、ソフトドリンクとアルコールの両方を飲む場合もあるし（軽度の飲酒群）、アルコールしか飲まない場合もある（重度の飲酒群）。そうしてそれぞれの飲み物を飲みながら、彼らは実験が次の段階に進むのを待った。

結果はあきらかだった。次のグラフからわかるように、ドーパミン受容体D４遺伝子に七回以上の反復配列がある人は、たしかにアルコールを大量に摂取していた。だがそれは、大量に飲酒する人がそばにいたときだけだった。遺伝子と環境との相互作用を示す好例となったこの実験は、ドーパミン受容体D４遺伝子に特定の変異がある人は、一緒に飲んでいる相手のペースにあわせ

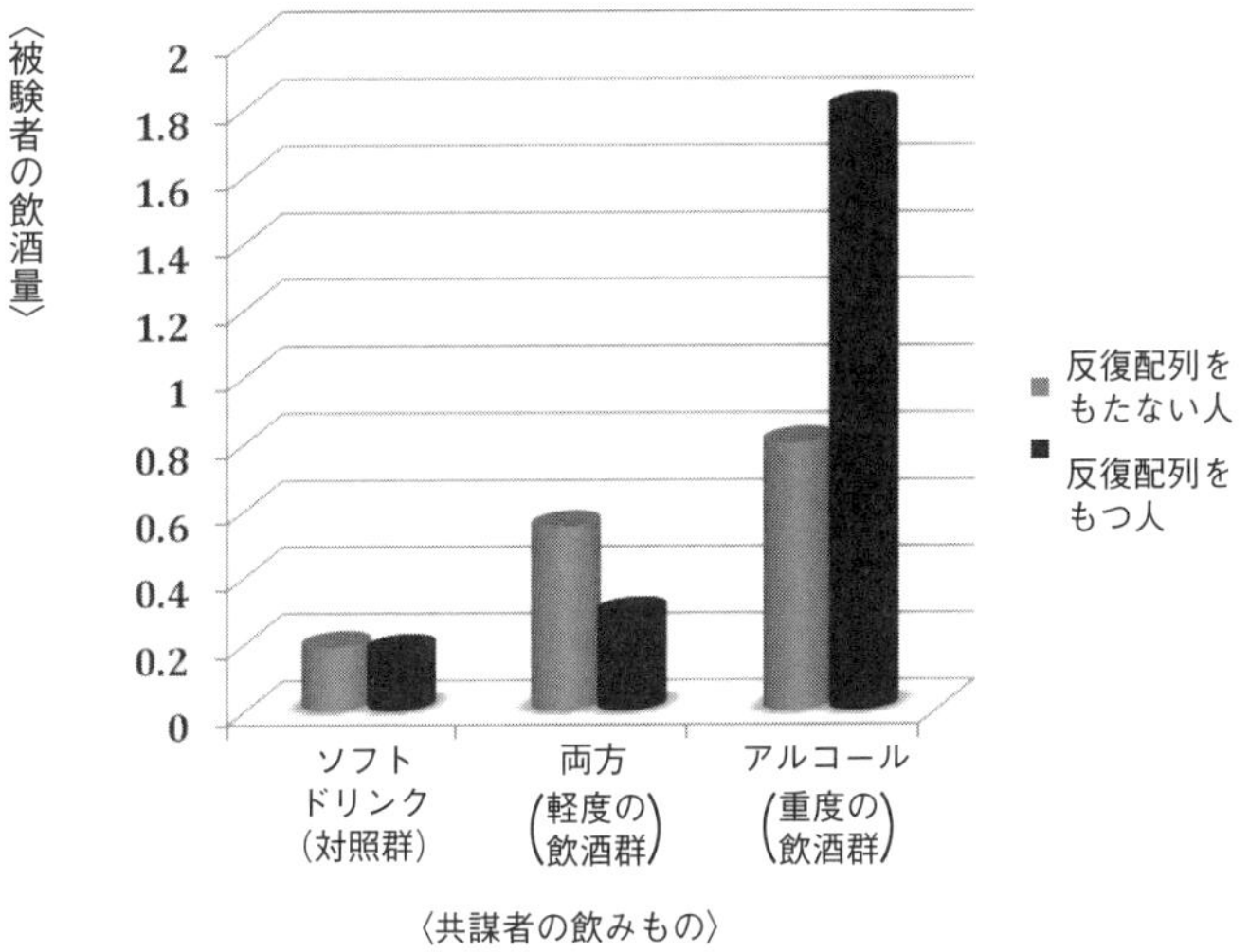

■ラーセンの実験結果
ヘレ・ラーセンらの実験結果。「ドーパミン受容体Ｄ４遺伝子の多型における可変反復配列座位（タンデム反復数）が、アルコール消費の社会的適応に及ぼす影響について。遺伝子と環境との相互作用に関する研究」*Psychological Science* 21 (2010):1064-1068.

て飲酒する傾向がもともと強く、まわりがみんな飲んでいる場では飲酒を途中で止めるのが困難なことをあきらかにした。

対立する陣営、ゲノムワイド関連解析の反論

候補遺伝子の研究がいくつも成功をおさめたにもかかわらず、反対陣営は依然このアプローチにまったく納得していない。急先鋒に立つのは、オックスフォード大学内ウェルカム・トラスト・センター（イギリスに本拠を置く医学研究支援団体）のヒト遺伝子研究所で精神病遺伝学部門を率いるジョナサン・フリントだ[7]。フリントいわく最大の問題は、何千もの人を対象にした複数の大規模調査でも、単一の遺伝子と性格上の特質との相関性は、微細なレベルしか

認められていないことだ(8)。神経症の調査では症状の相違のうち、特定の遺伝子のせいだと考えられるのはわずか二パーセントだった。

ワインバーガーが統合失調症の危険因子だと主張した、COMT遺伝子についてはどうだろうか。一九九六年、カーディフにあるウェールズ大学心理医学部の遺伝学者マイケル・J・オーウェンと同僚は統合失調症患者のCOMT遺伝子の特質を調べるため、七八人の患者と、同じ年齢の健康な被験者七八人に実験を行った。その結果、統合失調症の患者の五一パーセントにCOMT遺伝子の不活性型変異がたしかに認められたものの、健康な被験者の五三パーセントにも同じ変異があることが判明した。フリントが指摘するように、「問題の遺伝子の機能不全は、統合失調症患者だけに広く見られる症状ではけっしてなかった」のだ。

遺伝子の世界の根底にある生物学的な側面はまだ解明されていない部分が多く、現状では原因遺伝子を正しく拾い出すのは困難だというのが、フリントをはじめとする反対派の考えだ。ハーバード大学の遺伝学者、スティーヴン・ハイマンは次のように述べる。「候補遺伝子アプローチはいうなれば、自分で自分の弁当箱を詰めてから、中身は何かとのぞいてみるようなものだ」。候補として拾い出した遺伝子がもし誤りだったら、膨大な時間とカネが水の泡になってしまう。

フリントやハイマンらによれば、最善の方法は、膨大な数の被験者のひとつひとつの遺伝子とスニップスをすべて検証するゲノムワイド関連解析だ。これは大規模で時間のかかる調査で、実施には何百万ドルという巨額の費用が必要だが、大きな利点がある。

利点のひとつは、通常一〇〇〇人単位の非常に大きな規模で行われるため、結果の信頼性が高いことだ。調査の対象となる人数が多いほど正確な結果が得られるのは、統計学上の単純な事実

文藝春秋の新刊

7

2014

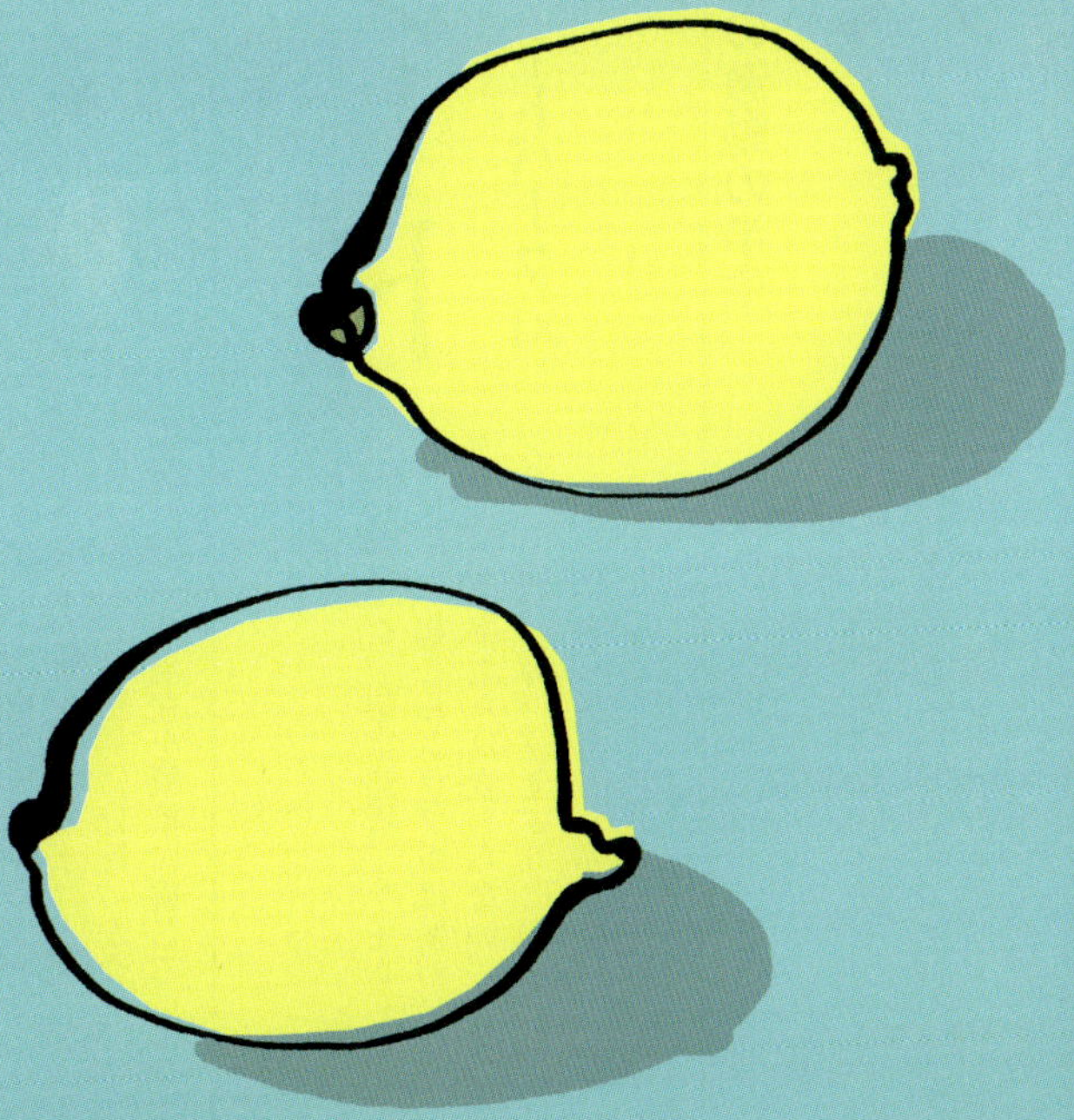

「檸檬」©大高郁子

●ジョイスからマルケス、そしてミステリーまで

丸谷才一全集 第十一巻

ジョイスと海外文学

丸谷才一

呪術と神話、英雄叙事詩とパロディ、言葉遊びとゴシップ…。ジョイスの文学を多層的に分析、かつ世界の文学の現在を縦横に論じる

◆7月8日
四六判
上製函入

5100円
382740-7

●池袋は進化する。あの男たちにまた会える

憎悪のパレード

池袋ウエストゲートパークXI

石田衣良

脱法ドラッグ、架空通貨、ヘイトスピーチ。起こるトラブルは変わってもマコトたちは変わらない。シリーズ第11弾、三年ぶりに登場

◆7月14日
四六判
上製カバー装

1500円
390089-6

●財界の鞍馬天狗と呼ばれた男の激動の半生

勁草の人

戦後日本を築いた財界人

高度経済成長期。日本興業銀行の頭取を務め、大きな経済案件に必ず関わり、戦後復興の礎を築いた男・中山素平を描く決定版評伝小説

◆7月11日
四六判
上製カバー装

1600円
390090-2

◆発売日、定価は変更になる場合があります。
表示した価格は本体価格です、これに所定の税がかかります。

春の庭

柴崎友香

積もる時間と記憶の物語をひもといていく。鮮烈な文学のパノラマ

◆7月
四六判
上製カ
130
3901

猫大好き

●猫を愛し、内臓について考える。ショージ君の日常

東海林さだお

猫や犬といつも暮らしているショージ君が考える猫の生き方研究から、内臓が偉いのか私が偉いのかを考えた大作まで、痛快エッセイ集

◆7月30日
B6判変型
上製カバー装
1300円
390098-8

暮らしのコツコツ

「くるみの木」石村由起子の生活術

●奈良「くるみの木」オーナーが明かす心豊かな暮らし術

石村由起子

暮らしのプロデューサーとして活躍する著者が30年かけて編み出した、「きちんとした暮らし」の整え方をエッセイと実践メモで公開

◆7月28日
A5判
並製カバー装
1500円
390099-5

脳科学は人格を変えられるか？

●性格を決定する遺伝子を発見した？

エレーヌ・フォックス　森内薫訳

快楽と不安の二項対立。修道院の奇妙な実験。恐怖を感じない女。成長するタクシー運転手の海馬。脳科学が明らかにする驚異！

◆7月25日
四六判
上製カバー装
1600円
390100-8

春文庫〈7月の新刊〉

7月10日発売

- 警察小説の巨匠の放つ新シリーズ、開幕！
  地層捜査
  佐々木譲
  560円 790133-2
- 科学の発展の先にあるものを描く、現代の黙示録！
  はぐれ猿は熱帯雨林の夢を見るか
  篠田節子
  630円 790134-9
- 大好評「紅雲町のお草」シリーズ第三弾！
  名もなき花の 紅雲町珈琲屋こよみ
  吉永南央
  550円 790135-6
- その忠義、剛勇、鎮西一の武将なり！
  無双の花
  葉室麟
  510円 790136-3
- ベストセラー書き下ろし時代小説・第5弾！
  燦 5 氷の刃
  あさのあつこ
  480円 790119-6
- 熱いシリーズ第13弾！
  樽屋三四郎 言上帳 **狸の嫁入り**
  井川香四郎
  640円 790137-0
- 『幻想郵便局』の著者が贈る怖くて癒される青春ファンタジー
  予言村の転校生
  堀川アサコ
  650円 790138-7
- 待望の動物園ミステリーシリーズ第3弾！
  米ハアレパカ合ハました
  0円 139-4

- 捕物小説の決定版！
  銭形平次捕物控傑作選 3 八五郎子守唄
  野村胡堂
  490円 790143-1
- 幼稚園児の姪っ子の面倒を見るはめになったニート青年の奮闘記
  キュート&ニート
  黒田研二
  660円 790144-8
- ウチがもういっぺん店を取り戻す！
  墨染の桜 更紗屋おりん雛形帖
  篠綾子
  600円 790145-5
- 人気作家・道尾秀介のヒミツが明らかに？
  プロムナード
  道尾秀介
  720円 790149-3
- 大人気食エッセイ第33弾！
  ゆで卵の丸かじり
  東海林さだお
  530円 790147-9
- ヒルズから監獄へ。実録刑務所生活！
  刑務所なう。完全版
  堀江貴文
  1050円 790148-6
- 『日本の路地を旅する』の著者が描く辺境のリアル
  異邦人 世界の辺境を旅する
  上原善広
  640円 790150-9
- 通訳人生40年の艶笑喜劇！
  イタリア語通訳狂想曲 **シモネッタのアマレコレド**
  0円 51-6

だ。

たとえばあなたが、オレンジを食べることでインフルエンザの罹患率を下げられるかどうか知りたいとする。そして、わたしからこんな話を聞いたとしよう。「ふたつのグループで一年以上にわたる実験をしました。両グループの被験者はまったく同じ食事をし、まったく同じ量の運動を行います。唯一のちがいは、片方のグループはオレンジを毎日ひとつ食べ、もう片方のグループは食べなかったことです。実験開始から一年後、オレンジを毎日食べたグループのインフルエンザ罹患率は三〇パーセント、食べなかったグループの罹患率は五〇パーセントだったとわかりました」。この話を聞いたらあなたは、来年はたくさんオレンジを食べようと結論するのではないだろうか。けれどももしわたしが、各グループの構成員はわずか一〇人で、インフルエンザにかかった人はそれぞれ一〇人中三人と一〇人中五人だったと話したら、きっとそれほど心を動かされないはずだ。いっぽう、各グループの構成員が一〇〇〇人だったら、きっと結果にもっと納得するし、もしもそれが一万人だったら、すぐにでもオレンジを買いに出かけるだろう。

統計とはつまり、全人口における真実とは何かを評価することだ。そして、すべての人を調べるのはたいてい無理である以上、より正確な評価を下すためにはサンプル数を大きくするしかない。この点、大規模なゲノムワイド関連解析が候補遺伝子アプローチに優ることに疑問の余地はない。

ゲノムワイド関連解析の限界

ジョナサン・フリントは、イギリス国内のウェルカム・トラストから財政援助を受ける科学チームに属しており、このチームは遺伝子と疾病に関する最大規模のゲノムワイド関連解析を他に先駆けて行った。彼らは一般的な疾患を七つ選び、各疾患ごとに二〇〇〇人、合計で一万四〇〇〇人の患者を集め、それぞれの遺伝子配列を丸ごと一式分析した。

研究チームはさらに、それらの患者と年齢や性別やライフスタイルなど一連の重要な因子が類似する対照群の被験者を合計三〇〇〇人、入念に選び出した。こうして、計一万七〇〇〇人の遺伝子をすべて検証するというマンモス級の調査が行われた。

すべてのデータ分析が終了すると、次のことがあきらかになった。すくなくともいくつかの疾患については、鍵となる遺伝子がたしかに存在するようだった。たとえば冠動脈疾患については、患者群と対照群とのあいだでひとつの遺伝子に相違が認められたし、クローン病については八つの遺伝子に相違が発見された。だが、この重要な遺伝子も、かならずしも疾患になるかどうかを決定はしないのだ。遺伝子に特定の変異があったとしても、絶対その病気にかかるわけではない。かかる確率は統計的にはたしかに増すが、遺伝子と発病との相関性は低かった。それぞれの疾患の鍵と目される遺伝子上の変異は、罹患率を二パーセントから五パーセント程度上げているに過ぎなかったのだ。

フリントが主張するように、おおかたの病気には数多くの遺伝子が影響しているらしく、単独の遺伝子が関与する度合いはごく小さなものだった。だからこそフリントは、単一の遺伝子から多くを説明しようというアプローチに納得しなかったわけだ。

ゲノムワイド関連解析には欠点もある。多くの科学者が指摘するのはこの手法が、できるだけ広い範囲に網を放って何がかかるか見てみるというような、いわば手当たりしだいのアプローチであることだ。手法そのものは別に悪くはない。何を探そうとしているのか明確な目標がないときには、とりわけそうだ。だが裏を返せばそれは、何を探しているかについて明確な仮説がないという意味だ。そして、明確な仮説をもつことは科学の重大な指針のひとつだ。

さらに大きな問題は、調査の規模が大きいため、被験者それぞれの脳内回路や認知バイアスについて詳しく調べるのが困難なことだ。このアプローチで典型的に用いられるのは、被験者に電話でインタビューをしたり、性格についての質問票に回答してもらったりというやり方だ。これでは、ゲノムワイド関連解析で用いられる評価項目は往々にして、候補遺伝子アプローチに比べて大雑把なものになってしまう(9)。

心の傾向の原因遺伝子を正しく拾い出すための知識は、まだ十分集まってはいない。だが、「アフェクティブ・マインドセット」の背後にある神経生物学な側面は、すでにかなり解明されてきた。精神の健康にかかわる神経伝達物質がさらに多く発見されれば、候補遺伝子アプローチの魅力はそれだけ増すことになるはずだ。

たとえば、神経伝達物質のひとつであるドーパミンと統合失調症との、あるいはドーパミンと飲酒とのかかわりがあきらかなら、統合失調症や飲酒にまつわる何らかの特性には、ドーパミンに作用する遺伝子の変異が関与している可能性が高い。これがワインバーガーやラーセンのアプローチだ。まず予測を立て、それから裏づけとなる証拠を探す。ラーセンが率いる研究チームもまさにこうして、「ドーパミン受容体Ｄ４遺伝子に七回以上の反復というスニップスがある人は、酒を大量に飲む人と一緒にいると自分も飲みすぎがちだ」という予測を立てた。そして予測は的中した。

候補遺伝子アプローチとゲノムワイド関連解析は、究極的にはたがいに補いあうことができる。

ゲノムワイド関連解析で潜在的な候補遺伝子を割り出したら、次は候補遺伝子アプローチで、もっと被験者の数を絞り、精度の高い詳細な調査を行っていけばよい。

わたしがこれまでかかわってきた研究は、候補遺伝子アプローチによるものだ。この手法が、精神の強さと弱さの原因遺伝子を探すうえできわめて有効だからだ。わたしが特に注目してきたのは、セロトニン運搬《トランスポーター》遺伝子だ。それにはふたつの理由がある。

ひとつ目の理由は、この遺伝子についてはその神経生物学的な作用がかなりのところまで解明されていること。ふたつ目の理由は、この遺伝子の特定の型が不安や抑うつに弱い遺伝子であるらしいことが、多くの研究から示唆されていたからだ。この遺伝子についてわたしが著したのが、楽観の原因遺伝子発見を期待させる――結果的にこれは誤りだったわけだが――としてマスコミに騒がれた論文だったわけだ。

セロトニン運搬遺伝子とは何か

セロトニン運搬遺伝子は、神経科学と精神科学の分野でこれまでもっとも熱心に研究されてきた遺伝子のひとつだ(10)。他の神経伝達物質と同じくセロトニンも脳内でさまざまなはたらきをするが、中でもいちばん重要な機能が気分の安定だ。それゆえセロトニンはしばしば、脳内のハッピー・ケミカルと呼ばれる。このセロトニンの機能がうまくはたらかないと、その結果、不安症や抑うつ症が起こる可能性がある。

セロトニン運搬遺伝子は脳内のセロトニンのレベルを適正に保つはたらきをし、それゆえまず、感情の調節に――いいかえれば気分の浮き沈みのコントロールに――かかわっている。人間のDNAの中にはかならずこのセロトニン運搬遺伝子が含まれているが、その中身は人によってちがう。人はそれぞれの両親からこの遺伝子の長いタイプと短いタイプのどちらかを受け継ぐため、可能性として三つの遺伝子型が存在する。つまり、短いタイプがふたつのＳＳ型、長いタイプがふたつのＬＬ型、短いタイプと長いタイプがそれぞれひとつずつのＳＬ型の三種類のどれかを、人はかならず持ちあわせているわけだ。

この遺伝子は、脳細胞とその周辺から余剰のセロトニンを運搬し、再吸収にまわす役目を果たす。短いタイプの遺伝子はこのはたらきが鈍く、シナプスを追いかけてそこから余分なセロトニンを運び去るのに長い時間がかかる。このため、短いタイプがふたつのＳＳ型、つまりセロトニン運搬遺伝子の「発現量が低い」人は、余分なセロトニンが脳細胞の周辺に長時間とどまりつづけ、再吸収にはまわらないことになる。逆に長いタイプがふたつのＬＬ型は「発現量が高く」、余分なセロトニンを効率よく運び去り、迅速かつ効率的に再吸収することができる。いっぽう、長いタイプと短いタイプを一本ずつもつＳＬ型の人は、この遺伝子の「発現量が中程度」ということになる。

セロトニン運搬遺伝子の研究の短い歴史

このセロトニン運搬遺伝子に注目が集まったのは、逆境における心の強さや弱さに遺伝子と環境がどう作用するかという、最初の研究が始まったころだ[11]。ロンドン精神医学研究所のテリー・モフィット率いるチームは、テリーのパートナーであるアブシャロム・カスピとともに、現在では一種の古典となったある研究を行った。彼らが検証したのは、ストレスへの耐性にこの特定の遺伝子が関与しているかどうかだ。

研究チームが追いかけたのは、ニュージーランド南島を本拠に二三年がかりで行われた「ダニーディン・子どもの健康と発達に関する長期追跡研究」の参加者八四七名だ。調査開始当時、参加者はみな三歳で、以後二三年のあいだ、定期的に聞き取り調査を受けたりテストを受けたりした。調査の最後の五年間、つまり参加者が二一歳から二六歳のあいだ、それぞれが経験してきたストレス度の高い出来事についてとりわけ入念な査定が行われた。愛する人を亡くしたり、重い病気にかかったり、恋や愛に破れたりといった出来事はすべて、もれなく書き記された。参加者が二六歳のときに行われた最後の聞き取り調査では、過去に深刻な抑うつを経験したことがあるかどうかの綿密な審査も行われた。臨床的措置を要する抑うつ症と診断された被験者は、ぜんぶで一四七人いた。

研究者らが大きな興味を抱いたのは、被験者の遺伝子型が診断結果に関連しているかという点だ。具体的にいえば、抑うつ症の診断を受けた人の中に、発現量が低いSS型のセロトニン運搬遺伝子をもつ人が多く含まれていたかどうかだ。答えは一見、意外なものだった。「大きなストレスを体験しなかった」と報告した被験者に限れば、抑うつ症と診断される確率は、SS型の遺伝子をもつ人もLL型の遺伝子をもつ人も、ほぼ同率だったのだ。セロトニン運搬遺伝子の発現量のちがいは、抑うつ症の発症に無関係のように見えた。

だが、どれだけのストレスを人々が経験したかを考慮に入れると、まったくちがう構図が浮かび上がってきた。過去に大きなストレスを四つかそれ以上体験していた場合、セロトニン運搬遺伝子の発現量が低い人の抑うつ発症率は四三パーセントまで上がった。いっぽう、大きなストレスを四つ以上経験していても、発現量の高いLLタイプの遺伝子をもつ場合、抑うつ発症率はその約半分にとどまった。つまり抑うつ症に関しては、遺伝子の組成と環境との相互作用がたしかに存在するらしいのだ。遺伝子単独では大きな影響はなくても、ストレスの高い出来事と結びつくと有害な結果が引き起こされるわけだ。この遺伝子の発現量が低い人はストレスに非常に弱いが、発現量が高い人は、逆境におちいってもネガティブな影響はあまり受けず、難なくその経験を乗り越えてしまうらしかった。

苦難や逆境におちいったときだけこの遺伝子が精神の健康に影響するのは、驚くにはあたらないことだ、とテリー・モフィットは指摘する。「マラリアが存在しない地域に住む人ばかりを調べても、マラリアに弱い遺伝子を見つけられる確率は低いでしょう」と彼女は言う。「同じように、もしも抑うつや不安に弱い遺伝子を見つけたければ、あるいは統合失調症や他の深刻な問題の原因遺伝子を見つけたければ、ストレスを受けている人々に光を向ける必要があるはずです」

疾患感受性遺伝子はたしかに弱さをはらんでいるが、何か悪いことが起こらないかぎりその弱さはなりをひそめている。この種の弱さは、ゲノムワイド関連解析では見落とされてしまいがちだ。この手法では、人々がどんな生活を送っているかという詳細な情報まではなかなか得られない。そのため、大きな影響力をもつかもしれない遺伝子が、見逃されてしまう危険があるのだ。

何かに「弱い」遺伝子でなく、何かに「強い」遺伝子を求めて

科学の世界では今、何が人を幸福にするかを解明するため、楽観や健康な精神についての詳しい研究が始まっている。つまり、「何かに弱い」遺伝子だけでなく、「何かに強い」遺伝子や「楽観をもたらす」遺伝子の探究がスタートしたということだ。何が人を絶望させるかだけでなく、何が人を幸福にしたり楽観を抱かせたりするのかについても徐々に解明が進みはじめたことで、こうしたポジティブな面への注目は高まっている。

ここでもまた先頭に立ったのは、アブシャロム・カスピとテリー・モフィットの二人だった。[12]二〇〇二年に『サイエンス』誌に発表した論文で彼らは、子どもを対象に行ったある調査を紹介している。被験者になったのは深刻な児童虐待に遭った子どもと、そうした経験のない対照群の子どもたちだ。予想されたことではあるが、虐待を受けた子どもは精神衛生上の深刻な問題を発症する確率が、対照群と比べて著しく高かった。こうした子どもは争いごとを起こしやすく、反社会的な行為で捕まる例も多く見られた。興味深いのは、深刻な虐待を受けたにもかかわらず、そうした問題を何も起こさない子も少なからずいたことだ。これはどういうことだろう？　彼らの心を打たれ強くした原因は何なのだろう？

カスピとモフィットは、虐待の恐怖に対する子どもの反応がモノアミン酸化酵素A遺伝子（以下、ＭＡＯＡ遺伝子）という特定の遺伝子に強く関連していることを発見した。人間はみなこのＭＡＯＡ遺伝子を、発現量の低いタイプか高いタイプかのいずれかで持ちあわせている。発現量が高い人は、特定の神経伝達物質をうまくコントロールできる。そして、この遺伝子の発現量が高い子どもは、虐待を受けてもうまくそれに対処することができていた。この遺伝子はいわば緩衝材のようにはたらいて、虐待の有害な作用を和らげているらしい。

逆に、虐待を受けた子どものＭＡＯＡ遺伝子が発現量の低いタイプだった場合、その子は暴力や非行に走りやすい傾向があり、裁判所に送られる事例も多かった。遺伝子と環境が相互に作用し、人生の成功や幸福度を左右することは、この例でもあきらかなようだ。

リスクを回避する遺伝子タイプ

遺伝子と環境との相互作用は、快感の回路のはたらきにも重要なかかわりをもつ。特にはっきりした関連がわかっているのは、リスク含みの行為に人がどれだけ引き寄せられるかだ。ノースウェスタン大学ケロッグ経営大学院の心理学者らは、脳内でセロトニンとドーパミンのレベルを調節しているふたつの遺伝子のスニップスが、リスク含みの経済上の意志決定に関連していることを、次のような実験であきらかにした[13]。被験者はそれぞれ少額の金を与えられ、その資金を自分の意志次第で危険な選択肢にも安全な選択肢にも投資することができる。そして、選んだ金融商品の実績にもとづいて配当金を与えられる。

セロトニン運搬遺伝子の発現量が低いSS型の人は、リスクに手を出す率がほかの人々より二八パーセントも低いという結果が出た。セロトニン運搬遺伝子の短い型は、リスク回避の役割を果たしているらしい。いっぽう、脳内のドーパミン分泌にかかわるドーパミン受容体D4遺伝子が長いタイプ（七反復以上）の人は対照群と比べて、リスクを冒してでも儲けを増やそうとする率が二五パーセント高かった。被験者がみなふつうの人々で、その遺伝子上の変異も一般的なものであることを考えると、これらの結果は大いに注目に値する。ごく一般的な遺伝子型のちがいによって、リスクに対する積極性にはあきらかな相違が認められたのだから。

セロトニン運搬遺伝子が恐怖の回路にも関係していた

セロトニン運搬遺伝子に話を戻そう。候補遺伝子アプローチを強く提唱したアフマド・ハリーリーはある実験を行い、恐怖に直面したときの扁桃体の反応に、セロトニン運搬遺伝子のスニップスが影響を与えるか否かを検証した[14]。

ハリーリーの研究チームは実験のために、セロトニン運搬遺伝子の短い型をすくなくともひとつはもっているSS型もしくはSL型の被験者を一四人と、長い型しかもたないLL型の被験者を同数の一四人選んだ。被験者はそれぞれ脳スキャナーの中に仰向けになり、さまざまな表情を浮かべた顔写真を順に見る。恐怖や幸福の表情を浮かべた顔もあれば、ほとんど無表情な顔もある。先に紹介したレイ・ドランの実験結果から予測されるように、恐怖の表情の顔写真は扁桃体に激しい反応を引き起こした。しかし、扁桃体が特に激しく反応したのは、セロトニン運搬遺伝子が短い型の人々だった。この発見を再確認するために研究チームは、同じ条件の被験者を新たに二グループ集め、まったく同じ実験を行った。結果はやはり、セロトニン運搬遺伝子の型が短い場合、扁桃体の反応はより激しくなるというものだった。

この遺伝子の型が短い人は、扁桃体が危険に過剰に反応しやすい。ということは、何か良くないことが起きるとすぐにそれに影響されがちなはずだ。

わたしの実験で楽観の遺伝子が発見された？

わたしは自分の研究室で、この遺伝子の型が注意バイアスに与える影響を検証した[15]。注意バイアスは前にも説明した通り、レイニーブレインとサニーブレインの根底にある礎石のようなものだ。わたしたちは標準的な注意プローブ課題を使って、ポジティブな画像とネガティブな画像のどちらに被験者の注意が偏っているかを調べ、さらに被験者のセロトニン運搬遺伝子が短いタイプ（SS型）か、中間タイプ（SL型）か、長いタイプ（LL型）かも調査した。

実験の結果（次ページの図を参照）、遺伝子のタイプによって注意バイアスにはっきり差があらわれることがわかった。発現量の高いLL型の遺伝子をもつ人はポジティブな画像に引かれやすく、発現量の低いSS型もしくはSL型の遺伝子をもつ人は、ネガティブな画像に引き寄せられていた。

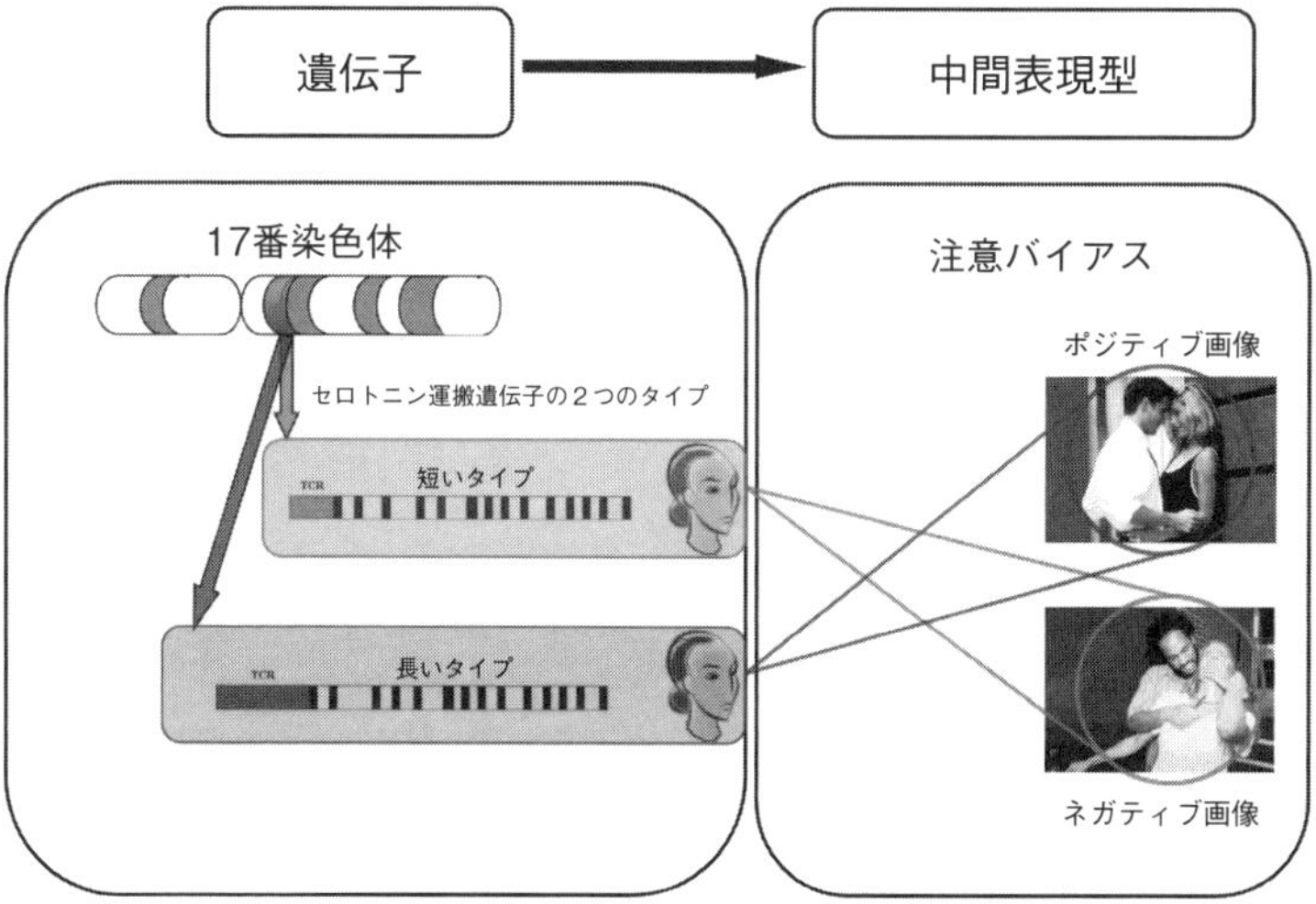

■セロトニン運搬遺伝子と注意バイアスの関係

エレーヌ・フォックス、アンナ・リッジウェル、クリス・アシュウィンが行った「明るい面を見る：注意バイアスとヒトのセロトニン運搬遺伝子」という実験結果のイメージ図。*Proceedings of the Royal Society: Biological Sciences* 276(2009):1747-1751.

予想外だったのは、ある種の画像を避ける方向のバイアスも存在していたことだ。このセロトニン運搬遺伝子の発現量が高い人は、ポジティブな画像に自然に注意が向かうと同時に、ネガティブな画像をことさらに避けていた。いっぽう、発現量が低いタイプの遺伝子をもつ人々は、逆に、ポジティブな画像を無視してネガティブな画像に注意を集中しがちだった。

マイケル・J・フォックスの遺伝子を調べる

この実験の結果、セロトニン運搬遺伝子がLL型で発現量が高い人は、構造的にもともと楽観主義なのではないかという可能性が浮上した。この話をマイケル・J・フォックスが耳にし、当時彼が制作中だった、楽観をテーマにしたドキュメンタリーに参加するよう、わたしをニューヨークに招いてくれたのだ。

プロデューサーは、ぜひともマイケルの遺伝子のタイプを調べ、注意プローブ課題も受けさせてほしいともちかけてきた。これを受けてわたしは、綿棒でマイケルの口の中と頬を何度かこすって――「すごくヘンな感じ」と彼はコメントした――DNAを採取し、遺伝学のラボ宛てに送った。翌日にはもう結果が戻ってきた。マイケルのセロトニン運搬遺伝子はたしかに長い型(LL型)のほうだった。

翌日、準備を万端整えたうえで、わたしたちはマイケルに注意プローブのテストを行った。結果は予想通りだった。彼の認知バイアスは、わたしたちがまさに予測していた通りのものだった。つまりネガティブな画像を避け、ポジティブな画像を優先的に認識する方向にあきらかな偏りが認められたのだ。マイケルは明るい面を見るだけでなく、無意識にではあるが暗い面を避けていた。

マイケルの実験でも、その他の一〇〇人以上の被験者による実験でも、注意が楽観寄りに偏っているのが特に多く確認されたのは、発現量が高いセロトニン運搬遺伝子をもつ人々だった。この遺伝子こそが楽観主義の原因遺伝子ではないかという予測は、人々の興味をおおいにかきたてた。だが、この話にはまだ予想外の展開があった。

予想もしなかった展開

わたしがニューヨークから戻って数日後、マイケルのＤＮＡの遺伝子型を調べた研究者から、ある知らせが電話でもたらされた。「マイケルの遺伝子は確かにＬＬ型なんだ」。でも、と彼は続けた。「最近の研究で、ＬＬ型遺伝子にはふたつのタイプがあることがわかったんだ」。ひとつのタイプはＬ^{a}と呼ばれ、余分なセロトニンを運び去る効果が非常に高い。もうひとつのタイプはＬ^{g}と呼ばれるたいへん珍しいタイプで、セロトニンの除去効果はあまり高くない。効果の強さで言えば、短いＳ型の遺伝子と同程度だ。言いかえればこれは、セロトニンの調節機能に関していえば、遺伝子がＬ^{g}Ｌ^{g}型の人はＳＳ型の人と生物学的に変わるところがなく、Ｌ^{a}Ｌ^{a}型だけがこの機能にすぐれているということだ。

分析をさらに重ねたところ、マイケルのＬＬ型遺伝子は片方だけがこの珍しいＬ^{g}型であることがわかった。つまり彼の遺伝子タイプは、ほどほどに効果の高い――といっても、中間域を出るものではない――Ｌ^{a}Ｌ^{g}型であり、わたしたちが考えていたような非常に効果の高いタイプではなかったのだ。

わたしはそれほど落胆しなかった。一人の人間をちょっと調べて完璧な結果が得られることなど、そうあるものではない。けれど新たな疑問が生まれたのは事実だ。セロトニン運搬遺伝子が長いタイプのＬＬ型であれば、それだけで、その人の認識は楽観寄りになるのだろうか？　あるいは単にＬＬ型であるだけでなく、もっと効果の高い$L^{a}L^{a}$型であることが必要なのだろうか？　生物学的によりつじつまがあうのは後者の仮説のほうだ。

「脆弱遺伝子」のほうが楽観的？　謎は深まる

さらにいくつかの論文がその後続けて発表され、謎は決定的になった。まず、メリーランド州ベセスダにある国立精神衛生研究所の精神科学医、ダニー・パインがわたしたちとよく似た研究を行い、結果を次のようにまとめた。注意プローブ課題で調べたところ、セロトニン運搬遺伝子の発現量が低いＳＳ型もしくは$L^{g}L^{g}$型の人の注意は、怒りを浮かべた顔に引き寄せられ、発現量の高い$L^{a}L^{a}$型の人の視線は微笑みを浮かべた幸福そうな顔に自然に引き寄せられていた。だが、マイケルと同じ$L^{a}L^{g}$型の人々には、$L^{a}L^{a}$型と同じようなポジティブな方向への強いバイアスは認められなかった。

テキサス大学オースチン校の心理学者、クリス・ビーバーズが行った別の実験では、ＬＬ型のセロトニン運搬遺伝子をもつ人はネガティブな画像を避けるという、わたしたちの研究と同様の結果が出た。だがじつはこの実験でも、「ＬＬ型の人はネガティブな画像を回避する」という仮説は、発現量の高い$L^{a}L^{a}$型にしかあてはまらず、発現量が中程度の$L^{a}L^{g}$型にはそうした傾向は認められなかった。どうやら、人の認識を楽観的な方向に押しやるのは$L^{a}L^{a}$型の遺伝子であり、$L^{a}L^{g}$型の遺伝子をもつマイケルが楽観主義者なのは、ただの偶然だと考えるのが妥当なようだった。

わたしが自分の学生たちにＬＯＴ－Ｒの楽観性尺度の設問に答えてもらったところ、先の疑問はさらに大きくなった。マイケルと同様のＬ^{a}Ｌ^{g}型の遺伝子をもつ学生は、Ｌ^{a}Ｌ^{a}型の遺伝子をもつ学生よりむしろ楽観の度合いが高かったのだ。さらに驚きだったのは、回答の結果、全体の中でいちばん楽観的傾向が強かったのは、ＳＳ型の遺伝子をもつ学生たちだったことだ。いったいなぜ？　どうしていわゆる〈脆弱遺伝子〉をもつ人々が、いちばんの楽観主義者になりうるのだろうか？　こんなふうな難題に遭遇するのは、科学者にとって大きな苦しみだが、同時に大きな喜びでもある。

わたしたちの新たな結論

それからまもなく、わたしたちが一年以上かけて行ってきた新しい研究結果がまとまり、Ｌ^{a}Ｌ^{a}型遺伝子が楽観をもたらすという単純な概念は完全にくつがえされた(16)。この新しい実験でわたしたちは、遺伝子の発現量が低いタイプ（ＳＳ型とＬ^{g}Ｌ^{g}型）と高いタイプ（Ｌ^{a}Ｌ^{a}型）の双方を被験者に選び、注意バイアスを変えるように仕組まれた課題をそれぞれに与えた。

これは〈認知バイアスの修正〉と呼ばれる手法で、本質的には一種の学習課題だ。被験者の目の前にはポジティブな画像とネガティブな画像がふたつ一組で一瞬映しだされ、それらが消えたあとどちらかの側に印があらわれる。被験者はその印をできるだけすばやく見つけ、反応しなくてはならない。やりかたは注意プローブ課題とまったく同じだ。だがここには、小さな細工がほどこされている。幾人かの被験者の場合、印はいつも、嫌悪をもよおす画像のあとにあらわれるようになっているのだ。別の被験者の場合は逆にいつも、幸福そうでポジティブな画像のあとに印があらわれる。

この仕掛けによって被験者は、課題をこなすうちじきに、ネガティブもしくはポジティブな方向への強い偏りを身につける（どちらに方向づけられるかは、被験者の運しだいだ）。もしも印がいつも、ネガティブな画像の側にあらわれていたら、被験者の注意はすぐにポジティブな画像よりもネガティブな画像に集まるようになる。

　実験を行うと、セロトニン運搬遺伝子の発現量が低い人は高い人に比べ、恐怖を感じさせる画像をすばやく探しあてられるようになることがわかった。これは当然の結果といえるだろう。脆弱遺伝子をもつ人が、脅威をより敏感に感じとるのは自然なことだ。

　それよりも興味深い結果が出たのは、ポジティブな画像に注意を向ける課題を与えられた被験者グループだ。$L^{a}L^{a}$型の遺伝子をもつ人がもしほんとうに楽観的であるなら、彼らはポジティブなものに反応しやすいはずで、嫌悪を抱かせる画像よりも楽しい画像をたやすく感知して当然ではないだろうか？　だが、実験からはまたしても、ＳＳ型もしくは$L^{g}L^{g}$型のグループが$L^{a}L^{a}$型のグループよりも、ポジティブな画像をすばやく探しあてられるという結果が出た。脆弱遺伝子をもつグループは、ポジティブな画像にいちばん敏感に反応できるグループでもあったのだ。

　つまりセロトニン運搬遺伝子の発現量が低い人々は、ネガティブな画像とポジティブな画像のどちらにも敏感に反応できたわけだ。これはどうすれば説明できるのだろう？「危険を嫌う」「脆弱な」遺伝子をもつ人々が、なぜ、ポジティブな画像をほかの人々より敏感に感知できるのだろうか？　そしてなぜ、いわゆる楽観型の遺伝子タイプの人は、ポジティブな画像への反応が鈍かったのだろうか？

それは楽観遺伝子でも、逆境に弱い遺伝子でもなかった

わたしはまもなくこれらの実験結果が、ロンドン大学バークベック校の心理学者、ジェイ・ベルスキーによる最新の理論に合致することを知った[17]。ベルスキーは遺伝子と環境との相互作用に関する過去の研究を細かく検証し、これまでだれも目をとめていなかった事実に気づいた。それは、神経伝達物質に作用するいくつかの遺伝子の発現量が低い人は、良い環境と悪い環境のどちらにも、敏感に反応しやすいということだ。セロトニン運搬遺伝子もそのひとつだ。

カスピやモフィットによる有名な研究をはじめ、遺伝子と環境の相互作用を調べた実験のおおかたは、被験者に起きたネガティブな出来事やそれがもたらす悪影響ばかりに焦点をあてていた。そして、セロトニン運搬遺伝子のＳＳ型など特定の遺伝子型をもつ人が非常にストレスに弱いことがわかると、その遺伝子型には「脆弱」「感じやすい」などのレッテルが貼られてきた。

だが、ベルスキーが指摘するようにわたしたちは、人が良い出来事にどう反応するかも調べる必要がある。ベルスキーは多数の実験結果をあらためて検証し、データの中からある事実を見いだした。それは、悪いことが起きたときに非常に不利にはたらく遺伝子型が、良いことが起きたときには非常に大きな利益をもたらすらしいことだ。

先に紹介したカスピとモフィットによる研究では、虐待を受けた子どもの中でもＭＡＯＡ遺伝子の発現量が低い子は特に、大人になったとき反社会的な行為に走る率が高いという指摘があった。だがここで見過ごされていたのは、同じタイプの遺伝子をもつ子どもがもし虐待を受けなければ、そうした行為に走る確率はずっと低いことだ。

また、ワシントンにあるアメリカン大学のキャスリーン・ガントハートと同僚による実験からは、セロトニン運搬遺伝子がＳＳ型の人とL^gL^g型の人、そしてL^aL^a型の人とがみな同じくらい辛い出来事にあうと、その夜、強い不安にさいなまれがちなのはＳＳ型とL^gL^g型の人であることがわかっている[18]。だが、逆に非常に楽しい出来事があった日の晩、ＳＳ型や$L^{g}L^{g}$型の人が感じるストレス度は、$L^{a}L^{a}$型の人と比べてあきらかに少なかった。ベルスキーが主張するように、この遺伝子の発現量が低い人はたしかに逆境にいちばん弱くはあるが、そのいっぽうで、幸福につながるようなポジティブな環境に置かれれば、そこからいちばん大きな利益を受けることが多いのだ。

　わたしが行った学習実験も結局、セロトニン運搬遺伝子の発現量が低い人は高い人に比べ、ポジティブなものでもネガティブなものでも感情的な背景に非常に敏感であるという、先と同様の結論に落ち着いた。だから、セロトニン運搬遺伝子は「逆境に弱い」遺伝子や「楽観の」遺伝子であるというより、仮にそれが「何かの」遺伝子であるとすれば、「可塑的な」遺伝子だと考えるのが妥当だろう。セロトニン運搬遺伝子の発現量が低い人はまわりの環境に影響されたり反応したりしやすく、そのため、すばらしい環境や支援に恵まれればそこから大きな利益を引き出せる。だが、虐待を受けたりまわりから支援を得られなかったりしたときは、深刻な負の影響を受けることになるのだ。

マイケル・Ｊ・フォックスとふたたび対話する

　これらの新しい結果を考え合わせると、前述のマイケル・Ｊ・フォックスの事例はより納得がいく。注意プローブ課題を行ったとき、彼の脳は楽観的な方向に強く反応していた。そして彼のセロトニン運搬遺伝子はすくなくとも二本のうちひとつが発現量の低いL^{g}型だった。つまり彼には、自分をとりまく環境に――それが利益をもたらすものでも、恐怖をもたらすものでも――非常に敏感に反応する素因があるということだ。

テレビのドキュメンタリーを撮ってから約一年後、マイケルはわたしとふたたび会うことを了解してくれた。わたしは新しく判明した結果について彼に報告したかったし、彼のほうでも自身の楽観主義のルーツについてもうすこし突っ込んだ話をわたしにしたがっていた。こうして木の葉が茶色く色づき始めたある秋の日、わたしはセントラルパークを抜けてアッパー・イーストサイドにある彼のオフィスに向かった。

ドアを開けると、まず出迎えてくれたのは、巨大だが（ありがたいことに）人懐こい愛犬のガスだった。続いてあらわれたマイケルは日に焼けた元気そうなようすで、わたしを狭い廊下から広い部屋へと案内してくれた。写真やゴールデングローブ賞のトロフィーに囲まれた居心地の良い部屋で、彼はわたしに「昔からほとんどいつも、僕は楽天家だったんだ」と話してくれた。父親は軍人で、家族はみな非常に保守的だったという。マイケルが子どものころ、家族は彼のことでいつも気をもんでいた。「僕はひとりだけ、みんなとちがっていたから」とマイケルは説明した。「僕は物語を書いたりマンガを描いたり、お芝居をしたりバンドで演奏したりするのが好きだった」。父親は、まったくちがうタイプの人間だった。

あるとき、父親がバンドの演奏を聴きに来た。終わったあと、父親はおおいに感心したようすでマイケルにたずねた。「ギャラはちゃんともらったのか？」

「もちろん」。マイケルは答えた。「二〇〇ドル」

「悪くない」。父親は言った。「何に使うつもりだ？」

「アンプを四〇〇ドルで借りたから、まずそれを返すところから始めなくちゃ」

父親はがっくりして立ち去ったという。

家族がみなマイケルのことをまともに受け入れてくれない中で、ひとりだけ彼の側に立ち、守ってくれたのが祖母だった。

「僕の世界観のルーツがどこにあるのか、知りたい?」マイケルは言った。「それなら祖母までさかのぼれば十分さ。祖母は僕の家の霊媒師みたいな存在だった。彼女が『今日は雨が降る』と言えば、家族はみんな出かけるとき雨傘とレインコートをもっていった」

彼がまだずっと幼くて、一日に何時間もマンガばかり描いていたころ、祖母が両親にこう言ったことをマイケルは覚えている。「マイクのことは心配いらないよ。いつかあの子は有名になる。世界中の人があの子のことを知る日がいつか来る」

この日からマイケルは、自分の好きなことをするのを認められるようになった。「祖母のおかげで家族が僕のことをほうっておいてくれるようになった。好きなことを好きなだけやれるようになったんだ」

わたしはマイケルに、L^gL^g型の遺伝子はSS型に近い性質をもち、この遺伝子型の人は良きにつけ悪しきにつけ、まわりの環境に敏感に反応しやすいらしいという話をした。マイケルいわく、祖母のおかげで彼を支えてくれるような空気がたしかに家に生まれた。彼がしていることに家族は心から興味をもってくれたわけではなかったが、祖母の後ろ盾のおかげで、ともかくマイケルは自分らしく生きる自由を得た。こうした環境に支えられていたからこそ、彼は自身の遺伝子のタイプを最大限に活かし、結果的に、強くて楽天的な人生観を手に入れることができたのかもしれない。

遺伝と環境のさらに奥で起こっている「エピジェネティクス」

DNAの配列の多様性——いいかえればそれぞれの遺伝子の型——が髪の色や身長などの肉体

的な特徴だけでなく、人格や感情などにも影響を与えうることには、ほぼ疑いがない。だが、DNAは絶対だという伝統的な見方は、遺伝学の世界に最近押し寄せた新しい流れによってくつがえされつつある。近年成長が著しいエピジェネティクス（後成遺伝学：「エピ」はギリシャ語で「（何かの）上」「（何かを）越えて」の意）の研究によれば、遺伝子の作用はその人がどんな体験をしたかによって、生きているあいだじゅう変化しうる。驚きなのはこうした変化が、DNAの配列そのものに影響せずとも次の世代に受け継がれる点だ。

この画期的な発見が生まれる舞台となったのは、スウェーデン北部の雪に覆われた人里離れた一帯だ。わたしは何年か前にサイクリング旅行でそこを訪れたが、そのときには、遺伝学の革命につながる秘密をはらんだ地を自分が横断しているとは、夢にも思っていなかった。

ノルボッテン地区はスウェーデン北端の過疎地で、あまりに人里から離れているために一九世紀ごろまでは、凶作のたびに深刻な飢饉と飢餓に見舞われていた。教会区の記録によれば、一八〇〇年、一八一二年、一八二一年、一八三六年、一八五六年には一帯で飢餓が発生している。それとは対照的に一八〇一年、一八二二年、一八二八年、一八四四年、一八六三年は豊作で、過食による弊害が多発している。現在ストックホルムのカロリンスカ研究所に籍を置く予防医学の専門家、ラーズ・オロブ・バイグレンはこの地方の豊作と凶作の年の状況を手がかりに、こうした環境が住民にどんな影響を与えたかを検証した。

バイグレンはノルボッテンのオベルカリックスという小さな部落で一九〇五年に生まれた住民九九人をランダムに選び、調査のサンプルにした[19]。スウェーデンらしい綿密な記録からあきらかになったのは、少年のころ、ある冬は飢餓、次の冬は飽食という経験をした男性の子どもや、さらにその子どもが概して平均より短命になることだ。寿命に影響すると考えられているその他の要因を考慮に入れると、この原因による寿命の差はじつに三二年にもなった。これらのデータは、ある驚きの事実をあきらかにした。子どものころに飢餓の冬と飽食の冬を連続して経験した人々の体内では、次の世代の寿命に、そしてさらに次の世代の寿命にまで影響するような生物学的変化が起きていたのだ。

エピジェネティクスが遺伝学の常識を塗り替えた

これらの発見は、遺伝子は何世代もかけてゆっくり変化するという伝統的なダーウィンの進化論の概念とまっこうから対立するものだ。バイグレンはこの急速なエピジェネティクスの作用を現代の、もっとずっと詳細な生物学的記録が手に入る地域でも確認した。

イギリスのブリストル大学の疫病学者ジーン・ゴールディングが主体となって行った、エイボン親子長期調査がそれだ。この調査の目的は、遺伝子のタイプと環境的な要因がどのように結びついて健康や幸福度に影響するかを調べることにあった。ゴールディング率いる調査チームは一九九一年と一九九二年に、ブリストル地方に住む妊婦一万四〇二四人（これは、この時期にこの地方に居住した妊婦の七〇パーセントにあたる）に呼びかけて調査に協力してもらい、以後、親子の動向を追いかけ続けた。

この調査のデータをゴールディングとバイグレン、そしてロンドン大学の遺伝学者マルカス・ペンブレイは共同で分析し、調査に参加した父親のうち一六六人が一一歳以前から煙草を吸いはじめたと話していることを突きとめた[20]。一一歳といえば思春期の直前にあたり、次代に影響するエピジェネティックな遺伝変化を起こせるだけ体が成熟してきている。この一六六人の父親の子どもについて調べたところ、女児ではなく男児のみ、肥満をあらわすＢＭＩ値が九歳の時点ですでにきわめて高くなっていることがわかった。これらの男児は成人後に肥満や糖尿病を発症するリスクが高く、寿命も短くなる可能性がある。前述のオベルカリックスで、幼少期に飢餓と飽食をつづけて経験した親から生まれた子どもが、平均より短命だったのと似た筋書きだ。

つまり、親の若いころの過ちは自身の幸福だけでなく、子どもの幸福にまで影響するということだ。飢餓や喫煙の習慣など環境的な要因は遺伝子に刻印を残し、それは次の世代に譲り渡される。人が経験する出来事や食事や生活様式は、遺伝子の働きをオンにしたりオフにしたりする強力なスイッチをコントロールすることができるのだ。

これは、ＤＮＡについての従来の知識をはるかに超えた内容で、遺伝学にまったく新しい地平をもたらした。この新しい理論によれば、マイケル・Ｊ・フォックスのような人間は楽観の遺伝子（のようなもの）を生まれもっているわけではなく、何かの経験によってエピジェネティックな変化が起きた結果、重要な脳内回路に徐々に影響が及び、最終的に楽観の確立につながったのではないかという推測も生まれる。

エピジェネティックな作用は、何に、どこまで及ぶのか

人生のスタートをうまくきれば、楽観主義につながるような後成遺伝的な変化を引き起こすことがほんとうにできるのだろうか？　そうしたエピジェネティックな作用が眼の色などの生物学的特徴から記憶などの心理的なプロセスまで及ぶことについては、はっきりした証拠がすでに存在している。

レナート・パロはチューリッヒにあるスイス連邦工科大学でバイオシステム科学およびエンジニアリング部門のトップをつとめる人物だ。彼が率いる研究グループは、ミバエの卵をとりまく

液体の温度を二五度から三七度にほんの短い時間上昇させただけで、遺伝的には白い目をもつようにプログラムされていたはずのミバエが、赤い目になって卵から孵ることを発見した。[21]

その後、数世代にわたって観察を続けたところ、さらに目を見張る発見があった。この赤い目のミバエと普通の白い目のミバエを交配したところ、その後六世代に至るまでずっと赤い目のミバエが生まれつづけたのだ。断っておくが、赤い目でも白い目でもＤＮＡの配列自体はまったく変わらない。それなのに、卵の状態のときにすこし温度を上げただけで、世代から世代へとなかなか消えずに受け継がれる生物学的な変化が生まれたのだ。

こうした発見により、分子生物学のしくみは根本的な見直しを促されている。エピジェネティクスの作用によって何かの資質が次代に受け継がれるのは、ミバエだけに限った話ではない。[22]植物でも動物でも菌類でも、そしてヒトにおいてさえも同じことが言える。たとえば、わたしの曾祖母が非常に高脂肪な食生活をしていたら、わたしが肥満になる確率は高くなるのだろうか？答えはどうやら、あきらかに「イエス！」のようだ。

ペンシルバニア大学の神経科学者、トレイシー・ベイルが行った実験では、妊娠しているマウスに非常に高脂肪のエサを与えたところ、予想通り、その子どもは誕生時からすでに体長・体重とも平均を上回り、インシュリンに対する反応度も低かった。[23]これらは肥満と糖尿病の危険因子として知られる特徴だ。これらの幼いマウスは高脂肪のエサはもう与えられていないのに、成長して妊娠すると、やはり体重が重くインシュリンに反応しにくい子どもを生んだ。さらに二世代後でもやはり、平均より体重が重く平均より食事を多く食べるマウスが誕生した。ベイルが二〇〇八年に神経科学協会の会議で発表したように、「あなたは、あなたが食べたものだけでなく、あなたの祖母が食べたもので作られている」のだ。

記憶のような心理学的なプロセスもまた、エピジェネティクスの影響を受ける。タフツ大学の生物化学者ラリー・フェイグは、玩具や運動用具など、マウスの関心を引きそうなものを豊富に揃えた環境に、記憶障害をもつよう遺伝子的に誘導されたマウスを入れるという実験をした。驚きだったのは、このマウスの記憶力が環境のおかげで大きく向上しただけでなく、新しい記憶を形成するさい重要な「長期増強（＝シナプスの伝達効率が高くなる現象）」という脳内プロセスにも変化が生まれたことだ。そして、このマウスの子孫はごく普通の環境で育てられたのに、親の代で起きた脳内プロセスの変化はそのまま次代に受け継がれた。

エピジェネティクスにまつわるこれらの発見は、伝統的な遺伝学が説明しようとしてきた多くの謎に、答えを与えてくれる。たとえばなぜ、一卵性双生児の一人がまったく健康なのに、もう一人が深刻な不安障害を発症するのか？　あるいはなぜ、スウェーデンの小さな村の食生活の変動が、住民の寿命を数世代にわたって大きく変えることになったのか？　こうしたエピジェネティックな作用は今、徐々に解明が進んでおり、これらの作用が生物学的・心理学的プロセスにどう影響するかについても遺伝学的な理解は深まってきている。では、このエピジェネティクスとは、じっさいどのように働くのだろうか？

エピジェネティクスの仕組みを探る

ニューヨークのコロンビア大学のフランシス・シャンパーニュとラヒア・マシュードが説明するように、人間のＤＮＡとはたとえていえば、整然とした配列で棚に並んだ図書館の本のようなものだ。[24]並べられた本には――遺伝子の配列と同じように――情報とインスピレーションがつまっており、棚から選びだせばだれでもそれを手にできる。けれど、本は読まれなければ、だれにも影響を与えない。

同じようにDNAは細胞の中で、RNAポリメラーゼという酵素によって読みとられるのを待っている。この酵素は「転写」と呼ばれる重要なプロセスの中で、メッセンジャーRNAを合成するはたらきをもつ。このメッセンジャーRNAは、DNAの配列をタンパク質に翻訳されうる形に正確にコピーしたものであり、この遺伝情報の転写によって遺伝子は発現する。そして遺伝子が発現することで、無限につづく結果がもたらされる。

遺伝子の発現につながるこのプロセスがもしも起こらなければ、遺伝子のもつ潜在性は発揮されない。本棚のいちばん高いところに置かれ、だれからも読まれないまま埃だけを集めていく本と同じように、発現しない遺伝子はそこにありながら、何の作用も果たさない。何かのはたらきかけでその形質が発現したときに初めて、遺伝子はまわりに影響を与えることができるのだ。

遺伝子発現を阻害するもの

遺伝子のプロモーターと呼ばれる部分は、いわば蔵書目録のようなものだ。それをひもとけば、すべての本を読むことも、再注文をすることも簡単にできる。けれどももし目録が閉じられたままだったら、蔵書が日の目を見ることはない。このように遺伝子情報に鍵をかけてしまうのが、DNAのメチル化と呼ばれる現象だ。プロモーター部分の近くに潜むメチル系化学物質は、遺伝子を効果的に沈黙させ、遺伝子のはたらきを遮断する。次ページの図に見られるように、もしもメッセンジャーRNAが遺伝子のプロモーターをたやすく読みとることができれば、遺伝情報の転

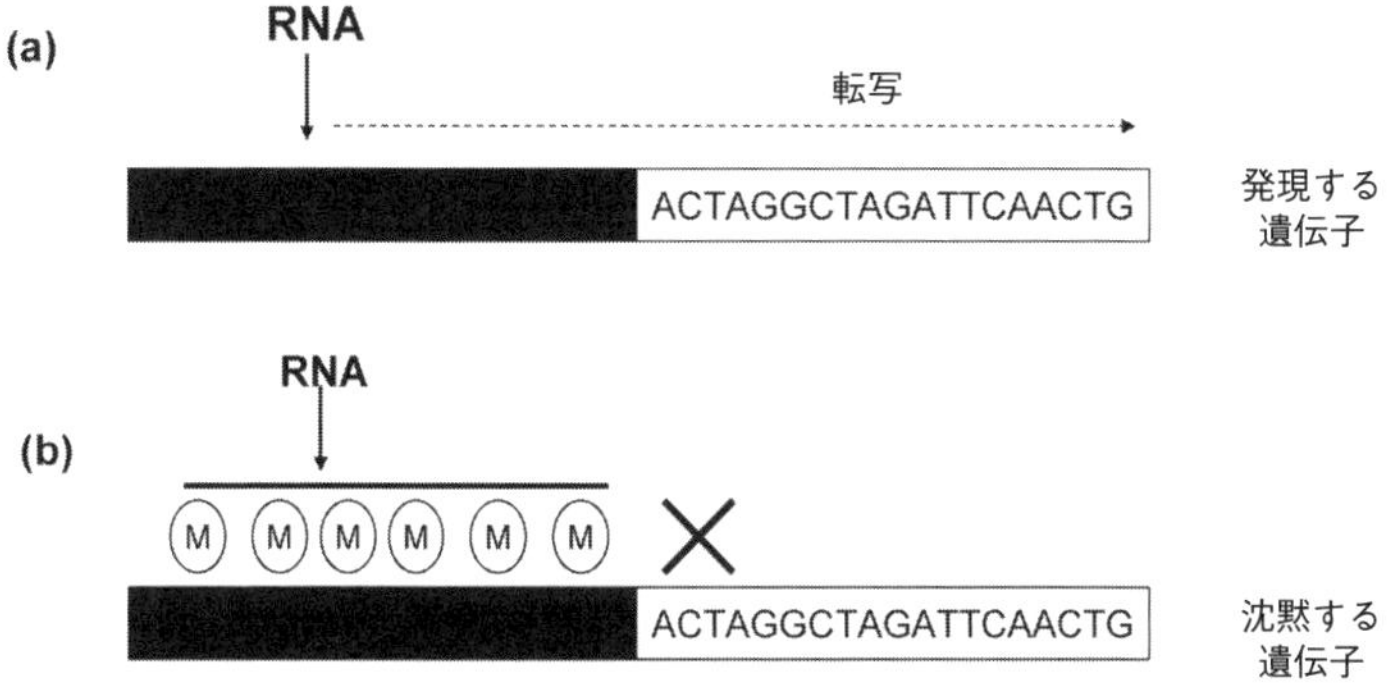

■メチル化による遺伝子のエピジェネティックな変化の模式図

遺伝子の発現にエピジェネティックな作用がどのように及ぶかの図解。上の図（a）に示されているように、遺伝子とはC、T、A、Gの四つの塩基から成る一連のDNAの先にプロモーター（図中の黒い棒）がついた構造をしている。遺伝子の転写が起きるためには、メッセンジャーRNAがプロモーター部分に接続しなければならない。そうして初めて遺伝子は活動することができる。いっぽう下の図（b）に見られるように、一群のメチル系化学物質（図中ではMと表示）がプロモーター部分に付着すると、メッセンジャーRNAはブロックされ、遺伝子は“沈黙”したままになる。遺伝子の暗号はそこにありながら、読みとることができない。

写が起こり、遺伝子は活動を開始する。けれど、もしもメチル系化学物質がプロモーターをブロックしたら、メッセンジャーRNAは遺伝子を見ることができず、遺伝子の発現は起こらない。

遺伝子情報が解読されるかどうかに影響を与えるのは、遺伝子をとりまく環境だ。そして遺伝子をとりまく環境に影響を与えるのはむろん、その人をとりまく環境だ。だからこそ、人間の複雑な行動に、遺伝子が直接影響することはほとんどないといっていい。あるひとつの遺伝子が神経伝達上の変化や神経回路の微細な調整を経て、たとえば楽観などの精神的資質を出現させるまでには、長く複雑な道のりがある。そこには他の遺伝子や、それまでの人生で起きた出来事やエピジェネティックな変化など、数多くの要因がかかわっている。

エピジェネティクスの研究は今、遺伝子と環境との相互作用がどのように展開するのかを解明しはじめている。いいかえれば真に重要なのは、あなたがどんな遺伝子をもって生まれてくるかよりも、むしろ、それらの遺伝子の中でどれが発現に至り、どれが沈黙したままで終わるかという点だ。あなたの赤ん坊はひとそろいの遺伝子をもって生まれてくるが、その中のどの遺伝子が発現し、どの遺伝子が発現しないかに影響を与えるのは、赤ん坊が生まれてから起こる出来事なのだ。

エピジェネティクスは、楽観や悲観に影響するか

エピジェネティックな変化によってほんとうに人間は、楽観主義になったり悲観主義になったりするのだろうか？　そうらしいと示唆する次のような証拠がある。ラットを用いた実験で、母親がどれだけ愛情深く接するかで子どもの脳に変化が起き、ストレスに対する反応性に大きな影響が生じることがあきらかになったのだ。愛情深い母親ラットは一日に何時間ものあいだ、赤ん

坊の体を舐めたり抱いたりして過ごし、赤ん坊が巣から転げ落ちればすぐさま拾いにいく。いっぽう、愛情の薄い母親ラットは生まれた子どもを舐めたり世話したりするのにわずかな時間しか費やさない。これら双方の赤ん坊ラットの遺伝子発現量を分析すると、両者には驚くほどの差が認められた。

モントリオールのマギル大学で行動と遺伝子と環境との関連を研究しているイアン・ウェーバーと同僚らは一連の興味深い実験を行い、母親ラットの接し方次第で子どもの、ストレスへの耐性にかかわる遺伝子の発現に大きな差が生じることをあきらかにした[25]。脳内で学習や記憶に重要な役目を果たす海馬という場所には、「グルココルチコイド受容体」と呼ばれる物質が大量に存在している。グルココルチコイド受容体はストレスの切り替えスイッチのようなもので、ストレスに対する反応をオンにしたりオフにしたりできる。この受容体の量が標準より少ないとストレスに対する反応が増大し、問題をいつまでもくよくよと考え、すみやかにそれを乗り越えられなくなる。

海馬にこの受容体が大量に含まれていれば、その個体はストレスにずっと容易に対処できるはずだとウェーバーは推測した。ウェーバーらは子どものラットの海馬を観察し、母親からの愛情が薄かった個体には、グルココルチコイド遺伝子のプロモーター部分にＤＮＡのメチル化が高い数値で認められることを発見した。ＤＮＡのメチル化は、遺伝子を沈黙させるのにきわめて重要なプロセスだ。

これが意味することは深刻だ。母親の愛情という古典的な環境要因は、子どものストレスへの耐性に非常に強く影響していた。母親の愛情によってストレスに強い子どもが育つのは純粋な慈しみの作用だと思われがちだが、その一見魔法のような力の陰には遺伝子の発現がかかわっていたのだ。

エピジェネティクスにまつわる研究のおおかたはラットなどの動物を使って行われてきたが、前出のバイグレンによるスウェーデンでのデータが示しているように、同じメカニズムは人間にもあてはまる。カナダのブリティッシュ・コロンビア大学の小児医学部のティム・オーバーランダーは、複数の妊婦の臍帯血から細胞を取り出し、研究を行った(26)。調査に協力した妊婦の何人かは抑うつに悩まされており、何人かは悩まされていなかった。取り出された細胞はDNAのメチル化――つまりは、遺伝子をオフにするプロセス――の痕跡がないかどうかを念入りに調査された。その結果、妊娠の後期三カ月のあいだ母親が抑うつや不安に悩まされていると、赤ん坊のDNAのメチル化が大きく進むことが確認された。こうしてグルココルチコイド遺伝子のプロモーター部分でメチル化が進むと、海馬の中の遺伝子が発現しにくくなり、本来以上にストレスに弱い子どもが育つことになるわけだ。

出産前に抑うつを経験していた母親から生まれた赤ん坊を生後三カ月のときに追跡調査したところ、彼らはたしかに、抑うつでない母親から生まれた赤ん坊よりはるかに強いストレスを感じていた。母親が抑うつのときに典型的に見られる、子どもとのスキンシップの少なさを考慮に入れたとしても、DNAのメチル化とストレスへの反応につながりがあることは否定できなかった。これらはもちろん環境がもたらす作用だ。だが正しく言えば、環境が遺伝子を通してもたらす作用だ。そして、子どもがほんの小さなころに起きたこの作用が、その後長きにわたって影響する可能性もある。

皮肉なことに、科学者はエピジェネティクス的なはたらきについてずっと前から知っていた。たとえば、肝臓や脳の細胞には同じＤＮＡが含まれているが、それぞれまったくちがう仕事をする。こうした可塑性の重要度が理解されたのは、ごく最近のことだ。そしてエピジェネティックな変化の可能性は、新しいすばらしい世界への扉を開いた。わたしたちの日々の選択は自身の遺伝子にため息をつかせ、叫び声をあげさせるだけでなく、わたしたちの子どもの、そしてさらにその子どもの遺伝子の発現にまで影響を与えるのだから――。

第五章

タクシー運転手の海馬は成長する

一度形成された脳細胞は増えないという常識に反して、複雑な道を記憶したタクシー運転手の「海馬」は著しく肥大していた。脳は経験で変化する可塑性を備え、悲観的な神経回路さえ変えられるのだ人間の脳には驚くほど、変化する力がある。神経科学者たちは長いあいだ、ある年齢――おそらくわずか七歳くらい――を過ぎると脳は柔軟性を失い、もう変化できなくなると信じてきた。だが、近年急速に発展してきた脳の可塑性の研究によって、この従来の概念は完全にくつがえされた。そして、たとえ非常に高齢でも、人間の脳にはこれまで考えられていたよりはるかに高い柔軟性があることがわかってきた。

これは、頭に浮かんでは消える思考レベルの、表層的な変化をさしているのではない。脳の物理的な構造において、変化が現実に起きるのだ。わたしたちの行動や思考はニューロンに、そしてニューロン同士の結びつきに影響を与え、その結果、脳の回路のはたらき方はじっさいに変わる。なかでも特に変化しやすい、〈可塑性〉の高い回路が、恐怖や快楽を統制するサニーブレインとレイニーブレインの回路だ。恐怖や快楽の経験が人それぞれの神経回路を発達させ、人それぞれのレイニーブレインやサニーブレインをつくりあげるということだ。

独自なレイニーブレインとサニーブレインがあるからこそ、人はそれぞれのやり方で恐怖や快楽に反応する。そしてこの「アフェクティブ・マインドセット」の反応の根本的な相違によって、人が世界をどう見るかは左右される。この「世界をどう見るか」を変えれば、逆に脳に変化をもたらせることが今、わかってきている。

タクシー運転手の脳に起こっている変化

ロンドンには二万五〇〇〇以上の道路がある。年月とともにあちこちに無数の交差点や横道がつくられた結果、町全体はさながら複雑な迷路のようだ。ニューヨークのように道路と道路が垂直に交差し、どこにでも簡単にたどりつける町とはまるでちがう。けれどロンドンのどこからでもいい、名物の黒塗りタクシー〈ブラックキャブ〉に乗り込んだら、運転手はあなたの目的地がどこだろうと即座に最短のルートを選び、迷わずすみやかに送り届けてくれるはずだ。

こんなに卓越した位置把握能力は、だれにでも簡単に身につくものではない。二万五〇〇〇の道路をひとつ残らず記憶し、頭の中で自在にルートをたどれるかどうか試す〈ノリッジ（知識）〉という試験を突破した者だけが、ブラックキャブを運転する免許を得られる。この試験は非常に難関で、受験者のわずか半数程度しか合格することができない。

二〇〇〇年、ロンドン大学の認知神経科学科のエレノア・マグワイア教授は、一六人のブラックキャブの運転手の脳をｆＭＲＩでスキャンした[1]。そして海馬の後方部が一般の人に比べて著しく肥大していることを発見した。この海馬という組織は、人間だけでなく鳥や他の動物の脳においても、位置把握に密にかかわる部分だ。実験からはさらに驚きの発見があった。海馬の肥大の度合いが、運転手のキャリアに比例していたことだ。運転歴が長いほど海馬は大きくなっていたのだ。

この結果をさらに追究するためマグワイアは、ノリッジ試験に向けて勉強中の見習い運転手の習熟度を次のような実験で検証した。ふたたびｆＭＲＩを使って、マグワイアは見習い運転手が試験の講習を受けはじめたときと、講習が終わりに近づいたときの二回、脳をスキャンした。その結果、一回目と二回目とで海馬の大きさが激しく変化した者ほど、試験突破の確率が高いという結果が出た。これは、経験によって脳の物理的組成にたしかに変化が起きることを示した、有力な証拠といえる。

音楽家の脳も変化していた

さらに強力な裏付け証拠が、プロの音楽家の脳の調査からももたらされている。音楽の演奏はたいへん複雑な作業だ。一分間に何百もの音を要求どおりに正しく奏でることは、並の人間にはできないすばらしい技能だ。こうした複雑な作業を行う音楽家の脳が、音楽をしない人間の脳とは大きく異なっていることが、高解像度のＭＲＩでスキャンをした結果、あきらかになった。複雑な音を聞き分けたり、精密な動きをしたりするのにかかわる脳の複数の領域が、音楽家は非音楽家と比べてはるかに大きくなっていたのだ(2)。

音楽家にはこうした条件がもともと備わっているのではないかと、訝る人もいるかもしれない。音楽家は、音楽に才能を発揮するような脳をもって生まれたからこそ、音楽家になるのだと――。だが、それはちがう。研究からは、脳のこうした領域の大きさが、その人の行った練習量に応じて変化することが示されている。練習を多くすれば、これらの領域は脳の中で肥大するのだ。

音楽家の脳に見られるこの〈可塑性〉には、負の側面もある。局所性ジストニアと呼ばれる神経疾患がそれだ。この病気にかかると、たとえば弦楽器奏者は一本の指を他の指と別に、独立して動かす能力を失ってしまう。このような症状が起きるのは、〈体性感覚皮質〉と呼ばれる脳内の細い紐のような部分に、体の各部の機能が集約されているためだ。体性感覚皮質には、体の各部のいわば地図がおさめられており、唇や腕や手や指などすべての部分にわずかずつ皮質が割り当てられ、効率よく機能できるようになっている。

ふつうなら指には一本一本小さな割り当てがあり、となりの指の割り当てとは明確な区分がある。ところが、ギタリストのように二本の指をしじゅう一緒に使っていると、それぞれの皮質上の割り当てが徐々に拡大し、しまいにはひとつにくっついてしまう。体性感覚皮質は二本の指を一個のまとまりとして見るようになり、皮質上の割り当てをひとつですませようとする。この症状が起きると、ギタリストは一本一本の指をばらばらに動かすことができなくなるのだ。

人間の脳は思ったよりもはるかに柔軟

脳の可塑性が発見されたことで、従来考えられていたよりも人間の脳がはるかに柔軟であることがわかってきた(3)。脳は新しい何かにつねに反応しつづけ、人間が生まれた瞬間から死ぬ瞬間まで絶えず何かを学び、変化する。わたしたちの頭の中にあるニューロンの複雑なネットワークや神経繊維の経路は、たえまなく何かに反応し、適合し、自身を再配列するのだ。この柔軟性こそがわたしたちに、世界観を変化させるすばらしいチャンスを与えてくれる。

可塑性はしかし、諸刃の剣でもある。新しい経験で脳を刺激してやらなければ、ものごとの対処の仕方や信念は固定化し、簡単には変化しなくなる。そして、脳のある部分を使わずにいたら、その部分は徐々に他の機能に乗っ取られていく。けれど努力さえすれば、すっかり凝り固まった回路を変化させることも可能だ。

「目が見えない人は聴覚が鋭い」という俗説が真実であることは、現在、複数の調査から確認されている(4)。目の見えない人の脳をスキャンすると、大脳皮質のちょうど後方にある視覚野と呼ばれる場所が、通常なら視覚情報だけに反応するはずなのに、聴覚的な刺激にも反応していることがあきらかになった。つまり、ふつうは何かを〈見る〉ことで作動する一連のニューロンが、目の見えない人の場合、何かを〈聞く〉ことで発火していたのだ。皮質上の不動産（ほんとうにこういう呼び方をするのだ、時どき）は、外界から何も信号が送られてこないからといって眠っているわけではない。空いているその資産を、他の感覚や活動が利用しに来るのだ。目の見えない人の場合、視覚野は聴覚に接収される。

オレゴン州ポートランドのオレゴン健康科学大学のアレクサンダー・スティーブンスと同僚はある実験で、目の見えない人に脳スキャナーの中で横になってもらい、かすかな音を鳴らしてそれに耳をすませてもらった。音が鳴ると、被験者の血流は一気に脳の後方の、視覚野であるべき場所に集まった。そして音楽やスピーチに耳をかたむけると、聴覚野が刺激されるだけでなく、本来なら視覚刺激によってのみ発火する脳細胞までもが活性化した。つまり音は、目の見えない人の脳内では二倍の力をもつということだ。

これと逆のことも成り立つ。やはりオレゴン大学の神経科学者ヘレン・ネヴィルは、耳の聞こえない人は視覚がそのぶん鋭くなるのかどうかを考えた[5]。左右の耳で音を感知できなければ、それを補うために、視野の外にあるものを認識する能力は高まるだろうか？　これをあきらかにするためネヴィルは、幼いころから耳が聞こえない人々と、聴覚が正常な人々の双方に協力してもらい、視界のすぐ外の周辺視野で光を点滅させる実験を行った。光が点滅したとき大脳皮質の各部分がどう反応したかを調べると、耳が聞こえない人の場合、本来は音の刺激を処理すべき聴覚野の一部で、視覚刺激への反応が起きていることが確認された。耳が聞こえない人は、周辺視野の視覚がほんとうに高まっていたのだ。

以上のことから、「主たる感覚のどれかを失った人の脳内では、使われなくなった領域のニューロンが他の役割のためにはたらき出す」というたいへん興味深い結論が導き出された。

脳の可塑性の探究のはじまり

脳の可塑性というこの現代的な概念は、意外にも、アメリカの実験心理学の祖ウィリアム・ジェームズによってはるか昔に提唱されていた[6]。ジェームズは「脳には驚くほどの可塑性が秘められている」という文章を、一八九〇年代当時にすでに著していたのだ。だが強力な裏付け証拠を欠いていたため、ジェームズの主張はそのまま時の彼方に埋没していた。それがようやく日の目を見たのは、二人のイギリス人神経科学者が画期的な実験を行い、脳の配線は指紋と同じように個々人で異なるという最初の鍵を提示したときだ[7]。

一九一二年、神経科学者のトーマス・グラハム・ブラウンとチャールズ・スコット・シェリントンの二人は、大脳皮質上で体の動きをつかさどる部分にはほとんど柔軟性がないのか、それとも後天的に再形成できるのかという問題の解明に乗り出した。つまり、経験によって脳のはたらき方には変化が生じるのか否かということだ。

親指と人差し指でものをつまむサルと、親指と中指でものをつまむサルとでは、手の動きをつかさどる運動皮質にわずかでも差が生じるのだろうか？　ブラウンとシェリントンは実験用の一群のサルの運動皮質のあちこちに電極を差し込み、電流を流したときにどこの筋肉がピクピク反応するかを調べた。もし運動皮質上で手を担当する部分が後天的にはいっさい変化しないのなら、どのサルの場合も同じ場所が、手の動きを引き起こすはずだ。けれど、個体の独自の経験が脳内の配線を変えるなら、それぞれのサルの手の動きをつかさどるのは皮質上の微妙に異なる場所になっている可能性がある。そして実験からはたしかに、手の動きが運動皮質のどの部分に関連しているかには個体差があることが確認された。これは、個体の歴史や経験が脳の組成に影響する可能性を示す、重要な鍵となった。

数年後の一九一六年、アメリカの心理学者シェパード・アイボリー・フランツも、先と同様の結論に至った(8)。サルを用いた研究からフランツは「大脳皮質の特定の場所に特定の機能が局在するわけではない」と結論した。だが、この発見は周囲から黙殺されて終わった。当時の科学界にはまだ、このメッセージを受け入れる準備ができていなかった。加えて、「サルの脳はもともとそのようにできているだけではないか」という純粋に科学的な懸念もあった。個々のサルの遺伝子暗号はもともとわずかに異なる運動皮質を形成し、それらはサルが生まれてから死ぬまでほとんど変化しないのではないか——というのが当時のおおかたの考えだった（忘れないでほしい。これはエピジェネティクスという現代的な発見がなされるよりずっと前の話だ）。もしもこの仮説が正しければ、フランツやブラウンらの実験結果は、脳の可塑性について何も解き明かしていないことになる。

脳の可塑性、初の証拠

脳の可塑性を裏付ける証拠がようやく出てきたのはそれから七年後のことだ。人間の脳の回路は日常の経験をもとに形成されるという説得力ある証拠をもたらしたのは、アメリカの心理学の創成期にもっとも大きな影響力をもった研究者、カール・ラシュレイだ。ちなみに、ラシュレイがワシントンDCの国立精神病院で初期の研究をしていたころ、一緒に研究に参加したのが先に登場したシェパード・フランツである。

ラシュレイは、〈記憶痕跡〉の発見に非常に固執したことで有名だ。記憶痕跡とはラシュレイによれば、記憶が脳内に残す物理的な痕跡だ。彼は、記憶とは脳の特定の領域に格納されるはずだと強く信じ、その場所を見つけだすことに何年もの歳月を費やした。けれどその場所はついに発見されず、この失敗からラシュレイは、「記憶は脳の特定の場所に存在するわけではない」「脳の他の機能についても同じことがいえるのではないか」と推論するようになった。

ラシュレイは一連の重要な実験の中で、同じサルの脳内を数カ月にわたって何度か調査した。[9] そして、同じ筋肉を動かす運動皮質上の領域が、時により変化していることを発見した。この結果は、皮質の発達のようすは個体間で異なると示したブラウンとシェリントンの研究や、フランツの実験結果とも合致する。しかし、ラシュレイの実験がとりわけ大きな意味をもったのは、「サルの皮質がそれぞれ異なるのは、生まれながらの個体差だ」という仮説をくつがえした点だ。

同じ個体において、運動皮質が時とともに変化することをあきらかにしたラシュレイは、脳内で起きるプロセスはけっして硬直したものではなく、逆に非常に柔軟性に富む、可塑性の高いものであることを証明した。彼が打ち立てた〈量作用の原理〉という法則は、それから数年後の流れを予兆するものだった。これは、大脳皮質は一体となって機能しており、どこか一部が損傷すればその役割を他の部分が乗っ取るという考えだ。最近の実験からあきらかになった、視覚や聴覚を失った人の脳内で起きている現象はまさにこれだ。

理論も生まれたが、まだ概念は理解されなかった

ラシュレイの考えに理論的な枠組みが与えられたのは、それから長い年月の後、カナダの心理学者ドナルド・ヘッブが今や古典となった著作『行動の機構』を発表した一九四九年のことだ。ヘッブは学習と記憶が脳内でどのように発生するかに興味を抱き、学習という現象が起きるときにはニューロンとニューロンのあいだで何かの構造的変化が生じているはずだと推論した。たとえば自転車に乗るなど何か新しい技術を学ぶとき、脳の中ではおそらく何かの変化が起きている。

ヘッブの考えによれば、一群のニューロンが同時に繰り返し刺激を受けると、ある活発な回路がそこに築かれる（これをヘッブは、神経細胞の集合《セル・アセンブリ》と呼んだ）。そして、この新しい回路は何度も発火を繰り返すうち、より強く、安定したものに変化していく。

子どもがピアノのあるひとつの鍵盤を繰り返し押し、あるひとつの音に耳を傾けているところを想像してみよう。ある鍵盤を押す行為と、ある決まった音が聞こえる現象が何度も結びつけばそれだけ、〈鍵盤を押すこと〉と〈音を聞くこと〉にかかわるニューロン同士のつながりは強くなる。あるニューロンが発火すると、そのニューロンに関連する別のニューロンはたいてい同時に発火する。この現象を、のちの研究者は「同時に発火するニューロンは結合する」と表現した。[10]

ヘッブ自身も、シナプス同士の結合は、その回路が頻繁に使われるほど容易かつ効率的になると主張していた。逆のことも言える。つまり定期的に使われない回路は、徐々に消えていってしまうのだ。ヘッブの主張は現代のわたしたちには当然のことに思えるかもしれない。だが、これは当時としては画期的な思想であり、神経の可塑性という現代科学の一分野の基礎はここから築かれた。いささか驚きなのは、これだけ多くの証拠がつぎつぎ生まれていたにもかかわらず、脳の可塑性という概念が心理学と神経科学の世界で広く受け入れられるようになるには、さらに三〇年以上の歳月がかかったことだ。[11]

片眼が見えない状態で成長した子猫の脳はどうなったか

わたしが大学で神経科学を学んでいた一九八〇年代には、脳の回路が可塑性をもつのは幼少期だけというのが定説だった。だから、七歳を過ぎてから脳に何か損傷が起きると、失われた機能を回復する見込みはゼロに近いと考えられていた。当時の学生が、幼い脳の可塑性について学ぶときかならず例に出されたのが、一九六〇年代に発表された有名な〈ヒューベルとヴィーセルの実験〉だ。医学者としてスウェーデンのカロリンスカ研究所に勤務していたトルステン・ヴィーセルは、一九五九年にハーバード大学の大規模な神経生物学研究室に移り、カナダのオンタリオ州からきたデイヴィッド・ヒューベルと一緒に研究を始めた。[12]この研究室で二人は一連の研究をスタートさせ、のちの一九八一年にノーベル賞を共同受賞することになる。

二人は生後三週間から五週間のたくさんの子猫を実験用に集め、眼球を傷つけないように注意しながら片側のまぶたを縫って閉じ、そちらの目が視覚的刺激をいっさい受けられないようにした。生後六カ月になったとき、閉じられていたまぶたはふたたび開かれた。だが、視覚野が活動を抑えられていたために、そちら側の目は完全に見えなくなっていた。つまり、生まれたときに目や視覚野の機能が完璧に備わっていても、そこからさらに「見ることを学ばなければ」視覚は発達しないのだ。

この実験は、皮質の本来の機能は使われずにいるとじきに失われることを実証した。視覚の発達には時期が重要だというこの発見は画期的で、早期白内障など子どもの眼病の治療には時期を選ぶことが非常にたいせつだと医師らに認識させた。だがこの実験がもたらした発見のうち、わたしたちにとってむしろ大きな意味をもつのは、閉じていた目を受け持つはずの視覚野がずっと眠ってはいなかったという、あまり着目されなかったほうの事実だ。活動していなかったその領域はじきに、開いている目から入る刺激を処理しはじめた。これらの子猫の脳は、皮質の中で遊んでいる部分があってはならないとばかりに自分で自分を再配線し、その結果、開いている目の側の視覚野は通常よりずっと拡大することになった。脳の可塑性を示す典型的な例といえるだろう。

この実験は脳の働きについて、ふたつの重要な事柄をあきらかにした。ひとつは、発達のためには特に重要な時期があり、その時期に適切な刺激が与えられなければ、感覚器官は正常に発達できないという事実だ。

ふたつ目は、脳はこの重要な時期、非常に柔軟であり、可塑性があるという事実だ。だから神経科学者らは以後、この特定の時期ならば脳が何かの損傷を受けても回復できる見込みは高いが、この時期を過ぎて〈配線完了〉になったら、それを変化させるのは不可能だと推測した。皮肉にもヒューベルとヴィーセル自身、大人の脳が——あるいは子どもの脳でも年齢があがれば——可塑性を発揮することはほぼありえないという考えを、最前線で推し進めていた。

大人になってから感覚を失っても、脳の機能は変化するのか

この推測が誤りであることは、今日では自明になっている。ヘルシンキ大学で行われ、おおいに議論を呼んだ一連の研究の中で、神経科学者にして心理学者でもあるテイヤ・クヤラは、成熟した大人の脳でも音に反応して視覚野に大きな変化が生じうることをあきらかにした[13]。ヘレン・ネヴィルとアレクサンダー・スティーブンスによる複数の研究もまた、大人の脳の皮質上で、感覚野の統合がたしかに起きていることを示した。つまり、目の見えない人が何かを聞こうとするときは、視覚野の一部で反応が起き、逆に耳の聞こえない人が何かを見るときは、聴覚野の一部が発火して活動状態になるのだ。

問題は、これらの実験に参加した視覚障害者と聴覚障害者が、ずっと幼いころから視覚や聴覚を失っていたことだ。つまり彼らの脳の変化は、発達上重要な、もともと脳が柔軟な時期に起きていた可能性があるのだ。そこでクヤラと研究チームが追加で行ったのが、この重要な時期を過

ぎてから視覚や聴覚を失った人にも、同じ現象が起きるかどうかという研究だ。

研究チームは、大人になってから失明した人々に複数の音を聞き分けてもらい、その間、視覚野に強い活動が起こることを確認した。つまり、本来視覚刺激に反応すべき部分が聴覚刺激に反応するようになっていたわけだ。かなり年齢が上がってから視力を失った人でも、聴覚はふつうより鋭くなっていた。それは、本来視覚を扱うべき部分が手すきになり、聴覚の認識に手を貸せるようになるためだ。ただ、これはまだ非常に議論の多い研究で、納得していない科学者もたくさんいる。

五日間目隠しをして暮らすだけで脳が変化する？

わたしはこの研究について、ハーバード大学の神経科学者アルバロ・パスクアル＝レオーネと議論したことがある。レオーネは脳の可塑性の研究では世界屈指の科学者のひとりだ。二〇〇九年、わたしは勤務していたエセックス大学の脳科学センターが新設されるときに、アメリカから彼を招待した。レオーネはほがらかで若さにあふれた科学者で、脳の可塑性の研究について語るとき（そしてスペインの食べ物とワインについて語るとき）、とりわけ生き生きとしていた。スペインのバレンシア地方に生まれた彼は、ドイツで医学と神経生理学を学び、その後アメリカにわたってミネソタ大学で神経科学の研さんを積んだ。彼が行った革新的な研究からは、サルの脳にしばしば認められる可塑性が人間の脳にも備わっているという、非常に強力な証拠が示されている(14)。

彼が才知あふれる話題で聞き手を魅了した後、新しい脳科学センターでレセプションが開かれた。そのときわたしはレオーネに質問した。「大人の脳にも可塑性があるという主張について、どうお考えになりますか?」

レオーネは、前述のクヤラの研究結果は信頼できるだろうと答えた。のみならず彼は、さらにもっと驚くべき話をした。わずか一週間目隠しをして暮らすだけで、人間の視覚野は触覚による刺激に反応し、活性化するようになるというのだ。レオーネが話したのは、ボストンにあるベス・イスラエル・ディアコネス医学研究所で行ったという、ある実験のことだ。レオーネの研究チームは少数の被験者に、月曜から金曜の晩までの五日間、ずっと目隠しをしたまま生活することを了解してもらった。この間、被験者は点字学習や他の認知にまつわる課題などさまざまな実験に参加するほかは、食べたり飲んだり眠ったりなど、できるかぎり普段通りの生活を送るようにつとめなければならない。

実験が始まる前は読者もご想像のとおり、頭の中で詩をそらんじたり何かを触ったり音楽に耳をかたむけたりしても、被験者の視覚野に反応は起こらなかった。だが一週間後、事態は変わっていた。被験者がふたつの音を聞き分けようとしたときや、何かに触れたりしたとき、視覚野にすぐ反応があらわれたのだ。たった五日間、目の見えない生活をしただけで、脳の配線にはもう影響が生じたわけだ。この結果には、当のレオーネですら驚きを禁じ得なかった。

「たったの一週間で、神経の新しい回路がゼロから形成されるとは考えにくい」と、レオーネは言った。考えられるのは、脳内でほとんど使われていなかった回路が息を吹き返し、再利用されたというシナリオだ。この研究はまだ公に発表されておらず、レオーネ自身、この現象のメカニズムを詳細に検証するためにさらなる研究が必要だと語っている。もし実証されればこれは、大脳皮質に可塑性があることを、そして変化は非常に短期間であらわれることを示す、驚くべき研究結果となるはずだ。

大人の脳にも可塑性があるという証拠は今、増加しつつある。そしてこの新しい知見をもとに、パーキンソン病やアルツハイマー病など各種の退行性脳障害を治療する、重要で新しい方策が開発される可能性が高まっている。不安障害や抑うつなど心の健康の問題も、脳の可塑性をうまく利用すれば改善できるのではないかと、わたしは個人的に直観している。

老いてなお、新たな脳細胞が作られるかもしれない

もうひとつ、さらに驚きの発見がある。それは、人間が老いてもなお、まったく新しい脳細胞は生産されうるという発見だ。固定化していた神経回路を変化させるのはともかく、脳細胞が新たに作られるなどということが、ほんとうに可能なのだろうか？

わたしが大学生だった一九八〇年代には、発達上の重要な時期を過ぎれば脳は固定化すると神経科学の教師は明言していたし、「脳細胞が再生産されることはない」ときっぱり言い切っていた。「脳細胞はいったん死ねば、もとに戻ることはない」と当時の学生はしつこく教えられてきた。だからこそ、脳が損傷すると甚大な影響が長きにわたって生じるのだと、わたしたち科学者は考えてきた。これらは今すべて、問い直されつつある。それは、神経科学の急速な発展により、〈ニューロン（神経細胞）新生〉という新しい分野の扉が開かれたからだ。これは、まだ議論は多いものの、まちがいなく刺激的なテーマだ。だが、ほんとうに、ニューロンが新しく生まれることはありうるのだろうか？

カリフォルニア州ラホヤにあるソーク研究所の遺伝学研究室長フレッド・ゲージによれば、「人間は生まれ持ったニューロンがすべてではなく」、「大人の脳でさえ、新しい脳細胞を生産することは可能」なのだという。ゲージがこの結論に至るきっかけとなったのは、幼いマウスを使

った次のような実験だ[15]。

マウスにとって至福の環境とは、トンネルや玩具や紡ぎ車が豊富にそろっていて、しかもそれらを好きなだけ使える場所だ。こうした〈豊かな〉環境で育てられるとマウスの皮質は肥大する。これは過去の研究からすでにあきらかだ[16]。皮質が肥大する主な理由は、シナプスの連結が高密度になるからだ。脳の可塑性の研究からも予測されたとおり、学習や遊びは脳内のシナプス連結を増加させるのだ。

ゲージはまず、マウスをふたつのグループに分けた。片方のグループは楽しくて興味を引く物がそろった環境で四五日を過ごし、もう片方のグループは快適ではあるが、無味乾燥な環境下でやはり四五日間を過ごす。四五日後にもたらされた結果は、驚くべきものだった。〈豊かな〉環境に置かれたマウスはそうでないマウスに比べ、海馬の神経細胞の増加数が約三倍にもなっていたのだ。ニューロンが新たに誕生した原因が、活動や運動量の増加にあるのか、社会的相互作用の増加にあるのか、それともストレス度が低いためなのかは、まだはっきりわかっていない。原因はさておき真に興味深い問題は、マウスよりもはるかに複雑な人間の脳にも、同様の現象が果たして起きるのかという点だった。

ゲージは、この実験結果が人間にもあてはまるかどうかは非常に大きな問題だと理解しており、どうすれば答えが得られるか、知恵を絞った。突破口が見つかったのは研究所の休憩時間に、サバティカル・イヤー（研究休暇）で研究所を訪れていたスウェーデン人の神経学者ペーテル・エリクソンと談笑していたときだ。エリクソンはそのとき、重いがん患者の脳にしばしばある薬が注射されることを思い出した。その薬は、増殖したがん細胞に残らず印をつけるために使われるものだ。ただし、見つけた新しい細胞ががん性のものか否かまでは区別することができない。脳の中で新しく生まれていた細胞は悪性なものも良性なものもふくめ、すべてがグリーンの蛍光色に染まる。問題は、がんの専門家が生検に必要なのはがん細胞だけであることだ。つまり、新しい健康な細胞が生まれていたかどうか検証するには、患者の死後、脳の組織を切って調べるしか策がないのだ。

エリクソンはサバティカルを終えてスウェーデンのヨーテボリ大学に戻ってから、この構想を実践に移した。彼はサールグレンスカ大学病院で、脳腫瘍の末期患者の多数にこの研究について説明を行い、そのうちの何人かから、万一亡くなったときには研究のために脳を献体してもらう了承を得た。了承した患者のうち計五人が、しかるべき治療を受けたにもかかわらず残念ながら命を落とした。五人の患者の年齢は五〇代後半から七〇代だ。彼らが献体した脳の組織を調べることで、人間の脳は新しいニューロンを生産しうるのか否かという疑問に、いよいよ答えが出ることになった。

エリクソンとそのチームは解剖のさい、これらの患者の海馬から組織を薄く切り取った。切り取られた組織は大西洋を飛び越えて、カリフォルニアのゲージの研究室に送られた。この脳組織が初めて顕微鏡の下に置かれたときは、大きな緊張と興奮が人々を襲ったにちがいない。顕微鏡の下で輝く緑の蛍光色は、患者の脳内で新しく細胞が誕生していた事実をはっきりと示していた。二〇〇四年にゲージは小さな会議の席で、次のように発表した[17]。「献体されたすべての患者の脳において、ヒト以外の種でニューロンが新生したのと同じ場所で、新しい細胞が生まれていたことが確認された」

五人の患者のうち何人かは七〇歳を越えていた。そして彼らはがんを患っていたにもかかわらず、その脳内ではまだ、新しい脳細胞がせっせと生産されていたのだ。これはつまり、脳は変化したり反応したりするのを命のあるかぎり止めないということだ。「老犬に新しい技は教えられない」という諺は、まちがいだったのだ。

快楽や恐怖の回路も変化させられるのだろうか

脳の可塑性についてのこれまでの研究はおおかたが、記憶力の向上や注意の範囲の拡大、あるいは運動技能の向上など、認知的な技術にばかり集中してきた。だが、悲観や楽観の根底にある神経経路もまた修正が可能なのではないかという、刺激的な可能性があらたに浮上している。

サニーブレインとレイニーブレインの回路の機能や反応からは、人間にはみな、快楽を追求し、危険を回避する自然な傾向がそなわっている事実がうかがえる。ほんの小さな虫でさえ、良きもの（＝暖かさ）には自然に向かい、悪しきもの（＝寒さ）からは自然に遠ざかるのと同じだ。だが、そうした傾向には個人差があり、恐怖や快楽への反応は人により異なる。報酬を得るためなら危険をかえりみない人もいれば、危険を激しく嫌う人もいる。こうした相違が「アフェクティブ・マインドセット」の根底にあることが、人がそれぞれちがう人生を歩む究極的な原因といえる。これらの回路に可塑性があり、変化させることができるのなら、人生に対する見方を深いところから変えられる可能性は十分ある。

サニーブレインやレイニーブレインの回路が変化を受け入れやすいことは、たしかな証拠からもちろん示されているが、小さな手がかりもいくつかある。たとえば人の脳は、それぞれ他人と大きく異なっている。科学者としてもともと脳の個体差に関心を持っていたわたしでさえ、自分の目でそれを見たときは、正直驚いた。脳をスキャンした生の画像を見たとき、あなたがまず驚くのは、脳が大きい人もいれば小さい人もいること、脳の形もそれぞれ微妙に異なること、そして科学の雑誌で見るような清潔できれいに左右対称になった脳は現実にはほとんどないことだろう。いくつかの脳の画像を平均化すれば——たとえば、二〇人の脳をスキャンした画像を一枚一枚重ねて積み上げたら——雑誌や本で見るような典型的な脳の図が浮かび上がってくる。だがそこからは、細々したいびつな部分はすべて消し去られている。

ひとりひとりの脳をスキャンした画像は、平均化された画像からはわからないことを物語っている。そして、全体の形や大きさの差に加え、重要な化学的受容体の存在する場所やその数にも、個人間で驚くほどちがいがある。快楽の回路の中にドーパミンの受容体を非常に多くもっている人もいる。ほんのわずかに危険を感じただけですぐ反応する、敏感な扁桃体をもつ人もいる。逆に、深刻な脅威が目の前にやってくるまで、いっこうに扁桃体が作動しない人もいる。

感情の反応を調整する回路は、人それぞれの仕方で発達する。人がそれぞれ体験する喜びや恐怖、思考や夢。それらがすべてひとつになって「アフェクティブ・マインドセット」が形成され、独自の回路が発達する。こうした回路はどんな人の脳でもほぼ似た場所に存在するし、どんな人の脳にも前頭前野や扁桃体や側坐核などの組織はそろっている。だが、それらが良い出来事や悪い出来事にどう反応するかは、人それぞれだ。こうした回路の反応性や柔軟性こそが、それぞれの性格や人生観の土台となる。

レイニーブレインとサニーブレインを形成するこれらの回路は、重要なものに光をあて、まわりの光景がどんな意味をもつかを人が気づくように仕向けている。たとえば脳のパニックボタンにあたる扁桃体は、快楽ボタンである側坐核と連携し、良きものや悪しきものがまわりにないか、人が見定めるのを手伝っている。だが、たえず変化する世界の中で、まわりの光景への注意がわずかでもポジティブもしくはネガティブなほうに偏れば、その微妙な偏りが無数の回路に影響し、レイニーブレインやサニーブレイン内部のニューロンの連結を強めたり弱めたりする可能性は否定できない。「グラスの半分が空っぽだ」と考えるか、「グラスに半分も水が入っている」と考えるか。こうした思考形式のちがいを生むのは脳内の回路の偏りであり、それは個々の人生に非常に深い影響を与えかねないのだ。

進化の中で築かれてきた脳の能力

進化の歴史の中で人間の大脳皮質は大きく成長すると同時に、皮質下にある、快楽や恐怖の反応を受けもつ古い領域とのあいだに無数のつながりを築いてきた。だから、扁桃体や側坐核などの古い組織は、進化が始まった何百万年も前と同じ「石器時代のまま」にとどまっているわけではない。大脳皮質の高次な領域から神経伝達物質が降り注いだり、ニューロン同士の強い結びつきが生まれたりすれば、これらの古い領域の反応はある程度制御できる。だからこそわたしたち人間には他の動物と比べ、恐怖や興奮をずっとうまくコントロールする潜在能力がある。ネコはネズミを追うのをまずやめられないが、人間は状況に応じて原始的な衝動をだいたい抑えることができる。

とはいえ、恐怖や快楽の回路が脳内でもつ力は強烈だ。わたしたち人間のレイニーブレインにはとくに、瞬時に恐怖を植えつける比類ない力がある。それはレイニーブレインの可塑性の高さのあらわれでもある。脳は恐怖をたやすく学習し、記憶する。生き物にはおそらく、出会った危険をすべて脳に刻み、次のときには細かい分析なしで即事態に反応できるシステムが自然に備わっている。動物によってはそれが非常にうまく機能するが、いっぽうでこのシステムには柔軟性がきわめて低いという欠点もある。だから世界がわずかでも変化すれば、まるで役に立たなくなってしまう。

だが人間の場合、恐怖の回路には高い学習能力がある。この学習能力が大脳皮質の認知上の柔軟性と結びついたおかげで、人間は環境の変化への適応力という、他の動物にはないすばらしい強みを手に入れた。自分をとりまく世界が変化しても人間は、変化に対応するために何が必要かを、それほど時間をかけずに見つけ出すことができる。だからこそ人間は地球上の生き物の中で、ほぼどんな気候の中でも暮らすことができる唯一の種になった。古くからある恐怖の回路と大脳皮質の新しい領域が結びつき、レイニーブレインがつくられたことで、人間は非常に迅速な学習能力を身につけたわけだ。

人間の脳には高い学習能力があるが、その能力もまた、進化の影響を免れていない。わたしたちの脳には、特定の何かを優先的に学びとる準備がもともと備わっている。脳はまっさらな黒板のように何でも平等に学習するわけではないのだ。たとえば脳内で恐怖をつかさどる回路は、原始的な危険を優先的に不安視するように仕組まれている。この生来の傾向は、世界観や信条の形成に非常に重要な役割を果たす。

もちろん快楽の回路も、認識や行動に強い影響を与える。だが、恐怖の力は快楽よりもずっと強い。そして現代の科学は他のどんな感情よりも、恐怖とその根底にある脳内回路について多くの知識を得ている。だから、ここでは恐怖のしくみに注目することで、「アフェクティブ・マインドセット」がどのようにわたしたちの生活を支配するかを見てみることにしよう。

古典的実験、「恐怖の条件づけ」

恐怖によって影響を受けたり形成されたりする行動は多岐にわたる。社会的に何を恐れるべきで、何を恐れるべきでないかという学習もそのひとつだし、世界に対してどんな信念を抱くか、過去に起きた出来事の何を記憶するか、どんな偏見を抱くかなどに加え、健康や幸福度にまで恐怖はかかわっている。

恐怖がどのように学習されたり解除されたりするかについて、現代の心理学は膨大な知識を蓄えているが、それらの知識の大半は、ある驚くほど単純な実験からもたらされたものだ。〈恐怖の条件づけ〉と呼ばれるこの実験からは、人がいかに反射的かつ柔軟に恐怖を学習するかが見てとれる[18]。そして、生きるうえでなぜ恐怖学習がこれほど大きな役目を果たすのかもわかるはずだ。

この実験の最初のものは〈アルバート坊やの実験〉の名で知られている[19]。行動心理学者のジョン・B・ワトソンと大学院生のロザリー・レイナーはアルバートという幼い男の子の目の前に、燃えている新聞紙や、サルやウサギやラットなどさまざまなものを置いてみた。アルバート坊やはそのどれに対しても、とりたてて恐怖は感じていないようだった。つぎに二人は白いラットを坊やに見せるたび、大きな物音をたててみた。坊やはあきらかにこれに恐怖を感じ、ほどなくラットに対して強い恐怖心を抱くようになった。そして、しまいには「ラットを見せたとたんに、泣き出すようになった」とワトソンとレイナーは書いている。

今日では、こんなふうに幼い子どもを怖がらせる実験は行われない。そのかわりに心理学者は、実験室のラットやマウスを使って恐怖の性質を探究している。次ページの図で示したのは、動物を使った典型的な恐怖の条件づけのシナリオだ。一匹のラットをまず実験用の部屋の中で、何のシグナルも与えずに飼育する。ラットがこの環境に慣れ、リラックスしてきたら、特定の物音な

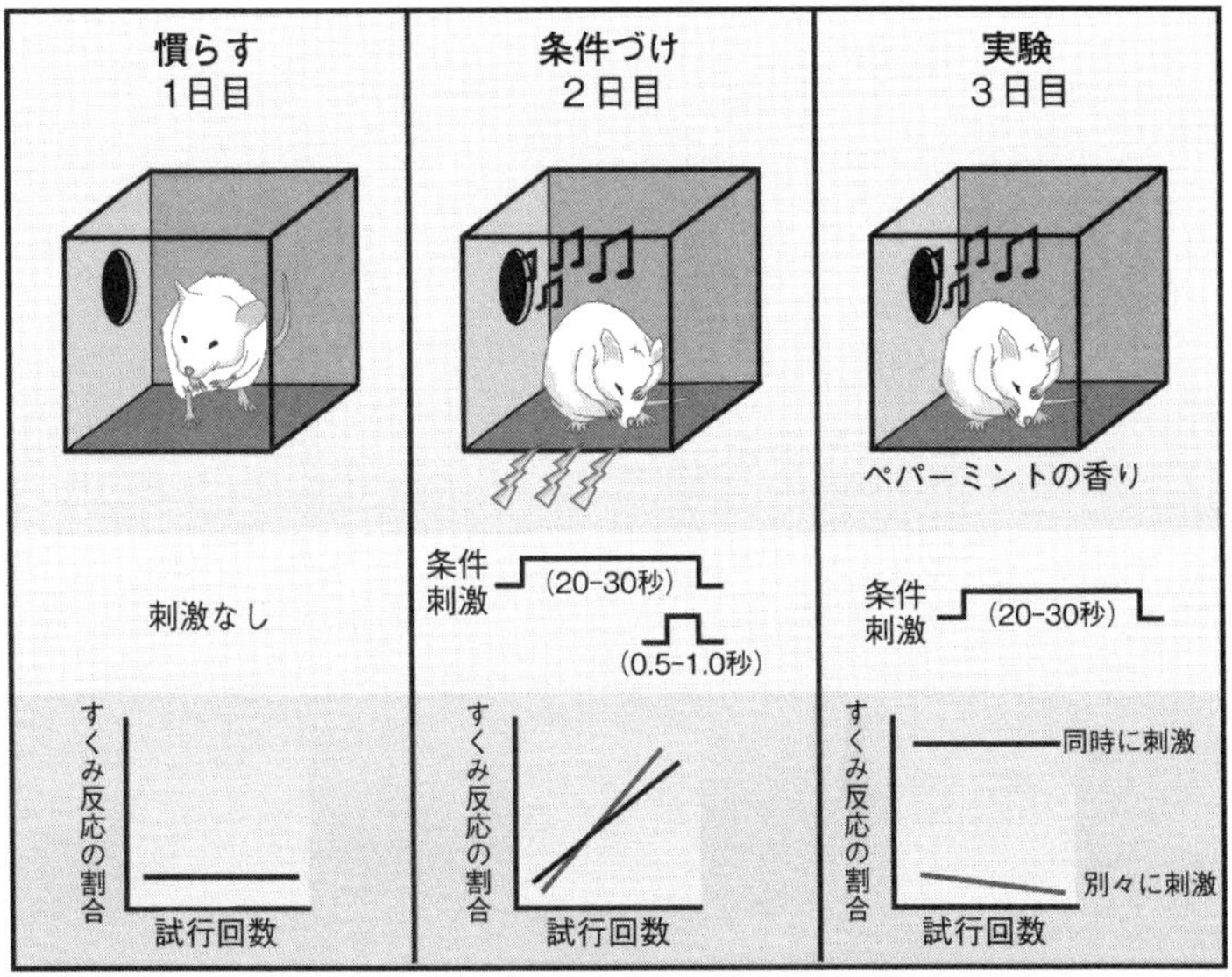

■聴覚による恐怖の条件づけ実験の手順

1日目、ラットを部屋に入れ、環境に慣らす（刺激なし）。2日目、何かの音（条件刺激）と同時に足に電気ショック（無条件刺激）が起きるようなトレーニングのトライアルを何タームか（通常1～5回）受けさせる。対照群のラットは、条件刺激と無条件刺激をバラバラに受ける。3日目、ラットを独特な香り（ペパーミント）のする新しい部屋に入れたうえで、条件刺激の音を提示し、すくみ反応（フリージング）が起きるかどうか査定する。実験2日目に音と電気ショックを同時に受けていたラットには、高い割合でフリージング反応が起きたが、音の刺激と電気ショックを別々に受けていたラットには反応はほとんど起こらなかった。

出典：J. Johansen, Christopher Cain, Linnaea Ostroff, and Joseph E. LeDoux, 'Molecular Mechanisms of Fear Learning and Memory,' *Cell* 147(2011): 509-524.

ど、恐怖とは無関係の何かを提示する。ラットはふつう、大きな反応を示さない。この物音を、条件刺激と呼ぶ。

実験の次の段階では、音が鳴るたびに軽い電気ショックを足に与えるなど、ラットが自然に恐怖を感じることを同時に行う。電気ショックを与えるとラットは、フリージング（すくみ）反応を示す。これは標準的な恐怖反応だ。この電気ショックを無条件刺激と無条件刺激が――つまり特定の物音と電気ショックが――何回か同時に発生すると、ラットは次第に、音だけが聞こえたときもフリージング反応を起こすようになる。これが〈条件づけ〉だ。ラットには、ある音そのものへの恐怖――つまり条件づけられた恐怖――がまたたくまに植えつけられた。アルバート坊やが白いラットに恐怖を抱くようになったのと、同じことだ。

恐怖を解除する能力

恐怖の条件づけがいったん完了しても、その効果は永続するわけではない。特定の音が電気ショックなしで何度も繰り返し鳴らされれば、ラットの恐怖反応はだんだん小さくなり、消えていく。〈消去〉と呼ばれるこのプロセスの中で、電気ショックを伴わずに何度も音が鳴らされれば、音自体への不安は減じていくものだ。だが、このプロセスを行わなければ、無用な不安がそのまま心に残ることになる。

バスタオルの中に隠れていたハチに刺されたと想像してみよう。あなたは幾日間か、バスタオルを使うたび、ハチが中に隠れていないかどうかを入念に調べ、警戒を怠らないだろう。けれど時間とともにバスタオルに対する恐怖心は消え、最後には、シャワーからあがったあと何も考えず、乾いたタオルで無造作に体をふきはじめるようになるはずだ。学習した不安を解除するこの能力は、恐怖のシステムにおけるたいへん重要な要素だ。

興味深いことに、恐怖の記憶は完全に忘れられてしまうのではないらしい。消去とはむしろ、古い〈恐怖〉の記憶を新しい〈安全〉の記憶に置き換える、能動的な学習プロセスだ。ヴァーモント大学の心理学者マーク・ブートンは、ラットを実験用の部屋に入れ、ある音に対して恐怖の条件づけをしたあと、別の部屋に移して恐怖反応を解除した[20]。だが、もう一度ラットを最初の部屋に戻すと、問題の音を鳴らしただけで恐怖反応は再発した。ほかの場所では恐怖はきちんと解除されていたのに、恐怖と状況との結びつきがあまりに強かったため、すぐに恐怖反応は元通りになってしまったのだ。恐怖の記憶は消し去られたのではなく、新しい記憶によっていわば上書きされただけだったわけだ。

この実験結果は、なぜ恐怖が、まったく無関係な状況で突如よみがえることがあるのかを説明している。前に登場したわたしの北アイルランドの友人、サンドラのことを覚えているだろうか？　どこから見ても安全だったあの状況下で、車のバックファイア音を耳にした瞬間、サンドラの中には即座に恐怖の記憶がよみがえった。あそこはベルファストではなくダブリンだったし、サンドラの恐怖の経験からはもう長い時間がたっていた。それなのに、心の奥に隠れていた恐怖のサインは彼女に即、危険を避けるために身を伏せさせたのだ。

こうした恐怖の学習が脳のどんなメカニズムに支えられているのか、そして恐怖が人間の心になぜこれほど深く食い入っているのかを、現代の脳科学は解明しつつある。その結果、レイニーブレインの中心にある扁桃体が、恐怖の学習にも当然ながらかかわりをもつことがあきらかになった。

扁桃体の中にある〈基底外側核〉というごく小さな組織が傷を受けただけで、恐怖学習には大きな支障が生じる可能性がある。実験用のラットの基底外側核に傷をつけると、条件づけられた恐怖反応はいっさい起こらなくなったのだ。電気ショック自体への反応は完全に普通のままなのに、電気ショックに関連する音への恐怖反応はゼロになった。つまり、扁桃体の中のこの小さな組織を失ったら、恐怖を学習することに支障が生じてしまうのだ。

恐怖の学習には海馬もかかわっている

恐怖の条件づけについてさらに詳しく調べると、もっと複雑な事情があきらかになってくる。たとえば、恐怖が学習されたときの周辺状況や文脈もまた、恐怖反応に重要な役目を果たす。わたしの友人のひとりはがんの宣告を受けたときに医師がつけていた香水の香りを、今もまだ忘れることができないという。何年もの歳月が過ぎた今でも、その香りは悲しい、恐怖の記憶を呼び覚ますからだ。

こうした状況の連想をつかさどるのは、扁桃体と同じく脳の古い領域に属する海馬という組織だ。海馬は扁桃体のすぐ近くにあり、前述のロンドンのタクシー運転手の例に見るように、記憶に関して重要な役目を果たす。病気の発作などで脳のこの領域にダメージを受けた人は、短期記憶に深刻な問題が起きる例が少なくない。また、ラットの海馬を外科手術によって脳から取り去ると、音に対する恐怖の条件づけは通常通りできるのに、状況に対する恐怖反応はいっさい起こらなくなる。扁桃体は、特定の何かへの恐怖を学習するうえで不可欠な役目を果たすが、いっぽうの海馬は、恐怖が発生した状況を学習させるはたらきをもつのだ。

人間にこうした恐怖の条件づけを行うときは、写真など何かの事物（条件刺激）を提示すると同時に、軽い電気ショックを与えたり大きな物音をたてたりするのが通例だ。結果の測定のために典型的に用いられるのは、手のひらの発汗を調べる〈電気皮膚反応（以下、ＧＳＲ）〉と呼ばれる方法で、これはストレスや恐怖の度合いを調べる古典的な指標である。写真の内容自体はなにも恐怖を感じさせなくても、それが提示されるたびにかならず電気ショックが起きていれば、ほどなく写真をただ見せられただけで人には恐怖反応が起きるようになる。これは、ＧＳＲを用いた実験結果からあきらかだ。そしてラットの場合と同じようにこれらの恐怖反応は、写真がストレス刺激を伴わずに何度も繰り返し提示されれば、徐々に消えていく。

原始的な脅威と現代的な脅威

わたしは自分の研究室で行った実験で、被験者にナイフ、銃、ヘビ、クモのそれぞれの写真を見せ、現代的な脅威と原始的な脅威への恐怖心が同程度の時間で学習されるかどうかを検証した。[21]そのために考案したのが、特定の銃の写真と特定のヘビの写真が画面にあらわれた瞬間、非常に耳障りな音がけたたましく鳴るという仕掛けだ。ＧＳＲで被験者の手のひらの発汗を計測すると、ヘビの写真に対しても銃の写真に対しても、すぐに恐怖反応が芽生えたことが確認された。

だが実験が進むうち、原始的な脅威と現代的な脅威とのあいだで、ちがいがあらわれてきた。恐怖の消去までにかかる時間に注目すると、銃と比べてヘビに対する恐怖のスイッチを切るのはずっと困難なことがわかったのだ。銃と比較すると、ヘビの写真への恐怖反応を解消するためには、音なしで写真だけを提示するという手続きを銃の場合よりもはるかに多く繰り返さなければならなかった。これは前述したように、人間の恐怖のシステムが民主主義的でないことをはっきり示している。原始的な脅威は、学習のメカニズムを強力に支配しているのだ。

このことを実証した研究はいくつかあるが、中でも特にすぐれているのが、ノースウェスタン大学の心理学者スーザン・ミネカがウィスコンシン大学マディソン校に在任当時、同僚のマイケル・クックとともに行った次の巧妙な実験だ[22]。二人が実験に用いたのは、生まれてまだ一度もヘビを目にしたことのない、実験室育ちの幼いアカゲザルだ。

サルはヘビを本能的に怖がるはずだと考えていたミネカは、この幼いサルたちがヘビへの恐怖心をまったく抱いていないことに、そしてご褒美をもらうためなら本物そっくりに作られたおもちゃのヘビにも平気で手を伸ばすことに強い興味を抱いた。そして彼女は、本能的な恐怖を作動させるには、社会的な引き金が必要なのではないかと推測した。つまり、何かを観察して学習することで、本能的な恐怖にはじめてスイッチが入るのではないかということだ。

この理論を検証するために、二人は実験を次のように組み立てた。まず幼いアカゲザルに、本物そっくりのヘビのおもちゃとワニのおもちゃ、そして花束とウサギのぬいぐるみを与え、自由に遊ばせる。これらを生まれて初めて目にするサルの子どもは、興味津々のようすで、どの品物でも嬉々として遊んでいた。研究チームは次に、あるビデオ映像をつくった。大人のサルが野外で大きなヘビに出会い、典型的な恐怖反応を示している場面と、その映像に加工を施し、恐怖反応の部分はそのままに、ヘビの部分だけを他の事物（ワニのおもちゃ、花束、もしくはウサギのぬいぐるみ）に置き換えたものだ。幼いアカゲザルがこれを見たら、大人のサルは何に対しても等しく警戒と恐怖を示しているように見えるはずだ。

実験者はこれらの映像を、生まれてまだヘビも花束もワニもウサギも見たことのない、先ほどとは別の幼いサルのグループに順に見せた。子ザルには果たして強い恐怖反応が起きた。だが重要なのは、子ザルが反応したのはヘビとワニのおもちゃを使った映像だけで、花束やウサギを使った映像には何も反応があらわれなかった点だ。つまり、ヘビやワニを大人のサルが怖がっている場面を一度見せただけで、子ザルの中にはそれらに対する強い恐怖心がめばえたのだ。

　これは、選択的な学習プロセスがはたらいたあきらかな証拠といえる。なぜなら、ビデオの中で大人のサルは花束など他の事物に対してもまったく同じ恐怖の反応を示しているのに、それを見た子ザルに恐怖反応がいっさいあらわれなかったからだ。ミネカとクックはこの実験から、本能が学習にいかに強く関与するかを発見した。サルの脳には、何かを優先的に恐れることをすばやく学習する下地が、もともと整っていたのだ。

恐ろしいものを見ると、悪いできごとと結びつけてしまう

　人間も例外ではない。サルと同じようにわたしたちにも、何か特定のものごとを悪い結果に結びつけがちな傾向がある。この傾向は心のさまざまな偏りや癖をつくり、不安や恐怖を増幅させる。それを非常によく示しているのが、〈共変動バイアス〉と呼ばれる現象をあきらかにした次の実験だ。[23] 前述のスーザン・ミネカとマイケル・クック、そして心理学者のアンドリュー・トマーケンはチームを組んで、ナッシュヴィルにあるヴァンダービルト大学で次のような調査を行った。

　彼らは実験室に来た被験者それぞれに、これからスクリーンに映し出される一連の写真を見てほしいと頼んだ。写真の中にはヘビやクモなどの恐ろしげな写真もあれば、花やキノコなどごく普通の写真も含まれている。そして写真が一枚映し出されるごとに、次の三つのうちどれかの現象が続いて起こる。

①軽い電気ショックが起きる
②何か音が聞こえる
③何も起こらない

どんな写真が映し出されたあとでも、三つのうちどれが起きるかの確率は変わらない。つまり、ヘビが映しだされようとクモが映し出されようと、花やキノコが映し出されようと、電気ショックが起きる可能性は三つにひとつだ。どんな写真があらわれても、この数字は変わらない。けれど、被験者の感想はちがっていた。映し出される写真のタイプと電気ショックの有無に関連があったかどうかを尋ねると、ほとんどの被験者が「関連があった」と答えたのだ。被験者は、ヘビやクモの写真が映し出されたときは花やキノコの写真のときよりも、電気ショックが起こる確率は高かったと感じていた。つまり彼らは、恐怖を誘う写真のあとは電気ショックがより高い頻度で起きたように受け止めていたのだ。これは、心理学の世界で〈錯誤相関〉と呼ばれる有名な現象だ。恐怖を感じさせる事物はたとえじっさいには害をもたらさなくても、悪い結果と結びつけてとらえられがちなのだ。

恐怖の回路はものの見方もたやすく支配する

もっと一般的な、たとえば「自分は太り過ぎではないか」という恐怖感についても、錯誤相関は起こる。[24] インディアナ大学心理学部のリチャード・ヴィケンと同僚らは、ある実験で女性の被験者一八六人に、さまざまな容姿の女性の写真を見せた。この写真の女性らが「幸せそうに見えるか、悲しそうに見えるか」と「太り過ぎているか、痩せ過ぎているか」の二点に、被験者は着目するよう指示される。写真の女性の肥満度と表情にはいっさい関連がないように、事前に入念に調整されており、太り過ぎでも痩せ過ぎでも標準的な体型でも、写真の女性らが微笑んでいる確率はまったく変わらない。ところが被験者が〈見た〉ものはそれとはだいぶ異なっていた。被験者は、痩せている女性ほど幸せそうな表情を浮かべ、太っている女性ほど悲しそうな表情をしていたと確信していた。この錯誤相関は、被験者自身が深刻な摂食障害を抱えているときは特に強くあらわれた。ここには、恐怖の回路が〈ものの見方〉をたやすく色づけ、その結果、現実を見誤らせたり曲解させたりする事実が浮き彫りになっている。

原始的な脅威をはじめとするある種のものごとが〈準備刺激〉として作用することが、これらの実験結果からわかる。この準備刺激があるからこそ、わたしたちは手痛い経験を幾度も繰り返さなくても、何を恐怖すべきかをすばやく学習できる。ミネカが実験に用いた幼いサルと同じように、人間もたった一度のネガティブな経験から、ある種のものごとを生涯警戒しつづけることがある。五歳の時に自転車から落ちても、そのときの恐怖心は成長とともにたいていは消えていく。だが一度でもハチに刺されたら、ハチ全般に対する恐怖心はおそらく消えることがない。そうした恐怖心がひとたび形成されたら、わたしたちの心は自分で自分に巧妙なトリックをかけ、恐怖の対象と悪い結果が関連しているという錯誤相関をつくりあげてしまうのだ。ヘビやハチに対する恐怖でも、肥満への恐怖でもそれは同じだ。

思い込みが生んだ「電磁波過敏症」なる病気

恐怖の回路の変化しやすさや強力さは基本的には、有害なものごとから身を守るのに非常に役に立つ。だが、恐怖や不安をつかさどる回路が錯誤相関を起こしやすいことは、マイナスにもはたらく。そしてそれが原因で、深刻な事態におちいる危険もある。わたしの友人のニーヴ（仮名）という女性の例を引こう。

数年前、ニーヴは海辺の町ブライトンからロンドンに向かう列車に乗っていた。彼女はロンドンに出かけることにわくわくしていたが、ぜひ合格したいと思っている仕事の面接試験を控え、すこしナーバスにもなっていた。もし試験に受かってロンドンで暮らすことになったら、どんな住まいでどんな楽しい生活を送るのだろうかと、ニーヴは夢想しながら電車に揺られていた。合格のために必要な資格はぜんぶ取得してあるし、経験だってある。だから試験に受かる確率は高いのだと彼女はわかっていたが、それでも面接試験で大失敗をしたりしませんようにと祈るような気持ちでいた。

想定される質問とそれに対する答えを果てしなく頭の中で予行演習するうち、ニーヴは隣りの席の男性がひっきりなしに携帯電話で話しつづけていることにだんだん苛立ってきた。ひとつの通話が終わると、男性はまたすぐ別の相手と電話で話しはじめ、いつまでもそれが繰り返された。ニーヴは気持ちを落ち着けるために深呼吸をしたり窓の外を見たりしながら、列車がロンドンに着くのをひたすら待った。

ぼんやりしはじめたその瞬間、鋭い痛みが突然彼女を襲った。そのときの痛みを彼女は「飛んできた矢が左目から首へと突き抜け、痛みの断片が頭の上にアーチのように載っているよう」だったとあとで表現した。男性は通話をやめ、携帯電話を切るとニーヴに向かって大丈夫かとたずねてきた。痛みはひきはじめ、隣りの男性はイギリス人らしく、お茶を一杯すすめてくれた。そうして一〇分もしないうち、ニーヴの気分はもと通りになった。

面接試験はうまくいき、翌日彼女は志望の会計事務所から合格の知らせをもらった。約一カ月後、ニーヴはロンドンのお洒落な一角にずっと夢見ていたような部屋を借り、新しい仕事と新しい生活を始めた。だがそれから数カ月間、刺すような目の痛みが幾度も彼女を襲った。目の痛みとともに、顔の左半分がかすかにケイレンするようになり、一度発作が始まるとそのまま数時間つづいた。X線写真を何枚も撮り、医学的な検査も受け、CTスキャンまでしても何も悪いところは見つからなかった。けれど、耐えがたい痛みの発作は気まぐれにニーヴを襲いつづけた。医師らは首をかしげるばかりだった。

そんなある日、カフェに座っていたニーヴは驚くべき発見をした。それは、遅れていた報告書に目を通そうとしていたときだ。携帯電話で話しているだれかの大きな声をぼんやり意識し、いらいらしはじめたそのとき、あの突き刺すような痛みが突然、皮膚が粟立つような感覚を伴ってまた彼女を襲った。ニーヴははっとその関連に気づいた。あの痛みは、携帯電話のせいで起きていたんだ、と。

得体の知れない苦痛の原因を突きとめたと確信したニーヴは、痛み以外の問題もみな、携帯電話の電磁波が原因なのではないかと疑りはじめた。インターネットですこし調べただけで、携帯電話の危険性を警告するウェブサイトは山のように見つかった。自分の症状はどうやら電磁波に対するアレルギーで、〈電磁波過敏症〉という恐ろしげな名前で呼ばれる症候群らしいと彼女は考えた(25)。

インターネットに書かれていた病気の説明と彼女が経験している症状は、とてもよく似ていた。その瞬間から、ニーヴはできるかぎり携帯電話には近づかないことにした。それから数週間は何ごともなく過ぎた。けれどロンドンのど真ん中に暮らしていたら、携帯電話を使っている人を完璧に避けることはまず不可能だ。だから、携帯電話で話している人にうっかり近づいてしまうたび、ニーヴは痛みに襲われつづけた。時間が経つにつれ、痛みと携帯電話との関連を彼女はますます確信するようになった。携帯電話を使うのはやめ、携帯電話から発せられている（と彼女が信じる）危険な放射線から身を守るためにできるかぎりの努力をした。

偶然だがその数年後、わたしは、携帯電話の健康被害についての世界でも最大規模の調査をとりまとめることになった。数百人の被験者を対象に八年以上におよんだ調査から導かれたのは、人体に問題を引き起こすのは携帯電話の電磁波ではないという結論だった。犯人はむしろ、「携帯電話は体に悪い」という思い込みのほうだった。結局、恐怖の回路に関するわたしの知識の中に、すでに答えはあったわけだ。

ニーヴと話をしたとき、わたしはもっと早くからある点に注意をすべきだったと痛感した。それは、恐怖の回路が何かと何かを結びつけた結果、害が生じることもあるという事実だ。ロンドン行きの列車の中で最初の発作が起きたとき、ニーヴは非常に気持ちが高ぶっていたし、重要な面接を控えて大きなストレスを感じてもいた。携帯電話で話しつづける隣りの男性へのいらだちは、発作の記憶の中にとりこまれ、そのときのストレスと携帯電話への不快感は、恐怖の回路によって知らず知らず結びつけられていた。カフェでふたたび発作が起きたとき、この記憶と連想が頭によみがえり、ニーヴの脳内では携帯電話と危険とが直結してしまったのだ。

それ以後の問題は、ニーヴがいわゆる確証バイアスの古典的な罠におちいったせいで起きた。彼女は発作が起きるたび、まわりに携帯電話があることを確認したが、元気なとき身近に携帯電話があるかどうかには目がいかなかった。

人種間の偏見も、恐怖の学習と同じシステムで生まれる？

単純な条件づけ実験からもわかるこうした恐怖の回路の特徴は、なぜ歴史を通して異なる人種がたがいに偏見を抱き、憎みあってきたかを理解する助けにもなる。[26] ニューヨーク大学の心理学者リズ・フェルプスは、同大学に留学に来たスウェーデンの大学院生アンドレアス・オルソンと共同で研究を行い、前出のスーザン・ミネカがサルの実験で発見したような一種の準備学習の作用が、異なる人種集団への恐怖心にも関連しているかどうかを検証した。

偏見とはほとんどの場合、恐怖や無視と関連している。そこからフェルプスとオルソンの二人は、異なる人種集団への不寛容をひきおこす最大の犯人は恐怖心ではないかと推測した。異なる文化や異なる社会集団に属する人に出会ったとき、人はだいたいが恐怖を抱く。それは、相手の習慣やしきたりに不慣れなためだ。この恐怖感ゆえわたしたちは、自分と同じ人種集団や同じ社会集団に属さない人に対しては、同じ集団内の人々に対するよりもはるかに批判的になる。これは、社会心理学者が内集団バイアスと呼ぶ現象だ。

錯誤相関についての知識をもとにフェルプスと研究チームは、人種間の偏見はおそらく、恐怖学習の根底にあるのと同じシステムから発生していると推論した。馴染みのないものが人間に若干の恐怖を与えるなら、人種のちがいはたやすく恐怖と結びつけられてしまうはずだ。そこでフェルプスの研究チームは黒人と白人の被験者の双方に、典型的な恐怖の条件づけ実験を行った。

不快刺激として用いられたのは弱い電気ショックだ。その電気ショックについて被験者たちは、「非常に不愉快で、いらいらさせられた」と表現した。ストレスの計測に用いられたのは、先にも登場したＧＳＲだ。これで手のひらの発汗量を測定する。被験者の前にあるコンピュータの画面には、黒人の顔がふたつと白人の顔がふたつ、計四つの顔写真が一枚ずつ映し出される。特定の黒人の顔写真と特定の白人の顔写真が画面にあらわれたときには、かならず電気ショックが発生する。これは恐怖関連刺激（ＣＳ＋）である。もうひとりの黒人の顔写真、あるいはもうひとりの白人の顔写真が映し出されたときには、電気ショックは起こらない。これは恐怖非関連刺激（CS－）だ。

予想どおり恐怖関連刺激に対してはほどなく恐怖反応がめばえ、刺激が起きるたび、被験者のGSRは増大した。彼らは恐怖関連刺激を恐れることを学習し、実験の後半で写真が電気ショックを伴わずに映し出されたときも、依然として恐怖反応を示した。

興味深いことに、黒人の被験者が白人の顔写真を恐怖学習するのに要した時間は、黒人の顔写真と比べてとくに短くはなかった。逆もまた同じだった。いいかえれば、恐怖が習得されるのに必要な時間は、恐怖すべき対象が外集団にあっても内集団にあっても変わらないということだ。

ところが恐怖の消去の過程では、大きな差が出た。恐怖関連刺激の写真が電気ショックなしで幾度も提示されるうち、恐怖反応はたしかに減じたが、そこには人種によるはっきりした相違があったのだ。白人の被験者の場合、いったん増大したGSRの反応は白人の顔写真に対しては急速に減じたが、黒人の顔写真に対してはなかなか消えなかった。つまり、自分と同じ集団の顔に対しては、恐怖感はすみやかに消去されるのだ。黒人の被験者にも、まったく同じ現象が起きた。黒人の顔への恐怖反応はたやすく消えたのに、白人の顔への反応はなかなか消えなかった。人種集団内に属さない未知のメンバーは準備刺激と同じように作用し、いちど恐怖と結びつけられたらその関連を消し去るのは非常に困難なわけだ。

脳をスキャンする実験からはこれまでに、人が他者の顔の評価を求められたとき、相手が異人種の場合、恐怖の回路がより活発にはたらくことがあきらかにされてきた(27)。ある実験でフェルプスと同僚は、脳スキャナーに横になった白人の被験者に、黒人と白人の顔写真をつぎつぎに見せた。すると、黒人の――つまり集団外の――顔があらわれると扁桃体の活動は強くなるという結果が出た。人間は進化の歴史の中でおそらく、自分とは異なる者を不安視するメカニズムを発達させ、よそ者に対する恐怖感を伝統的に築いてきたのだ。

フェルプスらが外集団への恐怖反応を扁桃体の活性度をもとに計測したところ、人種差別的な態度をとりがちな被験者ほど恐怖反応は大きくあらわれるという興味深い発見があった。だがこの恐怖反応は、画面にあらわれる黒人の顔がなじみのだれかのものだったり、高い尊敬を集めている人物の顔だったりした場合、完全に払拭された。つまり、異なる民族集団に属する赤の他人の顔を見せられると恐怖の回路は発火し、作動を開始するが、その相手に対する親近感があればそうした作用をしずめることができるのだ。これらの結果からはまた、恐怖の回路をコントロールできれば、他者への偏見やステレオタイプ化を避けられることも示されている。

他人に対する恐怖心を完全に失う病気

ドイツのハイデルベルク大学のアンドレア・サントスと同僚はある実験によって、恐怖の回路が人種的偏見を助長するという直接的な証拠を得た。[28] 実験に参加したのは、ウィリアムズ症候群という遺伝的疾患をもつ少女と対照群の少女らだ。この疾患の特徴のひとつは社会的恐怖心を感じなくなることで、患者は赤の他人に対してもまったく恐怖を抱かない。この点を研究者は実験に利用した。結果は次のようなものだった。この病気の少女らは、大人の男女の性的ステレオタイプについては対照群の少女と同様に学習できた。しかし、人種に関する否定的なステレオタイプについては、ふつうの少女らと異なる反応を示した。人種的ステレオタイプについて大人が会話するのを耳にしたとき、対照群の少女はそれをすぐに理解したが、ウィリアムズ症候群の少女らは理解しなかった。それはおそらく、社会的な恐怖心の欠落が、人種的偏見の形成を妨げたためだ。

恐怖の回路は、論理とは無関係にはたらく。だからこそ、よそ者や新しい技術などへの恐怖心は、生じるのはたやすく、消し去るのはきわめてむずかしい。脳の中でひとたび何かが危険と結びつけられれば、それを解くのは至難の業になる。これは恐怖の回路の中心的な性質であり、生きのびるのに不可欠の機能である半面、人間のように巨大化した思考領域と連携している場合、不都合な結果を招きかねない。

有害な心のバイアスを修正できるか

ここで重要なのは、無自覚のうちに発生する認識のバイアスが、それぞれの世界観に直接影響を与えることだ。レイニーブレインが過剰に活動し、大きな悲観を抱きがちな人は、ネガティブなものごとに自然に目が行くし、どちらにも受けとめられるような社会的サインに出会えば、まちがいなくそれを悪い方向に解釈してしまう。いっぽう楽観的なものの見方をする人は、人生のポジティブな面に自然と引き寄せられる。そして無意識のうちに、どんな状況でもそこに潜む良き面を見つめようとする。

認識上のバイアスがものの見方にこれほど大きく影響するのなら、そのバイアスを変えられれば、世界観を変える強い助けになるのではないだろうか。慢性的に抑うつや不安に悩まされる人は、いうなれば、ものごとを厳しい観点から見るのに長けた人々だ。良い出来事は彼らの心にほとんど印象を残さず、そのかわりに失意や失敗ばかりがクローズアップされる。こうしたバイアスを修正できれば、心理学上の免疫のようなものが得られるのではないか？　そのためにはネガティブで有害な心のバイアスを、積極的に正していく必要がある。

では、どうすれば有害な思考形式を修正できるだろう？　この問題には多くの認知心理学者や臨床心理学者が取り組んできたが、彼らが今注目しているのが〈認知バイアスの修正〉と呼ばれる進歩的なプログラムだ[29]。これはコンピュータを使った簡単なテクニックで、わたしも「可塑性のある」遺伝子の研究のさいに利用した。この手法は、心の中に潜む無自覚なバイアスを驚くほど簡単に修正できることが実証されている。出来事の解釈を変えることをめざす認知心理学の世界において、これは新しいアプローチだ。

認知バイアスの修正を受ける患者はコンピュータの前に座り、一五分から二〇分のプログラムを一日一回、週に数度行う。このテクニックは子どもや兵士から、不安症や抑うつ症の患者まで、多様な人々を集めて実験された。療法として用いられる場合、このテクニックの目的は、危険な可能性をもつバイアスを修正することにある。そうしたバイアスは不安症の人の視線を、彼らが恐怖しているまさにその対象に引き寄せてしまうからだ。

危険な認知バイアスを修正したいとき、典型的に用いられるのは次のような手法だ。まず、患者の前に置かれたコンピュータの画面にふたつの写真もしくはふたつの言葉を映し出す。ふたつの写真（もしくは言葉）の片方はネガティブなもので、もう片方はおだやかなものだ。たとえばＰＴＳＤを患った兵士の場合、画面には、こちらをまっすぐ向いた銃の写真と、机の上に置かれた鉛筆の写真があらわれる。ＰＴＳＤの兵士は本能的に、自分を狙っている銃の写真に視線を向け、その結果、「世界は危険な場所だ」という思いをさらにふくらませてしまう。認知バイアス修正プログラムは兵士の注意をこの写真から逃がし、もっと無害なイメージに向かわせる。その仕組みは次の通りだ。

コンピュータの画面におだやかなイメージの写真(もしくは言葉)が浮かんで消えると、その場所にはかならず小さなプローブがあらわれる。被験者の兵士は、この印をつねに追いかけなければならない。これを何百回と繰り返すうち、恐怖を誘う画像に強く引き寄せられていた兵士の関心は、もっとおだやかなイメージに自然に向かうように再教育されていく。

認識上のワクチンで脳を再教育する

この手法の中心にある考えはつまり、それまでとちがう思考形式を習慣化し、危機の瞬間にも自然にそうした思考ができるように脳を再教育することだ。オックスフォード大学の心理学者エミリー・ホルムズの言葉を借りれば、これは危険な思考回路に抵抗するための〈認識上のワクチン〉だ。いわゆる依存症の多くは、抑制しがたい強烈な衝動とむすびついている。アルコール依存症の患者が冷蔵庫を開けたとき、そこに冷えたビールがあるのを思いがけず目にしたとしよう。そうなったら、ほんとうは牛乳のパックを取りにきたはずだったのに、ビール瓶に手を伸ばす衝動を抑えるのは容易なことではない。認知バイアスの修正の目的はまさに、こうした危うい瞬間に介入し、患者が危険な考えを自然に遠ざけられるように導くことにある。

アムステルダム大学のレイナウト・ヴィアーズは、ヘビー・ドリンカーに典型的に見られる衝動的反応を方向転換させるための認知バイアス修正プログラムを開発した(30)。それは一種のビデオゲームで、コンピュータの画面に浮かんだ映像に応じて、被験者は操縦レバーを押したり引いたりする。操縦レバーを引き寄せれば、画面の映像はこちらに接近するように大きくなり、レバーを向こうに押せば、映像は遠のいていく。ヘビー・ドリンカーがこのゲームを行うと、画面にアルコール飲料の映像が浮かんだとき、ソフトドリンクのときとは段違いのスピードで彼らはレバ

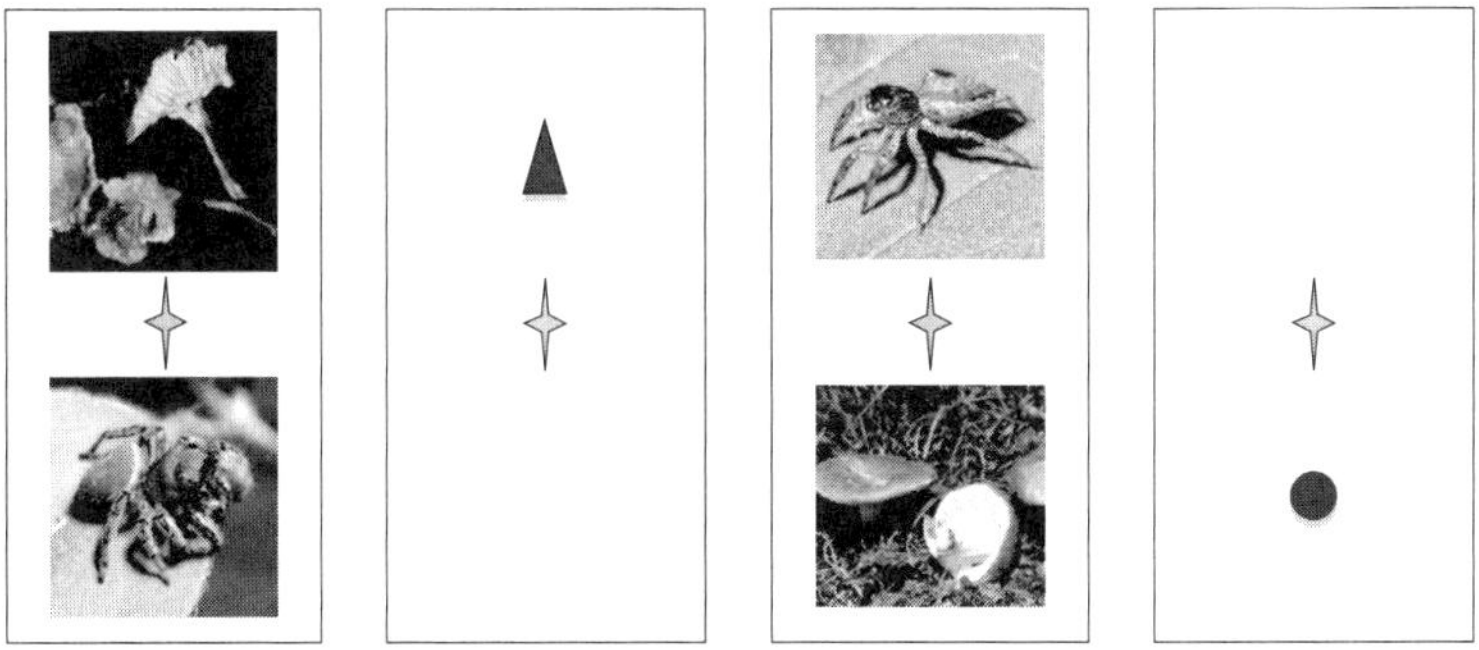

0.5秒　　反応　　0.5秒　　反応

■認知バイアス修正プログラムの例

クモ恐怖症の人の注意をクモから逸らすという再教育のために構成された、認知バイアス修正方法のいくつかのトライアルの図解。ペアにした二枚の画像が0.5秒間映し出され、それらが消えた後、三角形か丸型の目印のどちらかひとつが画面にあらわれる。被験者はあらわれた印に応じて（丸型の目印があらわれたら左のボタンを押す、というように）反応しなくてはならない。訓練のためのトライアルでは目印は必ず、クモの写真がなかった側にあらわれるように仕組まれている。対照群の被験者の場合、目印は、クモの写真があった場所にもクモ以外の写真があった場所にも同じくらいの頻度で出現する。

ーを引き、アルコール飲料の映像を手前に引き寄せた。これは、酒を大量に飲まない人には見られない現象だ。だが、飲酒癖のない人でも、アルコール飲料が画面にあらわれたとき操縦レバーをかならず引くように教育されると、実験後の試飲テストではより大量のアルコールを摂取するようになる。

誘惑に衝動的に反応してしまうのは、人を報奨へと向かわせる快楽中枢のしわざだ。そのせいで、人間の行動は直接的な影響を受ける。ヴィアーズと同僚らは、こうした衝動を認知バイアス修正で逆転できるかどうかを考え、次のような実験を行った。彼らはドイツの病院から二一四名のアルコール依存症患者を集め、その半数を実験的状況下に、残る半数を疑似実験的状況下においた。

被験者はコンピュータの前に座り、画面に縦長の映像があらわれたらそれを向こうに〈押しやり〉、横長の映像があらわれたら手前に〈引く〉よう指示される。前者の実験グループの画面にはアルコール飲料の映像はいつも縦長であらわれ、かならず向こうに押しやられるが、ソフトドリンクは横長であらわれ、手元に引き寄せられる。いっぽう後者の対照群の場合、アルコール飲料の映像もソフトドリンクの映像も同率で引き寄せたり押しやったりするように仕組まれている。

実験を行う前、被験者の視線はアルコール飲料の映像に引きつけられる傾向にあったが、認知バイアス修正を行った後、その傾向はアルコールを遠ざける方向へと逆転していた。実験の終了後、すべての被験者はアルコールを断つための通常のカウンセリング療法を三カ月にわたって受講した。それから一年後、断酒に失敗した患者は実験グループでは半数以下の四六パーセントにとどまったが、対照群では半数以上にあたる五九パーセントの人が断酒に失敗していた。

認知バイアスを意図的に変える試み

認知バイアス修正という手法はそもそも、恐怖の回路がもたらす有害なバイアスを打ち消すために開発された。そうした先駆者のひとりが、スコットランド出身の心理学者で現在は西オーストラリア大学で教えるコリン・マクラウドだ。彼は一九九〇年代の終わりごろから、不安障害の患者に典型的に見られる有害な注意バイアスを、何かの方法で修正できないかと考えはじめた。もしそれが可能なら、ネガティブな面に注目しがちな不安障害の患者に効果的な療法を提供できるうえ、「精神の疾患は注意バイアスが原因で起きるのか」という疑問を解明する有力な手段も手に入れることができる。

楽観的もしくは悲観的な世界観は、そもそも人間のこうしたバイアスから生じるのか、それとも楽観や悲観が認識のバイアスにつながるのか。この問題を解き明かすのは、「卵が先かニワトリが先か」という答えのない議論と同じく、きわめてむずかしい。ネガティブな認知バイアスと不安との関連はまさに「ニワトリと卵」で、どんなに強いバイアスがあっても、因果の方向を知ることはできない。けれど、認知バイアスを変化させられれば、どちらがどちらに影響しているのかをあきらかにできるかもしれない。

マクラウドが考えた計画は、認知バイアスを人為的に発生させたうえで、ストレスの高い出来事に人がどう反応するか観察するというものだ。実験に用いられたのは、ネガティブな言葉と中立的な言葉をペアにした標準的な注意プローブ課題だが、研究チームはそこに独自な工夫をひとつ入れた。プローブが、「攻撃」など脅威に関する言葉のあとにあらわれる確率と、「テーブル」などの中立的な言葉のあとにあらわれる確率は通常なら半分半分に設定されるが、研究チームはこの部分に小さな細工をしたのだ。

脅威を回避する方向にバイアスをつくる場合、プローブはかならず中立的な言葉があった場所にあらわれ、脅威を感じさせる言葉のあとにはあらわれない。「failure（失敗）」と「factory（工場）」、「attack（攻撃）」と「account（会計）」などネガティブな言葉と中立的な言葉のペアが画面の左右にあらわれると、プローブはいつもかならず、中立的な言葉のあった場所にあらわれるのだ。いっぽう、脅威に向かうバイアスをつくる場合は、逆の細工をする。画面にペアであらわれる言葉は先のグループと同じだが、プローブはかならず、脅威に関連する言葉があった場所にあらわれる。

どちらのグループにも実験後、狙い通りの認知バイアスがたしかに生まれていた。これは画期的な結果だった。脳内にそうしたバイアスを意図的に植えつけるのは可能であることが、しかも、コンピュータのテストを一時間ほどするだけでそれができることが、初めて示されたのだ。

何も存在しなかったところに人為的にバイアスをつくることや、ネガティブなバイアスをオンにしたりオフにしたりすることに成功した研究チームは、それをもとに今度は、危機のときの反応が認知バイアスに左右されるのかどうかを検証しはじめた。「ネガティブな認知バイアスは長く疑われてきたようにほんとうに有害なのか」、「無害なバイアスはストレスの作用をやわらげる緩衝材としてはたらくのか」というふたつの重要な問いに彼らは答えを出そうとした。

実験は次のように行われた。まず被験者に認知バイアス修正の処置をほどこし、そのすぐあとに、ややストレス度の高いテストを受けさせる。もちろん、高いストレスを与えるため、被験者を自動車事故などほんとうにトラウマになりそうな状況に置くことはできないが、さほど大きくないストレスを与えるだけでも、根底にあるメカニズムを解き明かすことは十分可能だ。

マクラウドの研究チームは被験者に、時間制限付きで非常にむずかしいアナグラムに挑戦させ、ストレスを与えた。被験者となった大学生らには前もって「アナグラムをどれだけ速く解けるかは、その人のIQに関係している」と話しておく。それだけで彼らの競争心やテンションは驚くほど高まるのだ。被験者はそれぞれ、問題が印刷された一枚のカードを渡され、二〇秒以内でアナグラムを解くように命じられる。

たとえば以下のような三問のアナグラムなら、六〇秒以内で解答しなければならない。試してみてほしいが、英語圏の人にとってもこれはかなり難しい。

ＳＩＡＡＶＥＢＲ

OSLURDEH
VETIIFUG

マクラウドのチームは被験者にこうしたアナグラムの長いリストを渡し、さらにその中に解答のないアナグラムをいくつか紛れ込ませるというおまけまでつけた。被験者の学生はみなこの課題に高いストレスを感じたが、事前の認知バイアス修正処置で脅威を避けるグループに入った人は、脅威に向かうグループに入れられた人に比べ、ストレスを感じる度合いはずっと低かった。これにより因果の方向が確認された。人為的につくられた有害なバイアスはストレスを倍加し、やはり人為的につくられた無害なバイアスはストレスを減じていた。「認知バイアスしだいで、恐怖への脆弱度は増すのか」という長年の疑問を科学者は今、研究室で自在に検証できるようになったのだ。

ものごとを前向きに解釈する訓練をするとどうなるか

マクラウドとそのチームほどには有名でないが、マクラウドのイギリス時代の同僚も同様の実験を行っている。実験の手順はちがうが、原理はまったく同じだ。その研究者、アンドリュー・マシューズは世界屈指の臨床科学者で、感情と思考形式の関係を研究する多くの心理学者にも影響を与えてきた。

マシューズは一九八〇年代にロンドンで、この分野で当時は新参だったマクラウドとともに臨床研究を行った。現在はカリフォルニア大学デーヴィス校で教えるマシューズは、イギリスのケンブリッジ大学の認知脳科学科に所属していたころ、バンディ・マッキントッシュという研究者とチームを組んで研究を行っている。大胆かつ熱血型の研究者のマッキントッシュは、人間の〈考え方〉と〈感じ方〉とのあいだに見出されつつあった関連性に強い興味を持っていた。

マシューズとマッキントッシュの二人は、実験室の制御された環境下で認知バイアスを修正したり誘発したりできれば、研究上、多くのメリットが生まれることを、ケンブリッジ時代からすでに理解していた。だが、この二人が注目したのは人々の注意のバイアスよりもむしろ、どちらにも取れるような状況を解釈するときの癖や傾向だった。

二人の研究者は、被験者に次のような単純なシナリオを渡した。「友人の結婚式でスピーチをするため、あなたが立ち上がったとしましょう。そのとき、人々が笑い出しました。さて、あなたはどんな気持ちがするでしょう？　人々はあなたが好きで、あなたのユーモラスなスピーチを楽しみにしているのだと思いますか？　あるいは人々はあなたのことをちょっと低く見ていて、あなたがいかにも間抜けなふうに見えることを笑ったのだと思いますか？」。こんなふうにどちらにも取れる状況をどう解釈するかによって、人が感じる不安の度合いや、抱く感情の種類は変化する。

不安や抑うつなどの臨床的症状が、どちらにも取れる社会的状況をネガティブに解釈する傾向を生むことはすでにわかっていた。そういう人はたとえば、相手の顔に浮かんだ笑みを興味のあらわれではなくうすら笑いに解釈しがちだし、約束したミーティングの時間に同僚がなかなかあらわれなければ、「電車に乗り遅れでもしたのだろう」と考えるかわりに「自分は重要な人間だと見なされていないのだ」と思いこんでしまう。身の回りで起きるものごとを人はこうして絶えず解釈したりし直したりしている。日常のすべては解釈上のバイアスから逃れることができない。ならば、こうした〈解釈のバイアス〉と〈気分の状態〉は、どちらがどちらに影響を与えるのだろうか？　この疑問の答えをさがして、マシューズらケンブリッジの研究チームはネガティブにもポジティブにも解釈しうるシナリオを何百通りも考え、実験に使った。たとえば「その医者はエミリーの成長を調べた」という一文がコンピュータの画面に浮かんで消えたあと、今度は「彼女の□は二センチ大きくなっていたのだ」のように、重要な一部が欠けた文章があらわれる。その文章が消えると次に、ふたつの言葉が画面に一瞬浮かび上がる。被験者は、どちらの言葉で先の文章の意味が通るかをできるだけ急いで選び取らなくてはならない。ここでのトリックは、どちらの言葉でも文章の意味は通るが、片方の文章はネガティブな意味になり、もうひとつの文章はポジティブな意味になるという点だ。先の例でいえば、選択肢は「身長」と「腫瘍」のふたつだ。

　どんな結果が出るかは、読者も想像がつくだろう。悲観主義者はおそらくネガティブな選択肢に強く引き寄せられるはずだ。ものごとをいつもネガティブに解釈しがちな彼らにとっては、「彼女の腫瘍は二センチ大きくなっていたのだ」という文章のほうが当然、意味をなすからだ。けれど、日頃から世の中をもっと楽観的に解釈している人々は、「彼女の身長は二センチ大きくなっていたのだ」という文章のほうを〈意味が通る〉として素早く認識する。人間が瞬時に行う無意識下の解釈を、この技法は垣間見せてくれるはずだ。

　ケンブリッジの研究チームは被験者に何百ものシナリオを提示したが、マクラウドらの実験と同様、そこには小さなひねりが入れられていた。それは、片方のグループの選択肢がどちらも必ずポジティブな文章を完成させる言葉であるいっぽう、もう片方のグループでは選択肢がどちらもネガティブな文章を完成させる言葉だったことだ。このトレーニングによって、ものごとをポジティブもしくはネガティブに解釈する訓練を重ねるうち、個人の生来の傾向は徐々にくつがえされた。画期的な結果だった。

どちらにも取れる状況の解釈を変化させることで、ストレスへの反応にも大きな変化が生じた。テレビの刑事ドラマに出てきそうな、胸の悪くなる場面のビデオクリップを強制的に見せたとき、訓練によって状況をポジティブに解釈する癖を身につけた被験者グループは、ネガティブなバイアスを植えつけられたもう片方のグループに比べて、動揺する度合いがずっと低かったのだ。

認知バイアス修正を臨床で応用する

何に注目し、それをどう解釈するかが人格に深く作用するという証拠は、英豪両国の心理学の実験室で集まりつつある。そして、認知バイアス修正の研究に最初の突破口が開かれた十数年前から、同様の結果が実験室の内外でもつぎつぎに確認されてきた。

フロリダ大学の心理学者ノーマン・シュミットは臨床実験で、重度の社会的不安障害を抱える人々に認知バイアス修正の処置をほどこした。マクラウドが行ったような認知のトレーニングを一日に八セッション、週に二回の頻度で行ったところ、脅威を回避するグループに入った患者の七二パーセントの不安度が、深刻な社会的不安障害とは診断されないレベルにまで下がった。介入を受けなかった対照グループの回復率は一一パーセントにとどまったのに、認知バイアス修正による簡単な介入を受けたグループは、七二パーセントが症状から脱することができたのだ。

これらの手法は抑うつの治療にも役立てられる。テキサス大学オースチン校の心理学者クリス・ビーバーズは、抑うつに悩む学生を被験者として多数集め、認知バイアス修正のいくつかのセッションを二週間にわたって受けさせた。対照群の学生の抑うつの度合いがまったく変化しなかったのに対し、脅威回避のグループに入った学生の抑うつ度は、セッション後四週間が過ぎてもまだかなり低い数値にとどまっていた。

こうした新しい技法の発達に、科学界は沸いている。[31] その大きな理由は、認知バイアスの修正という手法が低コストでしかも実行しやすいこと、そしてインターネットを用いれば患者が自宅にいながら行えるという利便性にある。すでに確立された療法にとってかわるということはまずないだろうが、この技法が従来的なカウンセリングや投薬による療法と併用する形で取り入れられる可能性は十分ある。

ここで、いちばん大事なことを短くまとめよう。位置記憶の訓練によってタクシーの運転手の海馬が肥大したり、体の細かい動きをつかさどる脳の領域が音楽の訓練によって肥大したりするのと同じように、ものごとをある特定のやりかたで見たり解釈したりする訓練を積めば、「アフェクティブ・マインドセット」の根底にある脳内回路にも変化が生まれる可能性があるのだ。

第六章

抑うつを科学で癒す可能性

環境が変われば遺伝子の発現度も変わり、脳が物理的に変化する。ならば、科学が検証した様々なテクニックで脳を再形成してやれば、抑うつや不安症を治療して人生を変える可能性があるかもしれない恐怖の回路は人間にとって、なくてはならないものだ。もしもそれがなかったら、わたしたちは事故に遭いやすくなり、おそらくもっと早くに命を落としてしまうだろう。けれどこの回路が過剰にはたらくと、人は不安や絶望におしつぶされてしまう。ひどくなれば不安障害や抑うつを発症し、悲惨な結果を招きかねない。心理学と神経科学は過去数十年のあいだ、薬からカウンセリング療法にいたるまでさまざまな方法を開発し、無自覚なまま進行しがちなこの種の病の治療法を模索してきた。

病的な不安や絶望を取り除くのはもちろんたいせつだ。だが、それと同じほどたいせつなのは、幸福で豊かな生き方を高めていくことだ。昨今の研究からは、ほとんどの人は驚くほど逆境に強いという心励まされる発見がもたらされている。テロリストの攻撃や重い病気や愛する人の死など最悪の事態が起こっても、多くの人は深い衝撃からじきに立ち直っていく。PTSDとは逆のポスト・トラウマティック・グロース（心的外傷後成長）を経験し、つらい出来事の前よりむしろ自分が向上したように感じる人さえいる。努力しだいで人間は自分の脳に変化をもたらし、異常な不安を抑制し、そしてほんとうの意味で幸福になれることが今、心理学の進歩によってあきらかにされつつある。

役に入れこみ過ぎたレオナルド・ディカプリオの経験

アメリカ人の飛行家で、エンジニアでもあり、事業家でもあったハワード・ヒューズは生前、不安系統の深刻な失調である強迫性障害を発症し、一九七六年に亡くなるまでこの病気に翻弄されつづけた。強迫性障害の患者は全世界で何百万人にものぼる。この病気の患者は興味深いことに、すべてがきちんとしていることを知っていても——たとえばストーブの火を消したことや、玄関に鍵をかけたことを重々承知していても——それでもなお、同じことを何度も何度も繰り返しチェックせずにはいられない。強迫性障害が始まるのは、たとえば「病原菌に感染したら死んでしまうかもしれない」という基本的な不安が患者の心の中で強迫観念にまでふくれあがり、果てしなく手を洗いつづけるなどの反復行動をとらないかぎり、不安をしずめられなくなってしまったときだ。[1]おおかたの不安障害と同じく強迫性障害もまた、患者の心の中であまりに大きな場所を占めるようになれば、日常生活にたいへんな混乱をもたらす。

ヒューズの死からおよそ三〇年後、彼の伝記的映画である『アビエイター』が制作され、俳優のレオナルド・ディカプリオが主人公のヒューズ役を演じた。役に一〇〇パーセント入り込むためにディカプリオは、強迫性障害についてさらに多くを学ぼうと、精神科医ジェフリー・シュウォーツのもとで数日を過ごした。この病を抱えて生きるのがどういうことかを間近で見るために、シュウォーツの患者の幾人かと一緒に生活までした。役にあまりに入れこみ過ぎたせいか、彼自身、強迫性障害の患者と同じような思考や感情を抱いたり、同じような症状に悩まされたりするようにまでなった。つまりディカプリオ自身の脳内で、強迫性障害の症状が一時的に引き起こされてしまったのだ。撮影が終わってから、症状を消すために集中的なセラピーと訓練が行われたが、元通りに回復するまでには三カ月近い時間がかかったという。

アメリカの国立精神衛生研究所の見積もりによれば、アメリカ全土で不安に関連する失調に悩む人は二〇〇〇万人を超えている。そのほとんどは不安障害、ＰＴＳＤ、パニック障害、強迫性障害などに代表される恐怖症の患者だ。人によって、何の前ぶれもなく突然強烈な不安や恐怖に襲われるケースもあれば、何か特定の出来事と関連して症状が起きるケースもある。どちらにしても、不安にまつわる障害は人々の生活を蝕《むしば》み、人生を変えてしまうことさえある。

不安障害の実例

恐怖の回路の失調について理解を深めるために、次に紹介する二人の女性の例を見てみよう。二人は、わたしがいくつかの調査を行わせてもらったイギリスのあるクリニックで不安障害の治療を受けていた人物だ。

ひとりはアンジェラ（仮名）という女性で、性的暴行未遂の被害者だ。ある日、ジョギングをしていた彼女は人気のない林の小道でだれかに突然体をつかまれた。走っているとき、前のほうの道路脇に立っている男がやけに自意識過剰な感じに見えたことを、彼女ははっきり覚えていた。その横を通り過ぎた瞬間、アンジェラは体をつかまれ、茂みに引きずり込まれかけた。アンジェラは必死で抵抗し、恐怖と怒りにおしつぶされそうになりながら、男を蹴飛ばしたり叫び声をあげたりしつづけた。永遠とも思える時間が過ぎたあと、「やっとのことで男から身を振りほどき、町をめざして無我夢中で走った」と彼女は言う。

ようやく一軒の家を見つけたアンジェラは、玄関のドアを激しく叩いて助けを求めたが、そのほかのことはほとんど記憶にない。次に思い出せるのは、病院で目覚めたときベッドのそばに両親の姿があったことだ。鼻の骨が折れ、目のまわりに黒いあざができ、肋骨が砕けるなど、体にはいくつも怪我があった。それらの怪我は時間とともに癒えていったが、心が受けたトラウマのほうは、おおかたがそうであるように、回復にはずっと長い時間がかかった。「自分のアパートの中でも、窓やドアに鍵がかかっているかどうか、きりがないほど確認して、いつも神経をとがらせていました」とアンジェラは語る。

数カ月間は恐怖のあまり一人で外出できず、友だちと一緒でなければ家の外に出ることもできなかった。結局その住まいは引き払い、何人かと共同で新しい家に移り住むことになったが、症状に変化は見られず、彼女は徐々に社会的孤立を深めていった。

地元のスーパーマーケットに買い物に行ったとき、はじめてパニック発作を経験した。「パニックと激しい恐怖感に襲われ、胃が痛み、ただもう早く家に帰って自分の安全な部屋にたどり着きたいと、そればかりを考えていた」と彼女は言う。

家にいても、心が安らぐことはほとんどなかった。ほどなくして、事件のフラッシュバックが起きるようになったからだ。「あの男の顔が目の前に浮かび、汗の臭いまでよみがえってくる気がして」、恐怖のあまり何度も夜中に目を覚ました。相手がナイフを手にしていたかどうか定かではないのに、「夢ではいつも、男はナイフをもっていた」という。食欲は激減し、一日中ほとんど自室に引きこもって過ごすようになった。

アンジェラはここに至ってようやく医療に助けを求め、そこから長い時間をかけてＰＴＳＤの典型的な症状をすこしずつ改善していった。今もまだ神経過敏などの症状が残り、ひとりで散歩に出たりジョギングしたりはできない。それでも彼女の生活は事件から四年近くが過ぎた今、完全にではないがほぼ普通の域に戻ることができた。

もうひとりの女性、ジェーンの不安はもっと漠としており、説明するのがむずかしい。「何の前触れもなく、突然それが始まった」と彼女は言う。三〇歳のとき、ジェーンはすべてのものごとを突然不安に思うようになり、不安といらだちに始終悩まされることになった。そして「何か悪いことがきっと起きるという、どうにもならない気持ちにさいなまれた」という。原因になるような出来事には何も思い当たらないまま、不安感はどんどん強くなっていった。先のアンジェラの場合と同じくジェーンも外出に恐怖を覚え、自室に引きこもるようになった。

激しいパニック発作も幾度か経験したが、日々感じる不安や恐怖のほうがジェーンには辛かった。臨床心理学者のもとを訪れる患者に広く見られる、不安障害と総称される典型的な症状だ。抑うつの症状もあらわれ、ものごとはぜったいに良い方向にはいかないという暗い気持ちに始終襲われた。ネガティブな考えや思い込みで頭がいっぱいになることもたびたびあった。「自分は無用な人間で、宇宙のゴミみたいな存在だと思えてならなかった」と彼女は語る。

こんなふうに不安が心を占めてしまうと、楽観的な思考をすることはおろか、普通の生活を送ることもままならなくなる。不安や恐怖を消し去ることは、こうした精神的な失調を克服するひとつの道だ。ディカプリオの経験が示すように、レイニーブレインの根底にある神経回路は非常に可塑性が高く、思考のしかたや習慣をまたたくまに、しかも強固に形成してしまう。けれど可塑性があるからこそ、こうして機能不全に陥った回路を逆に、ポジティブな方向に変更することも可能なのだ。

心の失調はたいがいが、こうした回路の機能障害が原因で起きる。この、障害をきたした回路をもとに戻す方法が、これまでに心理学と神経科学の両方の分野でいくつも研究されてきた。これらは、巷《ちまた》の自己啓発本によくある表層的な「ポジティブのすすめ」や「ハッピーな思考がすべてを解決する」の類とはちがう。わたしがこれから語るのは、脳内でニューロンとニューロンのつながりにじっさいに変化をもたらす方法だ。

個人を個人たらしめている記憶や信念、価値観や感情、そして習慣や性格の特徴などの要素はどれもみな、脳の中でニューロンがどんなふうにネットワークをつくりどのように連結するかに関連している。だから、このパターンを変化させられれば、自分を変えることもきっとできる。これから紹介する手法は、強迫性障害やＰＴＳＤなど不安にまつわる失調の治療に役立つだけでなく、日々を送るだけで精いっぱいだった人々を、真に豊かにかつ幸福に生きられるよう導いてくれるはずだ。

恐怖と不安を解除する具体的な方法とは

アフガニスタン戦争やイラク戦争の帰還兵の多くに見られるように、深刻なトラウマは消しがたい記憶をつくり、その記憶はたえずトラウマを再燃させる。そうしてつらい思いを始終揺りおこされる人々は、目の前にある現実の生活を普通に送ることができなくなってしまう。前述のアンジェラが体験したフラッシュバックの例からわかるように、こうした恐怖の記憶は人がＰＴＳＤから立ち直る妨げになる。だが、科学的な研究の結果、恐怖の解除方法はすでにいくつか確立されてきている。

たとえば、条件づけられた恐怖を解除するさいの〈消去〉という現象をもとに、ある方法が考案された。前述のように、何かの音と電気ショックの恐怖を結びつけても、電気ショック抜きで音だけを何度も聞かせていれば、恐怖心は徐々に解消する。一度落馬で痛い目を見ても、その後も馬に繰り返し接していれば、ついには「もう安全だ」という新しい知識が恐怖の記憶に勝つ。

恐怖の条件づけを動物で実験した結果から生まれたのが、〈暴露療法〉という手法だ。この方法は、クモ恐怖症をはじめとする特定の何かへの恐怖心を克服するうえで、非常に高い効果をもつ。恐怖の記憶といかに対峙し、いかにそれをしずめるかを教えるのが、この療法のポイントだ。何かの恐怖症の人は、恐怖の対象にぜったいに近寄ろうとしないせいで、「近づいてもひどいことにはならない」と理解することができずにいる。こうした人を恐怖の対象にあえて何度も対峙させるのは、恐怖心を消すうえで非常に有効な方法だ。恐怖の対象と初めて向きあったとき、鼓動は速くなり、手のひらには汗がにじみ、心はパニック状態になるが、それらの反応は徐々におさまっていく。そしてセッションを何度か繰り返すうち、クモ恐怖症だった人のほとんどは恐怖心を克服し、クモを自分の手でつかめるようにまでなる。

暴露療法を実践する

この暴露療法の効果は、実験室で行われる条件づけ恐怖の消去と同一線上にある。この恐怖の消去プロセスがある薬によって加速することが、最近の研究から判明している。その薬とは、本来結核の治療に用いられるD‐サイクロセリンと呼ばれる抗生物質で、それを飲むと普通よりずっと少ないセッション数で、恐怖心を克服することができる。D‐サイクロセリン単独では効果がないが、投薬と暴露療法をセットで行うと、恐怖の対象がじつは無害だという新しい知識がすみやかに習得されるのだ(2)。

そのしくみを理解するために、シナプス伝達の過程でニューロンとニューロンがたがいに〈会話〉をするとき、何が起きるかおさらいしてみよう。あるニューロンが別のニューロンへ神経伝達物質を放出することで、脳細胞はたがいにコミュニケートする。放出された物質がぴったりあう形の受容体(レセプター)に接触すると、その受容体をもつニューロンは活性化する。同じ形の受容体をもつ他のニューロンでも同じ現象が起き、脳内で波が広がるようにニューロンの活性化が起こる。こうした受容体の中で〈グルタミン酸受容体〉と呼ばれるものが、恐怖の記憶をつくるうえで非常に重要な役目を果たすことがわかってきている。この受容体は次のふたつのタイプに分けられる。ひとつは、日常的なグルタミン酸の受け渡しを担当して、速い興奮性シナプス伝達を行っているＡＭＰＡ受容体。もうひとつが、より長期的な神経回路の可塑性や発達に重要な役目を果たすＮＭＤＡ受容体だ。

ＮＭＤＡ受容体が活性化すると脳内では一連の変化が縦横に発生し、深い痕跡が残る。多くの神経科学者の考えによれば、ＰＴＳＤの根底にあるメカニズムとは、思考の反復によって神経のネットワークの中に道が作られ、脳のあちこちにメッセージがたやすく伝達できるようになることだ。だが、ＰＴＳＤにはＮＭＤＡ受容体の活性化によって五感から扁桃体に深い道が刻まれることも関連していると考えられる。だからこそ、ＰＴＳＤによるフラッシュバックや恐怖の記憶はこれほど強固で消し去りがたいわけだ。

Ｄ‐サイクロセリンは脳内でさまざまな作用をもつ。恐怖の回路の中心にあたる扁桃体内部のＮＭＤＡ受容体に、直接はたらきかけるのもその作用のひとつだ。Ｄ‐サイクロセリンの刺激でＮＭＤＡ受容体が活性化し、可塑性が増す結果、心理療法はより大きな効果を発揮できるようになる。その結果、この薬は恐怖の解除を促してくれるわけだ。

研究は現在も途上だが、心理療法とＤ‐サイクロセリンなどの薬を組み合わせることで、不安系統の失調と闘う新しい強力な武器が誕生するのはまちがいなさそうだ。

恐怖の記憶を消し去る

消去のプロセスとは恐怖を消し去るのではなく、ただ抑制するだけらしいことが、恐怖の条件づけの実験からわかっている。抑制されただけの恐怖は、何かの拍子にたやすく元通りになる可能性がある。車のバックファイア音が引き金でとっさに身を伏せたとき、わたしの友人のサンドラはそのことを痛感したはずだ。だからこそ、もっと永続的に恐怖を消し去る方法はないかと今も探究がつづいている。

ニューヨーク大学の研究者リズ・フェルプスとジョセフ・ルドゥーは、記憶の動的な性質を利用して、半永久的に恐怖心を消し去る方法を模索した。一昔前の心理学者らは、記憶とは脳の中に非常に柔軟性の低いかたちで貯蔵されると考えてきた。だが、新しく発見された事実によれば、記憶は――とりわけ感情にまつわる記憶は――人がそれを思い出すときに再活性化され、一時的にではあるが変化を受けやすい柔軟な状態になる。この再活性化の最中は、もとの記憶に新しい情報が加わることができる。人が何かの出来事を思い起こすたび記憶はわずかに変化し、オリジナル版とは微妙に異なる新しい版としてふたたび脳にしまわれるわけだ。専門的には〈再統合〉と呼ばれるこのプロセスはおよそ六時間つづき、その間は、記憶を変化させるチャンスの扉が開かれている。

フェルプスとルドゥーのチームは、恐怖の記憶を再活性化することによって、恐怖ではない新しい情報で記憶の痕跡を更新できることを発見した[3]。研究チームは六五人の被験者の手首に小さな電極をつけ、青い四角が画面にあらわれたときに弱い電流を流して恐怖の記憶を形成した。黄色い四角があらわれたときには電気ショックは起こらない。前者は恐怖関連刺激、後者は恐怖非関連刺激だ。手のひらの汗をGSRで計測したところ、すべての被験者に、恐怖関連刺激の青い四角に対する恐怖反応が生まれたことが確認された。

実験の翌日、被験者は三つのグループに分けられた。うちふたつのグループに対しては恐怖関連刺激をもう一度行う。その目的は、恐怖の対象を想起させて再統合のプロセスを開始することにある。

スタートから一〇分後、記憶の再統合が行われるまさにその時期に、ひとつのグループは消去のトレーニングを開始した。もうひとつのグループは同じ消去のトレーニングを六時間後、つまり再統合のチャンスの扉がすでに閉じられたはずの時期に開始する。そして、第三のグループは、恐怖の対象を今一度見せられることなく、そのまま消去のトレーニングを始める。消去のトレーニングは、青の四角と黄色の四角をどちらも電気ショックを伴わずに何度も被験者に見せることで行われる。

二四時間後、三つのグループの被験者はすべて、恐怖の記憶がまだ残っているかどうかをテストで調査された。恐怖の対象を想起しなかった第三グループと、再統合の扉が閉じたあとでトレーニングを受けた第二グループの被験者は、恐怖関連刺激の対象（＝青い四角）を見せられると恐怖の記憶が再発した。だが、再統合の扉が開かれていた時期に消去のトレーニングを受けた第一グループは、反応が再発しなかった。恐怖の対象が心に思い起こされた後、不快な現象をともなわずに何度も提示されたせいで、もともとの恐怖の記憶は消し去られたわけだ。

少数の被験者を一年後にもう一度テストしたところ、再統合の扉が開いていた時期に消去のトレーニングを受けた被験者には、やはり恐怖の記憶は再発しなかった。つまり、古い恐怖の記憶は変化を遂げたまま、その状態をずっと保っていたということだ。

恐怖記憶消去の仕組み

ジョンズ・ホプキンス大学のリチャード・フガニルはロジャー・クレムと組んで、先の研究のフォローアップ調査をマウスを使って行った。その結果、記憶解除の鍵は、恐怖の記憶が再統合されるときの複雑な分子上のからくりにあるという証拠が見つかった。扁桃体内部のニューロンには前述のグルタミン酸受容体のＡＭＰＡ型が大量に含まれている。恐怖の記憶がしまわれる重要な瞬間には一種の大がかりなオーバーホールが行われ、ＡＭＰＡ受容体がニューロンからニューロンへとたやすく移行できる状態になる。

異なるニューロン間で絶えまなく再編成が行われているこの期間、恐怖の記憶は一時的に脆い状態になるのではないかとフガニルとクレムは推測した。マウスを使ったもうひとつのフォローアップ調査からも、この裏付けとなるような結果が出ている。(4) グルタミン酸受容体の再編成を阻む薬をマウスに注射すると、恐怖の記憶は打ち消せなくなることが判明したのだ。

トラウマの記憶をまず想起し、その後消去のトレーニングを行うことで、その記憶にまつわる恐怖心を消せるという発見は、不安症の治療に新しい突破口をもたらした。この新しいテクニックは患者の体に針や管をいっさい入れない〈非侵襲的〉なやり方でありながら、トラウマの記憶と決別することができるからだ。

恐怖の回路の解剖学的理解からも、病的なレベルの不安を治療する新しい方法が考えられる。それは、扁桃体や恐怖そのものに焦点を合わせるのではなく、扁桃体をしずめる役目をもつ大脳皮質の中枢にはたらきかけるやり方だ。感情をコントロールする中枢を強化すれば、恐怖心をコントロールしたり、不安を恒常的に弱めたりするのも不可能ではないはずだ。この考えをもとに、感情をコントロールする能力を高めるための、多くの薬理学的療法や認知療法が考案されてきた。

恐怖の標準的な消去プロセスとは、脳内に新しい記憶を効果的に打ち立てることで行われる。

このプロセスで恐怖が抑制されるのは、脳のやや内側にある〈内側前頭前皮質〉という領域が活性化するためだ。この領域から伸びる神経は扁桃体に直結している。恐怖の反応を抑制するには絶好の解剖学的配置だ。この内側前頭前皮質の細胞を直接刺激すると、扁桃体の活動は著しく減退する。つまり皮質上の制御中枢を活性化すれば、恐怖の回路を落ち着かせ、トラウマの記憶をしずめることもできるのだ。[5] 逆に、この内側前頭前皮質が傷を受けると恐怖の解除ができなくなることが、ラットを使った実験から確認されている。

ＰＴＳＤを発症する人は、これらの制御中枢がもともと発達不十分な可能性もある。[6] 暴行事件にあったアンジェラのような深刻なトラウマを経験した人に、トラウマに関連する映像を見せながら脳スキャナーで観察を行ったところ、ＰＴＳＤの発症者は非発症者に比べて内側前頭前皮質が小さく、その活性度も低いことが確認されたのだ。制御中枢の活性度が高い人は、フラッシュバックや発汗などＰＴＳＤの症状が出たとしても、その程度は比較的軽くすむ。前頭前野の内側にあるこの領域や、その他の制御中枢を活性化させる方法が見つかれば、不安障害と闘う新しい武器がまたひとつ誕生するはずだ。

心に浮かんだ考えに「ラベルづけ」すれば、感情を制御することができる

感情をコントロールするには、自分がものごとをどう解釈しているか認識し直すだけでも効果がある。このことは今、多くの証拠からあきらかにされつつある。たとえば、憂うつな気分でいっぱいになっているとき、「事態はそれほどひどくはないかもしれない」と自分で自分に語りかければ、それだけで、暗い気分を切り替えられる可能性があるのだ。この方法は単に不安をやわらげるだけでなく、レイニーブレインを形成する脳の回路を変化させることさえできる。

悲惨な場面を意識的に解釈することで、恐怖の反応は抑制できる。このことを初めて示した研究者のひとりリチャード・ラザルスは、一九六〇年代に次のような実験を行っている[7]。ラザルスは被験者全員に、悲惨な場面をうつしたビデオクリップ――たとえば、アボリジニの割礼の儀式など――を見せ、恐怖反応を計測した。ただし、一部の被験者には実験の前に「これは本物の映像で、この少年は強い苦痛を感じている」という説明を行い、他の被験者には「これは教育用のビデオで、出てくる少年たちはみな役者であり、ほんとうに痛がっているわけではない」と説明を行う。GSRで手のひらの発汗を計測すると、映像を演技だと聞かされていたグループは、本物だと聞かされていたグループよりも恐怖の反応が少なかった。また、映像に動揺したかどうかをそれぞれにたずねると、「動揺した」と答える割合もやはり、映像を演技だと思っていたグループのほうがはるかに低かった。同じ場面をどのように解釈するかによって、結果に差が生じたわけだ。

このように認識を通じて恐怖を抑制する試みが脳内で行われていることが、近年の進んだ脳内映像技術によってあきらかになりつつある。脳の各領域を結ぶレイニーブレインの回路は大脳皮質の領域から、下にある反射的な領域に向けて抑制のメッセージを送り、感情の調節を手伝っている。そして抑制中枢をはたらかせるためには、「何かを思考すること」が重要であるらしい。

心に浮かんだ考えや映像にラベルを貼るだけで、前頭前野の抑制中枢を活性化させ、それによって扁桃体の反応をしずめることができる[8]。デューク大学の神経科学者アフマド・ハリーリーは、脳スキャナーに横になった一一人の健康な被験者に、二枚一組であらわれるたくさんの画像を見せ、その間の脳の状態を調べた。画像はたとえばヘビとこちらを向いた銃などで一組になっており、被験者はそのどちらかを、もうひとつ別にあらわれる画像とペアにするよう求められる。被験者は必然的に、画像の認識に集中していなくてはならない。画像はどれもすべて恐怖を感じさせる内容なので、課題をこなすうちに被験者の恐怖の中枢が作動し、警戒モードに入るはずだ。

ハリーリーはもうひとつ、より興味深い内容の実験を行った。今度は画像と画像をペアにするのではなく、画像と同時にあらわれるふたつの言葉のうち、画像が「自然」のものか「人工」のものか、正しくあらわすほうを選びとらなくてはいけない（サメ、クモ、ヘビなどの画像なら「自然」を、銃、ナイフ、爆発などの画像なら「人工」を選ぶことになる）。この作業で被験者に求められるのは、画像を感情的にではなく、言語的に解釈することだ。

実験の結果、脳の活性化のパターンはふたつのケースで大きく異なることがわかった。研究チームの予測通り、前者の〈ペアづくり〉の課題のときには扁桃体に強い反応があらわれたが、後者の〈ラベルづけ〉の課題のときには、前頭前野が強く活性化し、それとともに扁桃体の反応が抑制されるという、たいへん興味深い結果が出た。〈ラベルづけ〉の作業で前頭前野の反応が強まり、それが扁桃体の反応を弱めることにつながったわけだ。

これらの反応パターンは次のことを示唆している。前頭前野と扁桃体との相互作用のシステムは、現在の経験を意識的に評価することによって、感情をコントロールしたり方向づけたりするのを助けている。うなり声をあげている犬など何かの危険に直面したとき人は、脳内のパニックボタンである扁桃体の指令だけに従うのではなく、前頭前野の助けを借りて、たとえば「その場から逃げられるかどうか」を考え、脅威の度合いを推し量っているものだ。そうすることで、脳内の〈石器時代〉の領域にある扁桃体の活動を制御できる。恐怖に対する感情の反応を制御するうえで、この、前頭前野と扁桃体との回路は非常に重要な役目を果たす。不安症やパニック障害、恐怖症、ＰＴＳＤや抑うつ症などさまざまな心の失調が起きるのは、レイニーブレインの根底にあるこの回路が機能不全になるせいなのだ。

心の中で感情をコントロールする技術

感情のコントロールを人がどれだけうまく行えるか調べる、次のような実験がある。脳スキャナーに横になった被験者に、爆発で重傷を負った人の体や切断されて血にまみれた腕など、衝撃的な映像を見せる。画面に「注目」という文字があらわれたときは、被験者はその場面に感情移入するようにつとめ、「再評価」という文字があらわれたときは逆に、その場面から受ける感情がすこしでもネガティブなものでなくなるよう、自分の感情をコントロールしなくてはならない。たとえば、「あの切断された腕は本物のように見えるけれど、じつはプラスチックでできた偽物だ」と自分で自分に語りかけてみるのだ。これらの作業をしているときの脳のようすをスキャンすると、両者で顕著なちがいが浮き彫りになった。「注目」の指示を受け、感情的な側面に注意が集中しているときは扁桃体が活性化し、いっぽう「再評価」の指示を受けたときには前頭前野が活性化し、扁桃体の活動は弱まっていたのだ。

じつを言えばわたしたち人間は、たいがい無意識にではあるが、こうした感情のコントロールを行っている。マリアという友人は医学生になったばかりの頃、手術の現場を見なければならないとき精神的にどう対処したか、わたしに話してくれたことがある。患者の内臓が見えるたび、彼女はその名称をひとつひとつ心の中で挙げ、解剖学的な面に全意識を集中させて、恐怖や嫌悪をおさえこんだという。彼女が会得したこの方法は、ネガティブな感情をコントロールするうえで、非常に正しいものだ。そしてそれを彼女に教えたのは、彼女自身の脳の、恐怖の回路だ。気持ち悪さにくじけそうになったときも、マリアはたとえば「手術が終わればこの患者はもう痛みを感じなくなるし、元気に過ごせるようになる」と意識的に考えるようにした。つらい状況でも感情をコントロールできるように、人はみな、こうしたこつを自然に身につけている。こうしたメンタルな技術の差が脳の反応に大きなちがいをもたらすことが、今、科学的な研究からあきらかにされつつある。この能力には大きな個人差があり、ささいな危険に出会っただけでパニックにおちいる人もいれば、このうえなく苦しい状況下でも落ち着きと集中を失わずにいられる人もいる。その理由を、神経科学の研究は解き明かしはじめた。

不安を感じやすい人の脳には、解剖学的にも特徴があった

ダートマス大学のジャスティン・キムとポール・ホエーレンは、ｆＭＲＩとそれよりさらに新しい拡散テンソル画像と呼ばれる技術を使って、脳の各領域のつながりをマッピングした。(9) 拡散テンソル画像はｆＭＲＩと似ているが、脳のどの領域が今活動しているかではなく、異なる領域が今どうつながっているかを、脳組織に水の分子がどう拡散しているかを観察することであきらかにする技術だ。この拡散のパターンを観察すると、脳をめぐるネットワークが浮かびあがり、どの領域がどの領域と結ばれているかがわかる。

キムとホエーレンらの研究チームは、脳スキャナーの中に横になった二〇人の被験者に、さまざまな表情の顔写真を見せた。その結果、恐怖の表情を見ているときは脳全体の活動度が増すが、恐怖以外の表情では脳の活動度に変化が起こらないことが確認された。研究チームはこの増大した活動がどこから生じているのかをさぐり、〈鉤状束《こうじょうそく》〉と呼ばれる神経繊維の太い束にいきついた。

鉤状束とは、扁桃体を含む領域と側頭葉、そしてさらに前頭前野とを結ぶ神経の繊維だ。この

神経繊維の束の太さが、被験者が報告した不安度と反比例するという興味深い事実を、研究チームは発見した。不安を感じやすい人ほど扁桃体と前頭前野を結ぶ鉤状束は細くて弱く、反対に不安をあまり感じない人は、強い鉤状束で扁桃体と前頭前野のふたつの領域が結ばれていたのだ。

扁桃体と前頭前野の結ばれ方には個人差がある。この事実からうかがえるのは、不安に強い人は前頭前野の抑制中枢を活性化し、抑制のメッセージを迅速かつ効率的に扁桃体に送ることで、不安反応をうまくしずめているという可能性だ。鉤状束が強ければ、前頭前野から扁桃体へとメッセージは瞬時に送られ、パニック反応をすみやかに抑えられる。いっぽう不安に弱い人の場合、事態はこんなにすんなりとはいかない。第一にこういう人は、パニックにかかわる中枢がもともと反応しやすい。加えて前頭前野の働きが弱いため、不安のコントロールがうまくいきにくい。そのうえ、恐怖の中枢と抑制の中枢を結ぶ鉤状束がやはり弱いため、不安をしずめるのが人に比べてさらに困難になってしまう。

恐怖を感じにくい人は生まれつき鉤状束が強く、だから感情のコントロールがもともとうまいという可能性もある。だが、脳の可塑性についてこれまで判明したことと考えあわせると、その線はどうやら薄い。それよりも有力なのは、年月をかけて幾度も繰り返された経験や学習が、感情と抑制の中枢を結ぶ回路を強めたというシナリオのほうだ。スポーツジムで体を鍛えれば筋肉を強くしたり柔軟性を高めたりできるのと同じように、訓練を行えば、脳の各領域を結ぶ経路を強くすることができる。こうして認識の変更を何度も繰り返せば、恐怖や快楽に直面したときの脳の反応にたしかな変化が生じるようになるのだ。

意識レベルの認知行動療法、無意識下の認知バイアス修正法

精神的失調のあらゆる治療法が結局、レイニーブレインのおおもとにある回路に働きかけているのはあきらかだ。これらの回路が活性化し、可塑性のある状態になれば、〈良い〉回路を強めたり〈悪い〉回路を弱めたりできるようになる。

古典的なカウンセリング療法は脳の緊急領域の活動をしずめるいっぽうで、前頭前野の活動を高める効果ももっている[10]。そうした手法のひとつである認知行動療法には感情のコントロール力を高める作用があり、不安症や抑うつ症の治療には最適であることが多い。この療法は患者の意識レベルで作用する非常に複雑な心理学的介入であり、何らかのガイドラインや方策を患者に提示することで、思考パターンや行動形式を変えようと試みるものだ。

認知行動療法は不安症や抑うつ症の治療にたしかに高い効果をもつが、介入のしくみが複雑なため、どんなメカニズムで脳に変化をもたらすのかは正確にわかっていない。だが、それが効果をもつ理由のひとつはおそらく、不安症や抑うつ症の患者のネガティブな認知バイアスを、軽度のものならこの手法で変化させられることにある。

このことは、認知バイアスの変化と不安症や抑うつ症の症状との関係からも、裏づけられている。ネガティブなバイアスをポジティブな方向に変化させれば、不安の症状はおさまり、気分は安定する。そのためのもうひとつの方法が、認知バイアス修正法だ。

認知バイアス修正のテクニックは、ものごとを否定的に解釈したりネガティブなものに注意を向けたりしがちな基本的傾向を再教育するものだ。この方法は前意識レベルではたらき、患者の無意識下で作用しながら、本人が気づかないうちに脳に変化をもたらす。こうした手法で、ネガティブなものよりもポジティブなものに注目する習慣を確立すれば、それを支える回路も徐々に変化しはじめるはずだ。

このさきさらに研究が必要なのはもちろんだが、認知バイアス修正法が脳の回路をたしかに変化させること、そして認知行動療法と同じように、扁桃体ではなく前頭前野の抑制中枢に作用することは、すでに多くの研究で実証されている[11]。認知行動療法や認知バイアスの修正などの心理学的介入は、不安や恐怖の回路を制御する能力を強め、その結果として、有害なバイアスを変化させているのだ。

脳活動の左右の偏りと思考形式の関係

人間にはもともと、危険を遠ざけるメカニズムと報奨に向かうメカニズムがどちらも備わっている。このふたつの傾向が認知バイアス修正によって強まるのかどうか調べるため、わたしは自分の研究室である実験を行った。被験者の頭にたくさんの電極を貼りつけ、ポジティブな画像やネガティブな画像を見ているときの脳内の電気的活動を計測するのだ。

被験者は実験の前に認知バイアス修正トレーニングを受ける。その修正トレーニングのタイプによって、脳内の電気的活動が右寄りと左寄りのどちらに移行するかが、この実験のポイントだ。左側への活動の偏りは、良いものごとに向かおうという積極的な傾向に関連しており、逆に右半分への活動の偏りは、悪いものごとに注意しようとする傾向に関連している。だから、ポジティブなイメージに注目するような訓練を受ければ、サニーブレインの回路に変化が生じ、結果的に脳の活動も左寄りにシフトするはずだ。逆にネガティブなイメージに注目する訓練を受ければ、レイニーブレインの回路に変化が生じ、その結果、脳の活動のパターンは右寄りに移行すると考えられる。

研究チームは、感情に強く訴える画像をポジティブなものからネガティブなものまで準備した

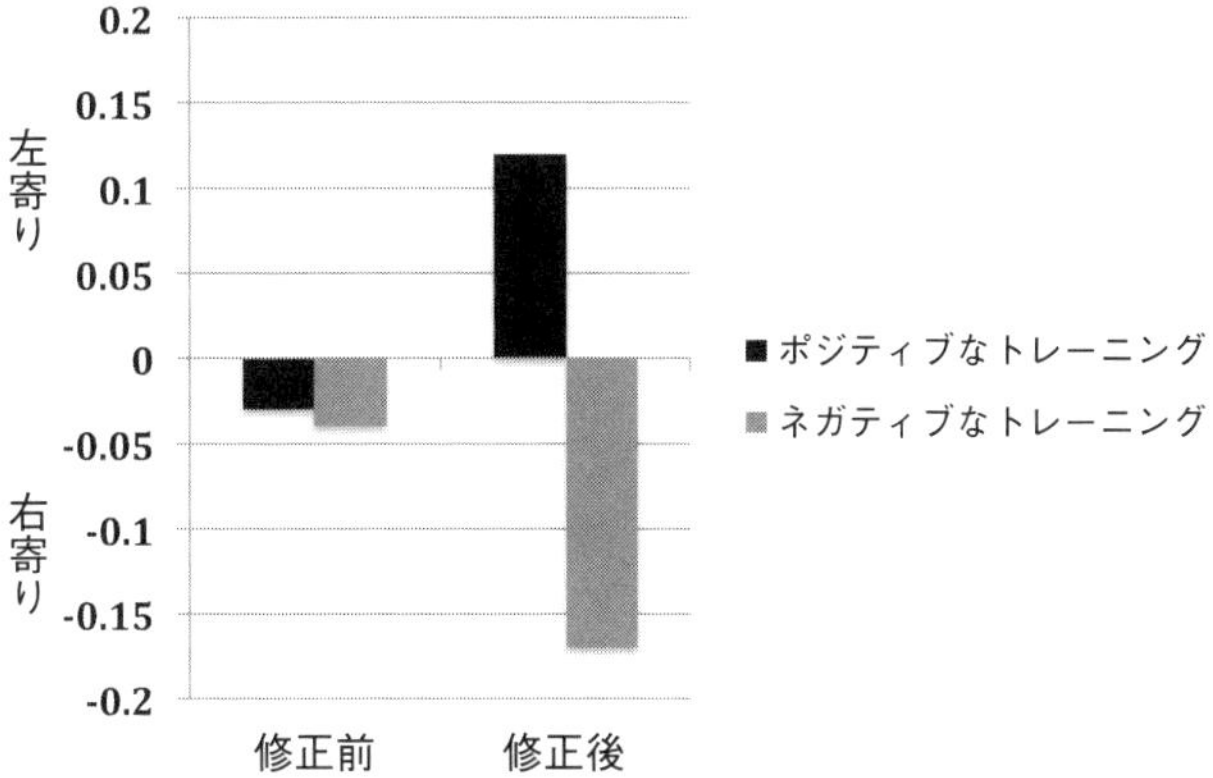

■認知バイアス修正トレーニングが脳内の活動の非対称性にどう影響するかを調べた著者の研究チームの実験結果。ポジティブな方向に認知バイアスを修正された被験者の場合、脳内活動は左寄りに変化しており、ネガティブな方向に修正された被験者は皮質上の活動が脳の右側に大きく振れるという結果が出た。

うえで、ふたつの被験者グループに認知バイアスの修正トレーニングを行った。片方のグループはポジティブな画像に注意を向けると同時に、中立的な画像を回避するよう訓練される。もう片方のグループは、ネガティブな画像に注意を向けると同時に、中立的な画像を回避するよう教育される。両グループとも、認知バイアスの修正を行う前と後に脳波の測定を受けた。

　実験の結果（上図を参照）からは、被験者の認知バイアスだけでなく脳の回路にも変化が生じたことがうかがえる。楽しい画像に注目するように方向づけられた被験者の脳内では、トレーニング後、活動が左寄りに移行していた。ネガティブな方向へのトレーニングを受けた被験者の脳には、まったく逆の傾向が認められた。認知バイアス修正のトレーニングは、恐怖と快楽に対する脳の反応を変化させていたのだ。

抗うつ剤はどのようにはたらいているのか

認知行動療法や認知バイアス修正法などの心理的介入は、深刻な精神失調の治療にこの先ますます重要な役割を果たすだろう。しかし今のところ、抑うつ症や不安症などの精神的失調の治療に主として用いられるのは、向精神薬だ。この種の薬がじっさいにどう作用しているかについては、じつはまだ未解明な部分が多い。分子レベルでいえばおおかたの抗うつ剤は、シナプス接合部に存在するセロトニンなどの神経伝達物質を増加させる効果をもつ。だが、この作用自体は投薬のほぼ直後から確認できるのに、気分の向上や他の症状改善などの臨床的な変化があらわれるのは、それから数週間がたってからだ。

また、抗うつ剤は患者の気分そのものを高めるわけではない。気分を高める作用をもったとえばコカインなどの薬は、抑うつの治療には概して効果をもたない。つまり、抗うつ剤は患者の気分を直接引き上げることで作用しているわけではないのだ。

抗うつ剤がじっさいどのように機能しているかについて、オックスフォード大学の精神医学者キャサリン・ハーマーと同僚らが興味深い説明を行っている[12]。不安症や抑うつ症に特有のネガティブな認知バイアスは、抗うつ剤の投与で弱まることがすでにわかっている。ハーマーらはそこからさらに一歩進み、抗うつ剤で認識がポジティブに変わると、社会との関係に変化が生じ、それが気分に徐々に変化をもたらすのではないかと推論した。

認知バイアスがポジティブに変われば、抑うつ患者は社会的な状況において、以前より前向きな反応をするようになる。この傾向は、社会との間で前向きかつ友好的な相互作用が起きることでさらに促進され、結果的にポジティブな方向への良い循環が生まれる。より健康的で前向きの反応をするように脳を再教育したり訓練したりするための第一歩は、有害な認知バイアスの修正なのだ。この考えは、抗うつ剤によってシナプスの可塑性が高まることを発見した複数の動物実験の結果とも合致する。

ネガティブなものを避けたり、ポジティブなものや気持ちのいいものに進んで向かったりする傾向がわずかでも生まれ、時間をかけて性格の一部になれば、人が世界に向かう姿勢は根本から変化する可能性がある。認識のレベルでは、投薬による治療や心理学的な療法はどちらも、ネガティブな認知バイアスを変えることで効果を発揮しているように見える。だが詳しく言えば、心理学的な療法は感情を制御する能力に影響を与え、抗うつ剤などの投薬療法は扁桃体に、より直接的な影響を与えると考えられる。こうした薬はまず認知のバイアスに作用する。そして多くの精神的失調に共通する、恐怖中枢の過剰な活動を抑制するのだ。

瞑想中に脳では何が起こっているか

認識の深い偏りを修正できるという発見に、心理学界は沸いている。人はどんな遺伝子の構造をもっていても、どんな出来事に見舞われても、それで人生の道筋が決まるわけではない。世界には、逆境を乗り越えて幸福な人生を送る人がたくさんいる。せっかくの長所をみすみすドブに捨てたり、チャンスや才能を浪費したりする人もたくさんいる。人が状況にどう反応するかは、たしかに先天的な資質と後天的な環境に左右されるが、すべてがそれで決まるわけではないと科学は教えている。心の目に映る風景――つまり個々の認知のバイアスやゆがみ――を変化させれば、わたしたちは自分の世界観をも変えることができるのだから。

このことを非常に印象的に示しているのが、仏教僧の了解を得て行われた、瞑想中の脳を分析する実験だ[13]。瞑想には五〇〇〇年を越える歴史があり、チベット仏教をはじめ数多くのスピリチュアルな伝統の根幹に位置している。瞑想を日常的に実践する人々は、「心をしずめる訓練とはどのように行うべきか」「怒りや嫉妬などの負の感情の悪影響を、どうやって減じるべきか」を示す、まさに生きる手本だ。心のイライラをしずめられれば、人の心は自由に、純粋に何かに集中したり何かを洞察したりできるようになる。そして、より充実した、より幸福な人生を手に入れることができる。

瞑想の一種に〈注意集中法〉という手法がある。これは、自分の呼吸でも蠟燭の炎でも何かの言葉でもよいから、とにかくひとつのものごとに意識を集中することで、心を占めている思考やイメージの喧騒を遮断する方法だ。ウィスコンシン大学のリチャード・デーヴィッドソンは、雑念をはねかえす力がこの瞑想法で強まることを、調査によってあきらかにしようとした。多くの親が言うように、子どもが叫んだりわめいたりしている横で何かに集中するのは非常にむずかしいものだ。けれど、この瞑想法を身につければ、うるさい物音や叫び声が聞こえても、簡単にそれを心から遮断できるようになる。

デーヴィッドソンと同僚のジュリー・ブレフツィンスキ＝ルイスの研究によれば、注意集中法で瞑想を実践している人は、集中したり、気が散るのを防いだりする脳の回路がたしかに強くなっていた[14]。二人は、平均一万九〇〇〇時間の瞑想を実践したエキスパートらに実験に参加してもらい、瞑想の初心者と比較した。予想通り、邪念を遠ざけるのを助ける前頭前野の回路は、瞑想のエキスパートのほうがずっと強く、彼らは瞬時に集中モードにスイッチを入れることができた。興味深いことに、瞑想の実践をもっとはるかに多く、平均で四万四〇〇〇時間も積んだ超エキスパートの場合、回路がそれほど活性化されなくても邪念をはねかえす力や集中する力は他の修行僧よりはるかに強いことが判明した。おそらく徹底したメンタルトレーニングで脳の回路を強化した結果、彼らはさして努力しなくてもすぐに集中モードに入れるようになったのだろう。

瞑想の手法として、〈オープン・モニタリング〉もしくは〈マインドフルネス〉と呼ばれる方法も、よく知られている。[15]この方法がめざすのは、今この瞬間に経験しているものごとのひとつひとつに注意を向けることだ。聞こえてくる音や鼻をくすぐる匂い、そして頭に浮かぶ感情や思考を、判断したり反応したりすることなくともかく心の中を通過させ、そうして心を十分に開かれた自由な状態にし、自己認識力を高めるのだ。自分の認識に〈ラベルづけ〉をするのも、この種の瞑想によく用いられる手法だ。ラベルを貼ることで、人は自分の感情を一定の距離を置いて眺めることができ、感情を効果的にコントロールできるようになる。

マインドフルネス法とは突きつめていえば、客観的な目撃者として自分を眺めることだ。ちょっと想像してみよう。瞑想をして、すべてのものごとに心を開こうとしているとき、何か心配事が頭に浮かんできてしまった。そんなとき必要なのは、心配事の中身にとらわれず、たとえば「これは苛立たしい考えだ」というふうにラベルをつけて、頭から過ぎ去らせることだ。実行するのはけっして簡単ではないが、この方法を身につければ、感情のコントロールはきっと容易になるはずだ。このマインドフルネス瞑想法にはまた、感情的な出来事への反応をつかさどる前頭前野の回路を強める効果もある。

できごとを、どう解釈するかで、できごと自体が変わる

日々の中で経験する悩みや心配ごとの大半は、外界で起きる出来事そのものに起因するのではなく、そうした出来事を自分がどう解釈するかで引き起こされる。つまり、わたしたちの頭の中で起きることこそが、わたしたちに真の影響を与えるのだ。何かに怒りを感じても、形をもたな

い考えとしてそれを受け流せば、怒りの力から上手に毒を抜くことができる。これは、前頭前野の抑制機能を高める療法がストレスに効くという多くの証左と一致する。投薬によってでもカウンセリングによってでも、扁桃体の活動をしずめれば、ストレスへの反応をうまくコントロールすることができる。だからこそ、不安障害や気分障害の大半の治療法は、扁桃体や前頭前野を巡る回路の正常化をめざしているのだ。脳の回路が可塑性をもち、鍛えれば変化するものである以上、どんなに深く刻まれた有害な回路も心理的な訓練によって修正することは可能なはずだ。

ある先駆的な研究によれば、精神失調の中でも治療がとくにむずかしい強迫性障害にも同じことがいえる。強迫性障害の患者を悩ませるのは「何かが誤っているのではないか」という絶え間ない不安感だが、こうした患者の脳内では〈眼窩前頭皮質〉と呼ばれる場所が活動過多になっている。脳のエラー探知機であるこの部分は、脳の前面の下側、ちょうど前頭前野の下あたりに位置し、扁桃体と回路で結ばれている。強迫性障害の人はこの眼窩前頭皮質と扁桃体の双方で活動が増し、その結果、回路に機能障害が起き、しかもそれがなかなか改善しない状態になっている。

レオナルド・ディカプリオに助言を行ったカリフォルニア大学ロサンゼルス校の精神科医、ジェフリー・シュウォーツは、強迫性障害の治療を追究しつづけており、この分野に大きな進歩をもたらした。そのきっかけとなったのは、自身実践的な仏教徒で瞑想の効用をよく知っていたシュウォーツが、強迫性障害の治療にマインドフルネス瞑想法を活用しようと考えたことだ。彼は瞑想そのものについて詳しく患者に教えるのではなく、瞑想の要素をとりいれた認知行動療法の一種を考案した。これが、〈マインドフルネス認知行動療法〉として知られるようになる手法だ。シュウォーツが人々に訓練したのは、ストーブを消したかどうかチェックしたいという衝動と闘うことではない。そうした症状を、〈憂慮すべき何か〉として認識するのをやめ、脳内回路の失調のあらわれとしてとらえ直すことを彼は患者に教えたのだ。

シュウォーツはこの分野の先駆け的な研究の中で、被験者に一〇週間のマインドフルネス認知行動療法を施し、療法の開始前と終了後の二回、脳スキャンを行った[16]。その結果、療法を受けた後では眼窩前頭皮質の活動があきらかに低下していたことがわかった。療法によって、強迫行為への衝動が弱まったのに加え、脳のエラー探知システムが活動過多でなくなったおかげで、被験者はなんとかふつうに生活を送っていけるようになった。これはすばらしい進歩だった。標準的な認知行動療法は強迫性障害にはほとんど効果をもたないものだが、マインドフルネス瞑想法を組み合わせたことで、大きな成果が得られたのだ。

マインドフルネスで抑うつの再発を防ぐ

マインドフルネス認知行動療法はまた、深刻な抑うつの治療にも効果がある[17]。オックスフォード大学の心理学者マーク・ウィリアムズによれば、抑うつの治療における難題は、目の前の絶望や悲しみへの対処よりむしろ、再発を防ぐことのほうだ。認知行動療法などのカウンセリング療法や薬物治療はどちらも抑うつの改善に最初こそ効果を発揮するが、多くの人はしばらくするうちまた絶望や不安の中に逆戻りし、それを何度も繰り返すことになる。じっさい、これらの治療で短期的にでも症状が改善した人のじつに六割以上が、時間が経つにつれ、せっかく得た効果を保持できなくなってしまうのだ。

ウィリアムズは、ケンブリッジ大学の認知脳科学科のジョン・ティーズデール、およびトロント大学で認知行動療法クリニックを率いるツィンデル・シーガルと共同で数多くの重要な研究を行った。三人はそれぞれ、慢性的な抑うつ患者を救うむずかしさと長年格闘し、いったん良くなった患者がまたじきに病院に戻ってきてしまうことにたびたび落胆を味わっていた。そこでティーズデールは、当時マサチューセッツ大学のジョン・カバット・ジンが開発していたマインドフルネスストレス低減法を学び、実践しはじめた。

マインドフルネスストレス低減法はぜんぶで八週間のプログラムで、一回につき二〜三時間のミーティングに毎週数回参加するのに加え、指定の練習を家庭で毎日実践するよう奨励される。この練習で人々は、自分の体の各部分に順番に注意を集中する訓練を受ける。たとえば「左の手に意識を集中してください」という指示のあと、今度は「左の膝に意識を移動させてください」というように指示が出る。この練習が究極的にめざしているのは、患者の集中力を自分の呼吸に集め、その他の余計な考えが頭に入り込まないようにすることだ。一見簡単そうに見えて、これはそう簡単ではない。だが、万一余計な考えが頭に入り込んだときには、中身に拘泥せず、そのまま考えをやりすごせばよいという。

三人の心理学者は、患者にネガティブな思考回路の引き金を引かせないためには、マインドフルネス法のようなアプローチが最適だと考えた。その引き金を引くか否かは、抑うつの再発を左右する鍵だ。抑うつの患者は認知行動療法によって、ネガティブな思考を否定したり乗り越えたりするテクニックは学べる。たとえば、だれかにデートの誘いを断られても、それで自分の価値がゼロになるとは考えないようにつとめられるかもしれない。

しばらくはそれでうまくいっても、なにかの拍子に昔の思考が戻り、ネガティブな回路にふたたび火がつく可能性は否めない。「自分は好かれていないのだろうか」という疑念がふと浮かんだだけで、「自分には何も魅力がないのだ」「このさきもずっと、自分を好きになってくれる人間などいるはずがない」という救いのない思考のスパイラルが起こりかねない。こうして本人も気づかないうちに、それまで以上にひどい抑うつが再発することがある。

ティーズデール、ウィリアムズ、シーガルの三人は、抑うつの再発経験がある一八歳から六五歳までの患者計一四五人を集めて調査を行った[18]。被験者はさまざまな社会的階級から抽出された。ウェールズ地方北部の小さな町バンゴールの郊外に住む人もいれば、田舎と都会が混在するケンブリッジに住む人も、大都市圏のトロントに住む人もいた。被験者のおよそ半分は通常の治療に加えてマインドフルネス療法を受け、残る半分の被験者は標準的な治療のみを受けた。

実験の結果、マインドフルネスストレス低減法を受けた被験者グループは対照群と比べ、抑うつの再発率が半分にとどまったことがわかった。過去に三度以上深刻な再発経験がある人々には、とりわけ大きな効果が見られた。抑うつのスパイラルから抜け出せずにいた重症の患者に、マインドフルネス法によるアプローチは文字通り大きな変化をもたらした。これは、抑うつの再発防止という難題の解決を予感させる、たいへん刺激的な結果だった。

マインドフルネス法と脳の変化

この画期的な研究のあと、カバット・ジンはリチャード・デーヴィッドソンに、マインドフルネスストレス低減法のテクニックで脳の回路はじっさいに変化するのか調べてほしいと依頼した[19]。臨床的な結果は上々に思われたが、脳の回路そのものに変化が生じていれば、改善した症状の持続が見込めるからだ。はたしてマインドフルネス法による訓練で、脳のはたらき方は変化しているのだろうか?

デーヴィッドソンはマディソン市にあるバイオテクノロジー会社の従業員から四八人を被験者

に選び、半数にマインドフルネス法による介入を行い、残る半数はウェイティング・リストにのせたままにしておいた。研究チームは被験者の脳の電気的活動を測定し、引きこもりや抑うつ気味の人に典型的に見られる前頭前野の活動の右側への偏りが、マインドフルネス法によって逆転するかどうかを調べてみた。

被験者となった従業員らは、マインドフルネスストレス低減法の介入をカバット・ジン本人から八週間にわたって受け、介入の開始時と終了直後、そしてさらに四カ月後の計三回、頭につけた電極によって、脳内の活動を測定された。研究チームはさらにもうひとつ、実験にひねりを加えた。被験者全員にインフルエンザのワクチンを注射し、マインドフルネス法の訓練を受けたかどうかで、体内でつくられる抗体の数に差が出るかどうかを調べたのだ。デーヴィッドソンは長きにわたり、瞑想には免疫システムの機能を高めるはたらきがあると推測してきたためだ。

標準的な八週間のプログラム終了後に測定を行うと、マインドフルネス法の瞑想を実践した被験者には、脳の活動にも免疫機能にもプラスの変化が認められた。脳の活動の左右の偏りについては、頭につけられたすべての電極にではないが、すくなくともいくつかの電極に、右から左への活動の移行が見てとれた。ハッピーで楽観的な人に典型的に見られる脳活動のパターンは、瞑想によってたしかに強められていた。また、マインドフルネス法の瞑想を実践した人の体内では、実践しなかった人に比べてインフルエンザの抗体が非常に多くつくられていたこともわかった。

マインドフルネス法はどうやって作用しているのか？

すると次に問題になるのが、この種のメンタルトレーニングは（精神病の薬がおそらくそうであるように）扁桃体に直接はたらきかけているのか、それとも（認知行動療法や認知バイアスの修正などの介入方法がそうであるように）感情をコントロールする機能にはたらきかけているのかという点だ。この問いに答えを出したのが、カリフォルニア大学ロサンゼルス校の二人の心理学者、デイヴィッド・クレスウェルとマシュー・リーベルマンだ。二人は二七人の学生を被験者に選び、質問票に回答してもらい、それぞれのマインドフルネスの度合いを測定した。瞑想の訓練を一度も受けたことがなくても、被験者のマインドフルネスの度合いには個人差があり、この生来の多様性を研究チームは実験に利用した。

被験者はｆＭＲＩの脳スキャナーの中に横になり、画面に映し出される強烈な表情の顔写真にそれぞれ感情のラベルづけ（「怒り」「恐怖」など）や、性別のラベルづけ（「ジェーン」「トム」など）をするよう指示された[20]。性別のラベルづけは脳内の活動に特に変化をもたらさなかったが、感情のラベルづけを行っているときは脳全体に波のような活動が生まれた。前頭前野に強烈な活動の波が起こり、それに応じるように扁桃体の活動がしずまるという古典的かつ規則的な反応が見られたのは、マインドフルネスの度合いがもともと高い人のほうだった。

対照的な結果が出たのが、マインドフルネスの度合いがもともと低かった学生だ。彼らの場合、扁桃体が激しく活性化しても前頭前野の活動量はほとんど変わらず、扁桃体で起きた原始的な恐怖反応は抑制されなかった。いいかえれば、脳の緊急領域が警報ベルを鳴らしっぱなしになっていたわけだ。こうして神経科学的に確認されたのは、その昔ブッダが説いたのとまったく同じことだった。自分の感情にラベルを貼り、単に注意の向かう〈対象〉として扱えば、ネガティブな経験をもある種超然とした立場から眺められるようになるのだ。

瞑想は脳に構造的変化をもたらすか

さらに一歩進んだ研究によって、マインドフルネス瞑想法の習得で気分が向上するのは、不安などの感情を統御する部分に変化が起きたせいであるらしいとわかった。ある調査で一六人の被験者が、カバット・ジンの開発した八週間のマインドフルネスストレス低減プログラムに参加し、受講の前後にＭＲＩで脳のスキャンを受けた。プログラムを受講しなかった対照群と比較すると、瞑想を行った被験者の脳スキャンの結果からは、感情のコントロールを助けるいくつかの重要な領域が高密度になっている――つまり、ニューロンが増加している――ことがわかった。また、このプログラムを受けるうちストレスが大幅に減じたと報告した人々は、扁桃体の密度が低くなっていることもわかった。マインドフルネスストレス低減法は、恐怖の中枢を物理的に小さくすると同時に、抑制中枢を大きくしていたのだ[21]。

感情をコントロールする能力に個人差があるのなら、その差が幸福度や心の安定の度合いに関連するのかどうか、考えてみるのは重要だろう[22]。トロント大学の心理学者ステファン・コッテはまさにこの問題を、スタンフォード大学のアネット・ギュラークおよびカリフォルニア大学バークレー校のボブ・レベンソンとともに研究した。たいていの人は感情のコントロールを保つさまざまな方法を知ってはいるが、なかなか実行することができない。何かのプレッシャーを受けているときにはなおさらだ。三人の研究者はこうした事情をふまえたうえで、次の実験を行った。

まず被験者に不快で強烈な音を聞かせる。音が聞こえるたび、被験者にはビクッとするような反射反応が自然にあらわれるが、彼らは恐怖の表情を極力表に出さないようにと実験者から指示されている。実験の結果、反応を隠すのがあきらかにうまい人々がいるのがわかった。研究チームは独自の用語で、こうした人々を優秀な〈感情調節者〉と呼んだ。研究からはさらに、感情調節力の差が、実生活で人々が感じる幸福度の差にも関連していることがわかった。感情をいちばんうまく調節できる人は、いちばん大きな幸福を感じていたのだ。

二番目の実験では、研究者らはまったく逆のことをした。ひどい火傷を負った人や腕を切断した人の治療の様子など、生々しい場面ばかりを映したさまざまなビデオクリップを被験者に見せ、見ているあいだ自分の感情をできるだけ増幅するように指示したのだ。つまり、自分が感じていることを隠そうとするのではなく、積極的に表に出せということだ。

先の実験と同様、感情の反応をどれだけ発現増加させられるかには大きな個人差があった。そして感情の調節が上手な人ほど、幸福感や安心感は高かった。

被験者の平均所得をあわせて比較すると、さらに驚きの発見があった。感情のコントロールが上手な人は不得手な人に比べ、総じて非常に高い収入を得ていたのだ。ビリヤードのスヌーカーの元世界王者のスティーヴ・デーヴィスはかつてこんな発言をしている。「成功の秘訣は、とんでもないことが起きても、それがなんでもないことのようにプレイできることだ」

サニーブレインで困難から立ち直る

修羅場のさなかでも感情的な反応をどれだけコントロールできるかは、その人の成功の度合いに、そして人生に対する満足度にもかかわってくる。人々の大半は、じつは感情の調節の達人だ。何かですぐに金切り声をあげたり癇癪を起こしたりしていた幼い子どものころから、人は時間をかけて、感情のコントロールを学んでいく。そしてそれに熟達するほど、人生の浮き沈みにうまく対処できるようになる。不安障害の患者が増加の傾向にあるとはいえ、全体で見れば少数にとどまっているのはそのためだ。たいていの人は非常に心の弾性が強く、困難におちいってもすみやかにそこから立ち直ることができる。

九・一一の後、ニューヨーク市や周辺一帯に不安症やＰＴＳＤが大きく広まるのではないかという懸念の声がさかんに聞かれた。けれど、結局そんな事態は起こらなかった。住民の大半は当時、不安と恐怖にさいなまれていたが、それらは時間とともに徐々に薄れ、しばらくたつと人々は普通の生活に戻りはじめた。事件の後、何かの症状に長いあいだ苦しむ人ももちろん存在したが、政治家やメディアが誇大に主張したり心配したりしたのとは裏腹に、大半の人々は不安がもたらすネガティブで長期的な作用に屈しなかった。少数の人々が深刻な不安障害を発症したのはたしかだが、いっぽうで心的外傷後成長と呼ばれる前向きな症状を経験した人々も少数ながら存在した。心の弾性に富むこれらの人々は、トラウマになるような経験をしたことで自分が成長し、人間としてより豊かになったと語っていた。

ニューヨークのコロンビア大学の心理学者ジョージ・ボナーノはそのキャリアのほとんどを、巨大なトラウマに人がどう反応するかを詳細に記録することに費やし、大きな不幸やトラウマを経験した後でさえ、人々が精神的な安定を取り戻す例を数多く目にしてきた[23]。彼は研究仲間のダハナー・ケルトナーと協力し、愛する人と死別したばかりの人々があらわす感情を調査した。人々がみな悲しんでいたのはもちろんだが、彼らはそのほかに、ポジティブなものからネガティブなものまで、じつにいろいろな感情を抱いていた。悲嘆に打ちのめされていても、彼らの大半は時おり笑うことができたし、何かを楽しむこともできた。この回復する能力は、サニーブレインの鍵となる性質だ。サニーブレインの思考形式を強められれば、ストレスへの耐性やストレスに対処する能力も高まるはずだ。

人生の舵を自分で握るために

神経科学と心理学は現在、レイニーブレインの研究だけでなく、サニーブレインがもたらす心の弾性や、楽観を支えるメカニズムについても理解を深めようとしている。異なる分野の多くの調査研究から浮かび上がってきたひとつの鍵は、「人生の舵は自分が握っている」という感覚が非常に重要だという点だ。運命をコントロールするのは自分だという強い気持ちをもっている人は、逆境から立ち直るのも早いし、人生を最大限楽しむこともできる。

この洞察の最初のヒントは、動物を使った研究からもたらされた。ある実験で犬に、絶対に逃れられない電気ショックを繰り返し与えると、〈学習性無力感〉と呼ばれる症状があらわれる。この命名者であるペンシルバニア大学の心理学者マーティン・セリグマンは、同僚のスティーブン・マイヤーとともに次の独自な実験を行った。[24]まず犬を実験用の小部屋に入れる。小部屋の内部は、低い敷居でふたつに分けられている。床にはときどき、肉体には無害な電気ショックが流れるが、敷居を飛び越えて反対側に飛び移れば、電気ショックを避けることはできる。

一部の犬は実験用の小部屋に入れられる前に、逃れることのできない電気ショックを経験している。手順は次の通りだ。二匹の犬をペアにし、弱い電気ショックを双方に与える。片方の犬は鼻でレバーを押せば電気ショックを止めることができるが、もう一匹の犬はレバーを押しても電気ショックを止められない。ここでのポイントは、どちらの犬もまったく同じ回数の電気ショックを受けるが、片方の犬だけが状況を自分でコントロールできるという点だ。

実験用の小部屋に移され、床に電流が流れたとき、電気ショックを避けようとためらわずに低い敷居を飛び越えたのは、前の実験でコントロールを手にしていた犬たちだった。逆にコントロールを与えられていなかった犬は、電気ショックから逃れようと試みすらしなかった。そうした犬の大半（およそ三分の二）は、苦痛を逃れる道がすぐそこにあるのに、ただその場にうずくまって痛みに耐えていた。いっぽうコントロールを与えられていた犬には、こうした抑うつ的な対処のしかたはまったく認められず、実験で特にストレスを受けているようすもうかがえなかった。コントロールを与えられていた犬たちには、ストレスが起きたときにそれをはねかえす強靭な心――いわば心理的な免疫――が育っていたわけだ。

この心理的な免疫の発達度は、前頭前野の中で感情の統制にかかわる部分がどれだけよく機能するかで大きく変わる[25]。セリグマンの同僚だったスティーブン・マイヤーはコロラド大学神経科学研究所のホセ・アマットとチームを組み、電気ショックのコントロールでストレスへの免疫をつけても、前頭前野のある領域を不活性化するとその免疫が完全に消えてしまうことを発見した。つまり、皮質下の領域を前頭前野のはたらきによってうまくコントロールすることこそが、逆境に屈しない精神を育む重要な神経的メカニズムなのだ。前頭前野のこの統制力を取り去ったら、ストレスに対する免疫はおそらく消失する。

だから、状況を自分でコントロールできること――あるいはコントロールできると感じること――は、幸福度を左右する重要な要素なのだ。困難な状況におちいっても、状況をわずかでも自分で制御できると信じれば、対処しようという気持ちはおこりやすい。猛スピードで走る自転車の後ろの荷台や、横滑りしている車の助手席に座っているときの恐怖を思い浮かべてほしい。もし自分が運転をしていれば、恐怖心はいくらかなりとも緩和されるはずだ。それは自分が状況を制御しているという感覚が、自信を与えてくれるからだ。ラットを使った実験からも、自分で制御がきかない状況は、胃潰瘍などストレスに関連した疾患につながることがあきらかになっている。[26]

学習性無力感は寿命にまで影響していた

今ではもう古典というべき実験が、一九七〇年代にニューイングランドのアーデンハウスという介護施設に住む高齢者を対象に行われた。[27] 実験を行ったのはニューヨーク市立大学の二人の心理学者、ジュディス・ローディンとエレン・ランガーだ。二人は、介護施設の住民にありがちな決断能力の欠如は、環境を自分でコントロールすることが許されていないせいではないかと考えた。セリグマンによる実験で発見された〈学習性無力感〉を念頭におき、ロダンとランガーの二人はそれと同じ作用が介護施設の住民にも起きているのではないかと推論したのだ。

答えを見出すために、二人は巧妙な実験を考えた。アーデンハウスの中のふたつの階がランダムに選ばれ（二階と四階）、これらの階の住民はすべて、植物の鉢をひとつと、週に一度映画を見に行くチャンスを与えられた。状況をコントロールする自由がどれだけ与えられるかという点を除いては、ふたつの階の状況はできるかぎり同一にされた。四階の住民は自分の好きな植物を選び、好きな時間に水をやることができる。何曜日の晩に映画を見に行くかも自由に選ぶことができる。対照的に、二階の住民は決められた植物を与えられ、水やりもスタッフが行う。映画を見に行く曜日もスタッフが決定し、住民に伝えた。

一八カ月後にローディンとランガーはふたたび施設を訪れた。結果は驚くべきものだった。四階の住民が二階に比べて幸福度や健康度が高かったのはともかく、両階の差は死亡率にまで及んでいたのだ。二階の住民の死亡者数は四階の住民のじつに二倍にのぼった。状況をコントロールする自由を手にしていた人々はそうでない人々に比べ、長生きをしていたわけだ。コントロールの有無によって余命にこれほど大きな差が出るとは、だれも予想すらしていなかった。

自分で状況をコントロールしているという感覚が、健康や幸福度に重要なかかわりをもつことは、その他の研究からも確認された。興味深いことに、かならずしもほんとうに状況をコントロールしていなくても――つまり、〈コントロールしている〉というのが本人の幻想であっても――同じほど大きな利益が得られることが、複数の実験結果から示されている。マイケル・J・フォックスはわたしと話をしたとき、自分はリスクに無自覚なのではなく、何が起きても対処できる自信があるのだと、熱心に語っていた。「どんな危機が起きたって、僕はちゃんと対処していける」。この自信はサニーブレイン型の思考の重要な側面だ。科学的にもそれは確認されている。

このしくみをあきらかにしたのが、一九七九年にローレン・アロイとリン・アブラムソンの二人の心理学者が発表した今や古典となった研究だ[28]。実験は次のように行われた。被験者の頭上で白熱電球がランダムに点いたり消えたりしている。被験者は手元のボタンを押すことを許可されているが、じつはこのボタンを押しても電球が点くか消えるかには何の影響も生じない。ところが、被験者の中でもどちらかといえば楽観的な人々は、電球が点いたり消えたりするのを自分がある程度コントロールできていると確信していた。これはいわば、コントロールの幻想だ。いっぽう、どちらかというと悲観的な人々は、自分が状況をいっさいコントロールできていないことをより正確に見定めていた。これは〈抑うつリアリズム〉と呼ばれる現象だ。アロイとアブラムソンの言葉を借りるなら、悲観的な人々は「より悲しいが、より賢い」のだ。

悲観的な人はほんとうに、自分がどれだけ状況をコントロールしているかを正確に評価し、いっぽう楽観的な人は世の中をバラ色に見過ぎているのだろうか？　この答えはそう単純ではなく、予想以上に複雑であることがわかっている。つづいて行われた実験で被験者は、自分と他人のどちらがどれだけ出来事をコントロールしているか評価するよう求められた。悲観的な人はこの実験でもまた、自分に主導権がないことを正確に判断したが、いっぽうで他人がどれだけ主導権を握っているかについては過大な評価を下した。悲観主義者は「自分は主導権を握っておらず、他人は握っている」と確信していたのだ。

かたや楽観主義者は、自分はある程度の主導権を手にしているという不正確な判断をした。良い結果がもたらされる場合にはとりわけ、その思い込みは強くなった。サイコロを二個投げて一〇ドルを獲得したら、楽観主義者は「自分が何かをしたおかげでそうなった」と考えがちなのだ。

心理学の研究からは今、人々の大半がじつは、日々の多くの出来事に自分のコントロールが及ぶと思い込んでいることがあきらかになっている。これは、なぜわたしたちの大半が〈どちらかというと楽観主義的〉なのかを説明するのにおそらく役に立つ。そして、なぜ人々が宝くじの番号をコンピュータに選ばせるより自分で決めたほうが当たる確率が高いように感じるのか、なぜ大半の人々が、他人にサイコロを振らせるより自分でしたほうが良い目が出やすいと思っているのかも、説明がつく[29]。こうしたコントロールの魔力は、楽観主義における重要かつ不可欠な要素だ。

幸福になるためにはどうしたらいいのか

幸福を追い求めるさいに重要なその他たくさんの要素を、心理学の研究はあきらかにしてきた。人が自分をとりまく風景の意味に気づくために不可欠な、いわばレーダーの役目を果たすのがレイニーブレインとサニーブレインの回路だ。脳のこの領域のはたらきいかんで、思考は悲観的にも楽観的にもなる。人が何を感じ何に反応するかは、サニーブレインとレイニーブレインのはたらきに左右されるのだ。不安をつかさどるレイニーブレインの回路が過剰に反応すれば、不安や抑うつなどの症状があらわれ、場合によっては悲惨な結果を招く。そして、レイニーブレインが古来の脅威に対応して進化してきたのとちょうど同じく、快楽をつかさどるサニーブレインもまた、祖先にとって良きものに対応するように進化を遂げてきた。わたしたちの祖先にとっての良きものとは、たとえば食べ物や住みかの獲得であり、だれかと一緒にいることで得られる身の安全であり、愛や許しや思いやりなどだ。

現代の世界において、食べ物や住まいや暖かさなどの基本的な要求はたいてい満たされている。なお満たされていないのは他者との結びつきであり、生きることの意義だ。これを、グレッグ・イースターブルックは〈進歩のパラドックス〉と呼ぶ[30]。イースターブルックが行った調査によれば、アメリカとヨーロッパでは一九五〇年代からこれまでの半世紀を超える歳月で、富はめざましく向上したが、人々が感じる幸福度は横ばいで、しかも不安や抑うつの発症率は大きく上昇している。その他複数の調査でも、人々の幸福度がすこしも増加しておらず、多くの人が未来について深い悲観を抱いているという結果が出ている。社会の物質的な豊かさと、そこに住む人々が感じている幸福や安心の度合いには何の関連も認められなかった。

それでは、より幸福で、より豊かに栄える社会を築いていくために、わたしたちはどうすればよいのだろうか？　ひとつの方法は、不安障害や抑うつの増加に正面から戦いを挑むことだ。これらの失調に苦しむ人々は今、地球上で何百万人にもなる。そして患者ひとりにつき、すくなくとも五人の家族や親族が影響を受けている。だれかがこうした失調に見舞われれば、家族だけでなく、職場の同僚や地域の人々も無関係ではなくなる。

けれど、不幸の芽を摘むことばかりに気をとられてはいけない。それよりもたいせつなのは、幸福を増すような要素を積極的に見つけることだ。幸福を左右する要因には、健康や食生活などの一般的な事柄ももちろん含まれる。だがそれらに加え、ある種の認知バイアスや、自分が状況をコントロールしているという感覚などポジティブな心理的要素も、豊かな生活をつくるうえで重要な役目を果たしている。

もうひとつ重要な発見が、科学的な研究からもたらされている。[31]それは、人がほんとうの意味で幸福になれるのは次に述べる三つの要素があわさったときだけだということだ。ひとつ目は、ポジティブな感情や笑いを数多く経験すること。ふたつ目は、生きるのに積極的にとりくむこと。そして三つ目は、今日明日ではなくもっと長期的な視野で人生に意義を見出すことだ。

ふたつ目の、仕事であれ趣味であれ、自分がしていることに積極的にかかわることは、三つの中でもとりわけ重要だ。幸福に関する複数の調査からは一貫して、より良い仕事やより良い家、より良い車などのいわゆる〈ものごと〉が、高い幸福感の継続にはつながらないという意外な結果がもたらされている。売る側が何をどう言おうと、新しいぴかぴかの腕時計や新しい携帯電話は、長期的には人の幸福度をすこしも高めてはくれないのだ。基本レベルの豊かさ（住む家があり、十分食べ物があること）がひとたび得られれば、それ以上にどれだけカネがあっても人が感じる幸福度にほとんど差は生じない。これは複数の調査からあきらかにされた事実だ。それよりも人を幸福にするのは、自分にとって大きな意味のある何かに積極的にとりくむことだ。これこそが楽観主義者の本物の証明だ。楽観主義者とは、大きな目的に向かって没頭したり、意義ある目標に到達するために努力を重ねたりできる人々なのだ。

完全に没頭した「ゾーン」に入る

カリフォルニアのクレアモント大学大学院で教えるハンガリー人の心理学者、ミハーイ・チクセントミハイは、人が何かに没入することを〈最適経験〉もしくは〈フロー〉と呼ぶ。こうした経験をしているとき、過去や未来についての意識は頭の中から消え、強烈な〈今〉という感覚だけが残る。〈今この瞬間の自分〉という圧倒的な感覚は、スポーツ選手が「ゾーンに入る」と呼ぶのと同じ状態だ。これは精神と肉体が苦もなくひとつになる魔法のような瞬間だ。たとえばテニスで完璧なサーブを打つためには、足の位置やラケットの握り方、頭上に投げ上げたボールの軌跡、ネット越しに敵に向けた視線、ゆっくり前に振れる体、ボールを完璧に叩くラケット、完璧なフォロースルーなど、すべての要素がそろわなくてはいけない。〈フロー〉を体験している瞬間には、それが魔法のようにあっけなく成功してしまう。

チクセントミハイによれば、大半の人々はこの種のフロー体験を数カ月に一度くらいはしている。フローを経験したことが一度もないと語る人も一二パーセント程度いるが、いっぽうで毎日のように経験していると言う人も一〇パーセント存在する。

フローを体験する鍵は、自分の技量のレベルと挑戦の度合いとのあいだで絶妙なバランスを見つけることだ。もし課題があまりにも簡単すぎれば、人はすぐに飽きてしまうし、逆にむずかしすぎればストレスに苦しむことになる。けれど課題のハードルが低すぎもせず、また非現実的なほど高くもなく、挑戦者にまさにぴったりのレベルであるとき、他のいっさいが入り込むことができない一種のトランス状態が訪れる。

幸福と楽観の研究は関連していることがすくなくない。だが、幸福と楽観は同一ではないことを忘れないでほしい。幸福とはおおまかにいえば、わたしたちが今・ここで感じる気持ちだ。それはたとえば、お天気の良い日に愛するだれかが海で遊ぶのを見たとき、胸に湧き上がる喜びであり、人生を振り返ったときに感じる満足感だ。いっぽう楽観や希望とは、未来についてわたしたちがどう考え、どう感じるかだ。ものごとはいちばん良い方向に進むと心から信じていれば、どんな障害にぶつかっても、それに負けることはきっとない。

楽天家がかならず幸福になるとはいえない。けれど、世界を楽観的な視点でとらえることは、とりわけそれがリアリズムと結びついていれば、またとない出発点にちがいない。わたしはこの本を書いているあいだ、たくさんの楽観主義的なリアリストに話を聞いたが、彼らの大半はあきらかに、それぞれの人生を最大限に生きていた。高い成功をおさめた人もたくさんいた。お金持ちになった人もいれば、そうでない人もいた。けれど彼らはみな、自分がしていることを楽しみ、未来を楽しみにしていた。

それでは、人間が幸福になるために、心理学はどんな助言をできるだろうか。どうすれば人は、幸福になることができるのだろうか。

ポジティブとネガティブの黄金比がある！

幸福になる方法のエキスパートである心理学者のバーバラ・フレドリクソンは、日々の生活にポジティブな感情をより多く見いだすことを提唱している。[32] 彼女が発見したのが、ポジティブ三：ネガティブ一という黄金の比率だ。

この数字が示すのは、豊かな人生を送りたければ、ネガティブな気持ちをひとつ感じるごとにポジティブな気持ちを三つ感じるべきだということだ。ポジティブな感情の体験とは、たとえば驚嘆や思いやり、満足、感謝、希望、喜び、性的欲望などであり、ネガティブな感情とは怒りや軽蔑、嫌悪、困惑、不安、悲しみ、恥などだ。

フレドリクソンは言う。もし人生に成功したいと心から願うなら、ネガティブな感情をぜんぶ排除しようとしてはいけない。それよりも大事なのは、「ネガティブひとつにつき、ポジティブを三つ」という比率を守るように努力することだ。フレドリクソンの見解では、たいていの人はネガティブな感情ひとつにつきポジティブな感情をふたつは体験している。この比率でもまるきりだめなわけではないが、なかなか効果は出ない。ポジティブな感情を二から三に引き上げられれば、人は真に豊かな人生へと歩み出すことができる。

フレドリクソンは、ブラジルのカトリック大学で教える数学者マルシャル・ロサダと共同で研究を行い、前述の三対一の比率の大切さに加え、ポジティブな感情と幸福度の関連は数式で示せるという発見をした。ここでいう〈幸福〉とは自己を最大限に生きることであり、良きものや成長や創造性に満ちた生活を楽しむことだ。そしてまた、ものごとが悪いほうに進んだときも、困難を乗り越えて立ち直る強さをもつことだ。フレドリクソンとロサダは一八八人の大学生に調査を行い、四五人の中に、先に述べたような意味での精神的な〈幸福〉を認めた。一八八人のうち四五人、つまり二三パーセントというのは非常に少ない数値に見えるかもしれない。だが、これまでに行われたいくつかの調査によれば、先のような意味で幸福な人は全アメリカ人の二〇パーセント程度にとどまるという。

フレドリクソンとロサダの二人は独自の基準で被験者を〈幸福な人〉と〈幸福でない人〉に分けた後、全員にこれから一カ月間、ある安全なウェブサイトに毎晩ログインするように指示した。被験者はログイン後、その二四時間以前に経験した感情の種類と回数を決まった書式に記入する。経験したポジティブな感情とネガティブな感情の数は一カ月後にそれぞれ合計され、ポジティブな感情の合計をネガティブな感情の合計で割った〈ポジティビティ比〉が算出される。もし仮に、怒りを一五回、恐怖を二回、悲しみを七回、そして幸福を一〇回、満足を一四回、感謝を六回、愛に満ちた思いを一〇回経験していたら、ポジティビティ比は、四〇（ポジティブな感情の合計）／二四（ネガティブな感情の合計）＝一・六六ということになる。いいかえれば、ネガティブな感情を一回経験するごとに、それを補うポジティブな感情をおよそ二回（正確には一・六六回）経験しているという計算だ。

フレドリクソンとロサダの調査によれば、〈幸福な人〉と〈幸福でない人〉とのポジティビティ比には、大きな差があった。前者のポジティビティ比が三・三だったのに対し、後者の平均的なポジティビティ比は二・二にとどまったのだ。三対一のポジティビティ比は、人生を最大限に生きようと取り組む人とそうでない人とを分ける、重要なラインのようだ。このことは、ほかの調査の結果からも示唆されている。

ポジティビティ比は、幸福な結婚生活の鍵でもある。[33] シアトルにあるゴットマン研究所のゴットマン博士は、カップルがたがいにどう関連しあうかの研究に厳密な科学的法則を適用した人物だが、彼が結婚生活の幸福度について広範な調査を行ったところ、どの夫婦が別れ、どの夫婦が別れないかを占う重要なポイントは、カップルが相手に対して感じるポジティブとネガティブの感情比にあった。この場合の黄金比率は、ネガティブ一：ポジティブ五だ。ポジティブな経験に比してネガティブなエピソードの数が増してくると、カップルが離婚する可能性はそれだけ高くなる。

ポジティビティ比は、人が他者にどう接するか、職場でいかに効率良く仕事ができるか、そしてどれだけ健康に過ごせるかに至るまで、生活のさまざまな面に影響を与える。悲観が大きな力をもつにもかかわらず、なぜ人々の多くが「自分は幸福だ」と言うのかというパラドクスにも、このポジティビティ比の研究はおそらく答えを出してくれる。何度も繰り返してきたように、恐怖の力は快楽よりも強く、危険の兆候は快楽の兆候よりもずっと強い力を人間にふるう。だから、楽観を手に入れるのは、悲観を手に入れるよりずっとむずかしいはずだ。それなのにどうして大半の人々は未来を楽観し、自分の人生に幸福と満足を感じていると答えるのだろう?

この矛盾に対し、ポジティビティ比の考察はおそらくひとつの回答を与えてくれる。人々はじっさいのところ、ポジティブな出来事よりもネガティブな出来事のほうにより多くの関心を払っている。けれど、生活の中にポジティブな何かを意識して頻繁に見つけることで、それを逆転させているのだ。ネガティブな感情にひそむ毒を打ち消すには、ネガティブな経験ひとつにつき、すくなくともふたつの——可能ならばもっと多くの——ポジティブな何かを経験するような努力が必要だ。幸福や楽観を抱いて生きるためには、ネガティブな出来事ひとつにつき、すくなくとも三つはポジティブな経験をすることをめざさなくてはならない。

レイニーブレインとサニーブレインのバランス

人間が生きる上で、健康的で敏感なサニーブレインをもつことは重要だが、健康的で敏感なレイニーブレインをもつことも非常に重要だ[34]。心理学者のターリ・シャーロットが同僚のリズ・フェルプスと共同で行った実験によれば、未来に明るい展望を抱くためには、恐怖と快楽をつかさどる回路がどちらも重要な役目を果たす。

シャーロットとフェルプスの二人はまず被験者に、過去に起きたネガティブな出来事を思い出すよう指示し、その間の脳のようすをスキャンした。母親と死別したときの気持ちを思い出した人もいれば、パートナーと別れたときの気持ちを思い起こした人もいた。こうしたつらい経験を心によみがえらせたとき、扁桃体には強い反応があらわれた。

次に二人は被験者に、同じネガティブな経験が未来に起きたらどんな気持ちがするか想像するように頼んだ。すると、扁桃体の反応はずっと弱くなった。楽天家を自認する人にはことにその傾向が顕著だった。楽天的な人はそうでない人に比べ、未来に不幸が起きるのを想像するのが不得手なのだ。この、暗い未来を思い描く力が弱いことが、楽観寄りの思考の根底にある神経のメカニズムではないかと、シャーロットとフェルプスは推測している。

発達心理学者のアンソニー・オングとコーネル大学の同僚らが行った研究結果も、明るい未来を展望するにはレイニーブレインとサニーブレインがどちらも重要だという先の説明と合致する。オングらの研究からわかったのは、立ち直りが早い楽観的な心の持ち主は、つらい出来事を経験しているあいだ、ポジティブな感情もネガティブな感情も他の人々より多く経験していることだ。

伴侶に死なれたときいちばん早く立ち直る人は、感情を広い幅で経験する人だった。多くの研究者は今、ポジティブな感情を経験できることは、ネガティブな感情をコントロールする重要な鍵だと考えはじめている。悪い経験は、良い経験によっていわば中和されるのだ。重要なのはネガティブな気持ちをおさえこむ能力ではなく、ネガティブとポジティブのバランスを適正に保つことだ。バーバラ・フレドリクソンが九・一一後のニューヨークで理解したのはまさにそのことだ。

健康な心をつくる

ポジティブな思考をしても脳の回路が変化せず、つらい出来事の助けにならないときもあるだろう。「雨の降らない人生はない」というのは真実だ。失望や悲しみから完全に逃れられる人など、どこにもいない。だからこそ、さまざまな感情を経験する能力を養い、さらに、必要に応じてそれらを抑制できるような能力を養うことは、バランスのとれた人生を送る鍵のひとつなのだ。わたしたち人間には、良きものにすぐ反応するサニーブレインが必要であると同時に、それと仲良く共存できる健全なレイニーブレインも必要なのだ。

サニーブレインとレイニーブレインという心のふたつの側面は、人生で起きる出来事や生まれもった遺伝子の組成、そして経験が遺伝子に与える作用によって影響を受ける。だがそれよりもっと重要なのは、「アフェクティブ・マインドセット」の根底にある強固な認識のバイアスや癖が、訓練次第で修正できるということだ。心のバイアスを修正する方法は、マインドフルネス法や認知バイアス修正法、そして投薬による療法や伝統的なカウンセリング療法まで、じつにさまざまだ。人間の心の可塑性は高く、「アフェクティブ・マインドセット」も例外ではない。それを変化させるのはけっして簡単ではないが、可能性はいつでもすぐそこにあるのだ。

この本の執筆が終わりに近づいたころ、わたしはウィスコンシン大学のワイズマン脳科学研究所に所属するリチャード・デーヴィッドソンを訪れた。多くの心理学者と同じくデーヴィッドソンも、不安や抑うつの原因である感情の様式を理解するために、そしてそれを変化させるためにこの道に入った。けれど今は、やはり多くの心理学者と同様、〈人を幸福にするものは何か〉を解明することに多くの力を注いでいる。

「不健康な心については、ずいぶん多くがわかってきた」。デーヴィッドソンは言った。「でも、健康な心についてはほとんど何もわかっていない」

「じゃあ、健康な心って何でしょう？」とわたしはたずねた。

「言葉では説明できないけれど」と彼は答えた。「でも、見ればわかるさ」

わたしが帰る日に、デーヴィッドソンは新しい精神衛生調査研究所を案内してくれた。建物はつくられたばかりで、内部の装飾はまだ途中だった。中央には大きな広間があり、柔らかな色調の木材に太陽の光が降り注いでいた。

「ここは瞑想をする場所だよ」。彼は言った。「いくつかの部屋には、最新のｆＭＲＩを置くことになっている」

研究所では、古来の黙想の伝統と、現代の神経科学の最新鋭の技術がひとつに融けあっていた。研究所をあとにしたわたしは、歩きつつ感慨にふけった。不安や恐怖を克服する方法、そして、幸福や楽観を得る方法の解明には、この数年間で大きな進歩があった。心理学や神経科学、遺伝学から考え出された新しいアプローチを利用し、それらを東洋古来の知恵と結びつけることで、わたしたちは今、健全な心の持ち主が真に幸福になれる社会を創造する道に向かいはじめたのだ。

謝辞

本書の執筆中、サニーブレインとレイニーブレインの気まぐれについて、心理学、神経科学、遺伝学のそれぞれの研究者とともに考える機会を得、彼らの革新的な研究におおいに鼓舞された。これはまさに著者の特権というべきだろう。

人それぞれの思考形式が感情にどう影響するかという問題は、私の長年の研究の核にあり、関連する分野の最前線で活躍する多くの科学者とはこの数年で親交を結んだり、ともに仕事をする仲間になったりした。認知バイアスの力と、それを変化させることで得られる可能性について、私と幾度となく議論してくれた次の人々に感謝する。ヤイル・バー＝ハイム、フィル・バーナード、エニ・ベッカー、ブレンダン・ブラッドレイ、ティム・ダルグレイシュ、ナツ・デラクスハン、パウラ・ハーテル、コレット・ヒルシュ、エミリー・ホルムズ、エルンスト・コスター、ジェニファー・ラウ、バンディ・マッキントッシュ、コリン・マクラウド、アンドリュー・マシューズ、スーザン・ミネカ、カリン・モッグ、マイク・リンク、マーク・ウィリアムズ、そしてジェニー・イエンドに感謝をささげたい。

本書の土台の大部分は、恐怖と快楽の科学的研究から形成されている。これらの研究を先頭に立って進めてきたケント・ベリッジ、アンディ・カルダー、リチャード・デーヴィッドソン、レイ・ドラン、ジョセフ・ルドゥー、アルネ・エーマン、リズ・フェルプスらの科学者は、恐怖と快楽の性質についての質問や、そうした原始的な衝動が脳の中でどう力をふるうかについてのわたしの問いに快く回答してくれた。この場でお礼を申し上げたい。遺伝子が行動にどう影響するかという通説を一変させた遺伝学者らも、わたしの質問に答えるために惜しみなく時間を割いてくれた。彼らの意見は常に一致していたわけではないが、その研究は全体として、遺伝子と環境の相互作用がレイニーブレインとサニーブレインの形成にどうかかわるかについて、わたしが理解を深める助けになってくれた。助けになるだけでなく、それはとても楽しい経験だった。アブシャロム・カスピ、タリア・エレイ、ジョナサン・フリント、アフマド・ハリーリー、ケネス・ケンドラー、テリー・モフィット、エッシィ・ヴィディングには特に感謝を伝えたい。

エセックス大学の研究室の幾代もの助手や大学院生らの理解なくしては、この本は完成を見なかっただろう。いちばん最近ではパヴリナ・チャララムブスとレイチェル・マーティンの両名に大いに助けられた。そのほかに、ステイシー・エルティティ、ケリー・ガーナー、アンナ・リッジウェル、ヘレン・スタンデージ、デニス・ウォーレス、アラン・イェーツ、コンスタンティナ・ゾウグコウらも長らくわたしをサポートし、執筆で手が離せないときも事態が何とか運ぶように手助けをしてくれた。レイニーブレインについての研究を一五年以上にわたって支援してくれたウェルカム・トラストにもこの場でお礼を申し上げる。

わたしの良き友であるマイケル・ブルックス、キャシー・グロスマン、アレクサ・ガイザー、ステファン・ジョセフ、ピーター・タラック、クリスティーン・テンプルらは、このテーマをぜひ一般の読者に向けて発表するよう根気強くわたしを励ましてくれた。そしてヒュー・ジョーンズ、デボラ・ケント、ニック・ケント、ピッパ・ニューマン、リチャード・ニューマンは、土壇場でわたしを支え励ます力となってくれた。ウィヴェンホーの町で夜ふけまでワイン片手にナイジェル・ストラットンやリサ・タフィンと語りあったことも、完成までの道のりの大きな助けとなった。そして夫のケヴィン・ダットンはいつものように、すべてがうまくいくようわたしを支えてくれた。本書の題名のアイディアを含め、もろもろのことに感謝したい。

エージェントのパトリック・ウォルシュは熱意のこもった的確なアドバイスで、いつもわたしにインスピレーションを与えてくれた。そしてこの本が書かれ、無事出版されるまで、ジェイク・スミス＝ボザンケットとアレックス・クリストフをはじめとするコンヴィル・アンド・ウォルシュ社の面々にはたいへんお世話をかけた。カオスの塊だった最初の草稿に構築性を与える手助けをしてくれたのは、ベーシックブックス社のララ・ハイマートとウィリアム・ハイネマン社のドルモンド・モアの二人だが、そのほかにベーシック社のリズ・シュタインやハイネマン社のトム・アヴェリーとジェイソン・アーサーにも編集上の示唆を受けた。すばらしいウェブサイトを立ち上げてくれたピート・ウィルキンズにもこの場で感謝を申し上げたい。

本書はわたしがオックスフォード大学モードリン・カレッジに客員教授として赴いていたあいだに完成した。無事刊行に至るまでわたしを支え励ましてくれたモードリン・カレッジの教授陣とスタッフに心より感謝する。

最後に――。わたしはこの年来、抑うつや不安に苦しむ何百人もの人々に質問や調査やテストをしてきた。悩める心を癒す効果的な方法が科学の力で徐々に生まれてくることを、わたしは強く信じている。本書は、調査や実験に被験者として参加してくれた世界各地の人々や実験を行った人々、そして資金を援助してくれた人々に捧げられている。本書で論じたさまざまな研究がひとつになり、人々の心がより幸福で健康になることを、そして社会がより豊かに栄えることを心から願っている。

注

第一章　快楽と不安の二項対立

1　ポール・キャッスルの自殺の記事は、２０１０年11月20日付デイリーメール紙（ロンドン）に掲載された。次のサイトを参照：www.dailymail.co.uk/news/article-1331308/Prince-Charless-friend-Paul-Castle-commits-suicide-business-hit-recession.html.

2　アダン・アボベイカーによる勇敢な救出劇は２０１０年11月19日付イブニング・スタンダード紙で報じられた。次のサイトを参照：www.thisislondon.co.uk/standard/article-23899334-homeless-man-plunges-into-icy-thames-to-save-woman-from-drowing.do.

3　ここで紹介された研究については次の資料を参照：B. W. Headey and A. J. Wearing, 'Personality, Life Events and Subjective Well-Being: Toward a Dynamic Equilibrium Model,' *Journal of Personality and Social Psychology* 57 (1989): 731-739.

4　ＡＢＣが制作。２００９年5月7日にアメリカで放映。マイケル・J・フォックスの著書『*Always Looking Up: The Adventures of an Incurable Optimist*』(New York: Hyperion Books, 2009)〔邦訳『いつも上を向いて－超楽観主義者の冒険』、入江真佐子訳、ＳＢクリエイティブ〕には、非常に楽観的な人々についての興味深い逸話が多数紹介されている。

5　アウシュヴィッツでの体験を綴ったプリーモ・レーヴィ最初の著作『*If This is a Man*（これが人間か）』〔邦訳『アウシュヴィッツは終わらない－あるイタリア人生存者の考察』、竹山博英訳、朝日新聞出版〕は１９４７年にイタリアのエイナウディ社から出版され、その後各国で翻訳された。続く著書『*The Truce*』〔邦訳『休戦』、竹山博英訳、岩波文庫〕では、アウシュヴィッツの衝撃から徐々に回復するさまが描かれる。レーヴィは67歳の時、狭い階段の吹き抜けから転落して死亡した。その死は謎に包まれており、抑うつの悪化による自殺だと主張する人々もいる。だが、証拠がないとして自殺説を否定する人々もいる。

6　ライプニッツの楽観主義論についての入門書は、以下を参照：Lloyd Strickland, *Leibniz Reinterpreted* (New York: Continuum, 2006).

7　LOT-Rはマイケル・シャイアとチャールズ・カーヴァーによって開発された。詳細については次の文献を参照。Michael F. Scheier, Charles S. Carver, and Michael W. Bridges, 'Distinguishing Optimism from Neuroticism (and Trait Anxiety, Self-Mastery, and Self-Esteem): A Re-Evaluation of the Life Orientation Test,' *Journal of Personality and Social Psychology* 67(1994):1063-1078.

8　子どもの目に世界がどう見えるかの説明として、ウィリアム・ジェームズの著作『*The Principles of Psychology*』(New York: Henry Holt, 1890) 488.に登場する表現。ウィリアム・ジェームズは医学を学んだが、医療の現場には身を置かず、ハーバード大学で解剖学と生理学を教える職についた。彼はまもなく人間の心を理解することに関心を向け、１８７５年には同大学に全米初の実験心理学の研究室を立ち上げ、アメリカの心理学の祖として知られるようになる。小説家ヘンリー・ジェームズとは兄弟。ウィリアム・ジェームズは、幼児の知覚はあまり研ぎ澄まされていないと推測し、それゆえ「花ざかりの騒音と混乱」という表現を使ったが、その後の研究により、幼児にはジェームズが考えていたよりはるかに鋭い認識能力があることがわかった。このテーマについては以下を参照：R. N. Aslin and L. B. Smith, ‘Perceptual Development,’ *Annual Review of Psychology* 39 (1988): 435-473.

9　オリジナルの研究の大半は、１９２０年代から１９６０年代にかけてシュネイルラがニューヨーク大学で行ったものである。以下には、彼の視点がわかりやすくまとめられている。T. C. Schneirla, ‘An Evolutionary and Developmental Theory of Biphasic Processes Underlying Approach and Withdrawal,’ in *Nebraska Symposium on Motivation*, ed. M. R. Jones (Lincoln: University of Nebraska Press, 1959).

シュネイルラの生涯とその研究については、以下を参照：Ethel Tobach, ‘T. C. Schneirla: Pioneer in Field and Laboratory Research,’ in *Portraits of Pioneers in Psychology*, vol.4. ed. Gregory A. Kimble and Michael Wertheimer (Washington, DC: American Psychological Association, 2000).

接近と回避のメカニズムについてのより新しい神経学的および心理学的な研究については、以下を参照：Richard J. Davidson and W. Irwin, ‘The Functional Neuroanatomy of Emotion and Affective Style,’ *Trends in Cognitive Sciences* 3 (1999): 11-21; S. Whittle et al., ‘The Neuroanatomical Basis of Temperament: Towards a Better Understanding of Psychopathology,’ *Neuroscience and Biobehavioural Reviews* 30 (2006): 511-525.

10　この装置はエレノア・ギブソンとリチャード・ウォークが考案したもので、ふたりはこれを使った実験をヒトの幼児だけでなく、さまざまな動物でも行った。人間の子どもはガラス板の硬さを手で感じられても、見せかけの〝崖〟の向こう側には絶対に進もうとしなかった。他の動物についても結果は同じで、触覚よりも視覚が優位にあることが確認された。ただし視覚よりも嗅覚を頼りに行動するラットは、深い〝崖〟の上をまったく不安がらずに嬉々として走り抜けた。この装置と実験については以下を参照：E. J. Gibson and R. D. Walk, ‘The “Visual Cliff”,’ *Scientific American* 202, no.4 (1960): 64-71.

11　チェリーのこの研究は、１９５０年代に航空機の管制塔で起きていた問題をヒントに行われた。管制塔内では異なる機上のパイロットの声がスピーカーで同時に放送され、その結果、複数の音声が混じりあい、管制官の業務に大きな支障をきたしていた。事態の改善方法をさぐるため、チェリーはロンドンのインペリアル・カレッジで一連の実験を行った。大きな前進が見られたのは、被験者の左右の耳に異なるメッセージを送る〝両耳異音聴課題〟を行ったときだ（この実験の結果は、E.C. Cherry, ‘Some Experiments on the Recognition of Speech with One and Two Ears,’ *Journal of the Acoustical Society of America* 25 (1953): 975-979. に詳しい）。チェリーの実験を受けて他の研究室でも同じテーマの、より広範で洗練された実験が行われたが、それらについては以下を参照：N. L. Wood and N. Cowan, ‘The Cocktail Party Phenomenon Revisited: How Frequent Are Attention Shifts to One’s Own Name in an Irrelevant Auditory Channel?’ *Journal of Experimental Psychology: Learning, Memory and Cognition* 21 (1995): 255-260; N. L. Wood and N. Cowan, ‘The Cocktail Party Phenomenon Revisited: Attention and Memory in the Classic Selective Listening Procedure of Cherry (1953),’ *Journal of Experimental Psychology: General* 124 (1995): 243-262.

選択的処理のバイアスに関する新しい研究については、

以下を参照：Elaine Fox, *Emotion Science: Cognitive and Neuroscientific Approaches to Understanding Human Emotions* (New York: Palgrave Macmillan, 2008).

12　注意プローブ課題にはさまざまな種類がある。その歴史については、次の本の該当章で簡単にまとめられている：Elaine Fox and George Georgiou, 'The Nature of Attentional Biases in Human Anxiety,' in *Cognitive Limitations in Aging and Psychopathology*, ed. Randall W. Engle, Grzegorz Sedek, Urlich von Hecker, and Daniel N. McIntosh (Cambridge, UK: Cambridge University Press, 2005), 249-274.

　このパラダイムを用いたいちばん初期の実験は、スクリーンに否定的な言葉と中立的な言葉をペアにして映し出す形で行われた。被験者は、画面の上からふたつの言葉が消えた後、ターゲットとなるプローブがどこにあらわれるかを見定め、できるだけ速くボタンを押さなければならない。この実験を行ったコリン・マクラウドと同僚は、中立的な言葉ではなく否定的な言葉のあった場所にプローブがあらわれたとき、不安症の人はより迅速に反応できることを発見した。不安症でない人々には、こうした反応時間の差異は認められなかった。この実験については以下を参照：C. MacLeod, A. Mathews, and P. Tata, 'Attentional Bias in Emotional Disorders,' *Journal of Abnormal Psychology* 95 (1986): 15-20.

　その後に行われた複数の実験でも同様の現象が確認されている。以下を参照：Y. Bar-Haim et al., 'Threat-Related Attentional Bias in Anxious and Non-Anxious Individuals: A Meta-Analytic Study,' *Psychological Bulletin* 133 (2007): 1-24.

13　マクラウドに代表される初期の研究では、不安症の人にはネガティブな情報にすすんで向かうバイアスがあることが発見されたが、その後の他の研究から、不安症でない人には往々にして逆方向の、つまりネガティブな情報を避けようとする偏りが存在することがわかった。参考資料は以下の通り：Elaine Fox, 'Allocation of Visual Attention and Anxiety,' *Cognition & Emotion* 7 (1993): 207-215; Colin MacLeod and Andrew Mathews, 'Anxiety and the Allocation of Attention to Threat,' *Quarterly Journal of Experimental Psychology* 40A (1988): 653-670.

14　この実験については、以下の研究を参照：G. H. Bower, 'Mood and Memory,' *American Psychologist* 36(1981): 129–148; G. H. Bower and P. R. Cohen, 'Emotional Influences in Memory and Thinking: Data and Theory,' in *Affect and Cognition*, ed. M. S. Clark and S. T. Fiske (Hillsdale, NJ: Erlbaum, 1982), 291-331; G. H. Bower and J. P. Forgas, 'Mood and Social Memory,' in *Handbook of Affect and Social Cognition*, ed. J. P. Forgas (Mahwah, NJ: Erlbaum, 2001), 95–120; G. H. Bower, K. P. Monteiro, and S. G. Gilligan, 'Emotional Mood as a Context for Learning and Recall,' *Journal of Verbal Learning and Verbal Behavior* 17 (1978): 573–585.

15　こうした単語を用いた記憶の実験においては、ポジティブな言葉とネガティブな言葉の候補を選ぶさいに、それらの言葉が言語全体の中で登場する頻度や、それらの言葉が人々にどれだけ親しまれているかの度合いを均等にするよう、入念な注意が必要だ。話し言葉と書き言葉の双方における使用度は単語により異なり、より頻繁に使われる単語は人々に記憶されやすくなる。このため、ポジティブな言葉とネガティブな言葉をペアにして実験で使うときは、それぞれの頻出度を可能なかぎり等しくすることが非常に重要だ。そうでなければ、どちらの単語を記憶しやすいかは、それぞれの単語が喚起する感情ではなく頻出度に左右されてしまう。

16　信念の裏づけとなるものばかりを見ようとする確証バイアスについては、多くの論文がすでに書かれている。外向型と内向型についてのマーク・スナイダーによる研究は、以下を参照：M. Snyder and W. B. Swann, 'Hypothesis Testing Processes in Social Interaction,' *Journal of Personality and Social Psychology* 36 (1978): 1202–1212. 個々人の信念がそれぞれの社会的現実にどう影響するかについては、以下を参照：Mark Snyder, 'When Belief Creates Reality,' in *Advances in Experimental Social Psychology*, vol. 18, ed. L. Berkowitz (New York: Academic Press, 1984), 247–305.

17　ヴァンス・ヴァンダースのケースのような、強い思い込みが医学的症状を引き起こす興味深い事例は、以下に多数紹介されている：Clifton K. Meador, *Symptoms of Unknown Origin: A Medical Odyssey* (Nashville: Vanderbilt University Press, 2005).
　ヴァンダースの話は次の記事の中でも紹介されている：Helen Pilcher, 'The Science of Voodoo: When Mind Attacks Body,' *New Scientist* 2708 (13 May 2009).

18　思い込みで病が引き起こされるノーシーボ効果の科学的研究は、以下を参照：Arthur Barsky et al., 'Nonspecific Medication Side Effects and the Nocebo Phenomenon,' *Journal of the American Medical Association* 287, no. 5 (2002).ノーシーボ効果はPilcher, 'The Science of Voodoo.' でも論じられている。思い込みによって頭痛が起こるというカリフォルニア大学の実験は、以下に詳しい：A. Schweiger and A. Parducci, 'Nocebo: The Psychologic Induction of Pain,' *Pavlovian Journal of Biological Science* 16, no. 3 (July–September 1981): 140–143.

19　思い込みが脳の生理学に直接影響しうることを示したズビエタの研究については、以下を参照：David J. Scott et al., 'Placebo and Nocebo Effects Are Defined by Opposite Opioid and Dopaminergic Responses,' *Archives of General Psychiatry* 65, no. 2 (2008): 220–231.

20　「自分は心臓病にかかりやすい」と思い込んでいた女性はそうでない女性に比べて死亡率が高いという発見については、以下を参照：Rebecca Voelker, 'Nocebos Contribute to a Host of Ills,' *Journal of the American Medical Association* 275, no. 5 (1996): 345–347.

第二章　修道院の奇妙な実験

1　快楽のシステムの根底にある神経のメカニズムについて、学術的に詳しく説明した文章は以下を参照：Kent C. Berridge, 'Measuring Hedonic Impact in Animals and Infants: Microstructure of Affective Taste Reactivity Patterns,' *Neuroscience and Biobehavioral Reviews* 24 (2000): 173–198; Kent C. Berridge, 'Comparing the Emotional Brains of Humans and Other Animals,' in *Handbook of Affective Sciences*, ed. R. J. Davidson, K. R. Scherer, and H. H. Goldsmith (New York: Oxford University Press, 2003), 25–51; K. C. Berridge and T. E. Robinson, 'Parsing Rewards,' *Trends in Neurosciences* 26 (2003): 507. 手近な入門書としては、以下を参照：Morten L. Kringelbach, *The Pleasure Center: Trust Your Animal Instincts* (New York: Oxford University Press, 2009).

2　ラットを用いて行われた有名な電極実験（ラットは生殖

や食事の快楽よりも、側坐核を電流で刺激してもらうことのほうを選んだ）については以下を参照：J. Olds and P. Milner, 'Positive Reinforcement Produced by Electrical Stimulation of Septal Area and Other Regions of Rat Brain,' *Journal of Comparative and Physiological Psychology* 47 (1954): 419-427.

3　ロバート・ヒースの著書『*The Role of Pleasure in Behavior: A Symposium by 22 Authors*』(New York: Harper & Row, 1964)は、読みものとしても興味深い作品である。脳に電極を埋め込まれた個々の患者についての詳細は以下を参照：R. G. Heath, 'Pleasure and Brain Activity in Man: Deep and Surface Electroencephalograms During Orgasm,' *Journal of Nervous and Mental Diseases* 154 (1972): 3-18.

脳の奥を刺激する初期の実験は、ホセ・デルガドの著書『*Physical Control of the Mind: Towards a Psychocivilised Society*』(New York: Harper & Row, 1969)にも多数紹介されている。デルガドとヒースはCIAによるマインド・コントロール・プロジェクトに協力したかどで世間に糾弾されたが、真偽についてのはっきりした証拠はないようだ。脳の中を電極で刺激するというヒースの実験はきわめて大きな議論を呼んだ。たとえば24歳の男性の被験者B-19号はゲイで、ヒースはこの男性の性的嗜好を「治療」するところまで踏み込み、女性の扇情的な映像を見たときに快感を経験できるように被験者を「教育」しようと試みた。そして、電極にスイッチが入っている最中に、研究室で「夜の女」つまりは娼婦との性交を促しさえしたという。現代なら、倫理委員会行きは確実だ。

4　この部分についての参考資料：'The Nobel Chronicles 1936: Henry Hallett Dale(1875-1968) and Otto Loewi (1873-1961),' *Lancet* 353 (January 30, 1999): 416; *Nobel Lectures in Physiology or Medicine 1922-1941* (Amsterdam: Elsevier, 1965). 残念なことに、レーヴィはノーベル賞受賞からわずか2年後に（ユダヤ人であるという〝罪〟によって）、賞金をナチ支配下の銀行に譲渡するよう強要された。レーヴィは無一文でイギリスに逃亡し、オックスフォード大学で客員教授を短期間つとめた後、１９４０年にはさらにアメリカに渡り、ニューヨーク大学医学部に籍を置いた。

5　これは、ビデオゲームで遊ぶなどの行動が脳内のドーパミン分泌にどうかかわるかを示す最初の実験となった。実験は、被験者がビデオゲームをしているときの脳内のようすをPETでスキャンし、どの領域で神経伝達物質が分泌されているかを観察するものだ。実験の詳細は以下を参照：M. J. Koepp et al., 'Evidence for Striatal Dopamine Release During a Video Game,' *Nature* 393, no. 6682 (1998): 266-268.

6　快楽の科学については次の研究で、第一線の専門家らが、快楽のシステムの背後にあるさまざまな局面について議論を交わしている：Morten L. Kringelbach and Kent C. Berridge, eds., *Pleasures of the Brain* (New York: Oxford University Press, 2009). より手軽な入門書としては次の本がある：Morten L. Kringelbach, *The Pleasure Center* (New York: Oxford University Press, 2009). 快楽の科学についての楽しい読み物には、次の本がある：Paul Martin, *Sex, Drugs and Chocolate: The Science of Pleasure* (London: Fourth Estate, 2008).

7　ベリッジの研究についてはすぐれた評論がいくつか書かれている。次の資料の中には、ベリッジの研究プログラムのすばらしさが的確にまとめられている：M. L. Kringelbach and K. C. Berridge, 'Towards a Functional

Neuroanatomy of Pleasure and Happiness,' *Trends in Cognitive Sciences* 13, no. 11 (2009):479–487; K. S. Smith et al., 'Hedonic Hotspots: Generating Sensory Pleasure in the Brain,' in Kringelbach and Berridge, eds., *Pleasures of the Brain*, 27–49. さらに詳しく知るためには、ミシガン大学のベリッジのウェブページを参照：www-personal.umich.edu/~berridge/.

8　この研究については以下を参照：A. S. Heller et al., 'Reduced Capacity to Sustain Positive Emotion in Major Depression Reflects Diminished Maintenance of Fronto-Striatal Brain Activation,' *Proceedings of the National Academy of Sciences* 106 (2009): 22445–22450.

9　この研究については以下を参照：Richard J. Davidson and William Irwin, 'The Functional Neuroanatomy of Emotion and Affective Style,' *Trends in Cognitive Sciences* 3 (1999): 11–21.

10　R. Veenhoven, 'Hedonism and Happiness,' *Journal of Happiness Studies* 4 (2003): 437–457.

11　刺激追求の心理学および、強烈な体験のためにすすんでリスクを冒す性向については以下に詳しい：Marvin Zuckerman, *Sensation Seeking and Risky Behaviour* (New York: American Psychological Association, 2007).

12　このテストはリック・ホイルとケンタッキー大学の同僚らによって開発された。詳細は次の文献を参照。R. H. Hoyle et al., 'Reliability and Validity of a Brief Measure of Sensation Seeking,' *Personality and Individual Differences* 32, no.3(2002):401-414

13　ジェイン・ジョゼフとその同僚による研究は、刺激追求度が高い人とリスクを嫌う人は脳に相違があることを明らかにした。詳しくは以下の研究を参照：J. E. Joseph et al., 'Neural Correlates of Emotional Reactivity in Sensation Seeking,' *Psychological Science* 20, no. 2 (2009): 215–223.

14　Suzanne Segerstrom, *Breaking Murphy's Law: How Optimists Get What They Want from Life – and Pessimists Can Too* (New York: Guilford Press, 2006). 〔邦訳『幸せをよぶ法則－楽観性のポジティブ心理学』、スーザン・C・セガストローム著、島井哲志監訳、荒井まゆみ訳、星和書店〕.

15　バーバラ・エーレンライクの次の著作には、無配慮な楽観主義がいかに人を傷つけるかが軽妙にまとめられている：Barbara Ehrenreich, *Smile or Die: How Positive Thinking Fooled America and the World* (London: Granta Books, 2009).

16　この調査についての詳細は次のサイトを参照：www.lottery.co.uk/news/lotto-optimism-report.asp.

17　ＢＢＣのワールドサービスが行ったこの調査の詳細は、以下を参照：news.bbc.co.uk/1/hi/world/americas/obama_inauguration/7838475.stm.

18　オプティミズム・バイアスもしくは〝ポジティブな幻想〟と呼ばれる現象に関するもっとも初期の研究については以下を参照：Neil D. Weinstein, 'Unrealistic Optimism about Future Life Events,' *Journal of Personality and Social Psychology* 39 (1980): 806-820. 人間が抱く不合理な考えについての古典的文献は以下を参照：Stuart Sutherland, *Irrationality: Why We Don't Think Straight!* (New Brunswick, NJ: Rutgers University Press, 1994) 〔邦訳『不合理　誰もがまぬがれない思考の罠１００』、スチュアート・サザーランド著、伊藤和子・杉浦茂樹訳、阪急コミュニケーションズ〕.

　オプティミズム・バイアスについての最近の研究で、特に行動経済学に関連するものは以下に詳しい：Dan Ariely, *Predictably Irrational: The Hidden Forces That Shape Our Decisions* (New York: HarperCollins, 2008)〔邦訳『予想どおりに不合理』、ダン・アリエリー著、熊谷淳子訳、ハヤカワ・ノンフィクション文庫〕; Tali Sharot, *The Optimism Bias: A Tour of the Irrationally Positive Brain* (New York: Pantheon Books, 2011)〔邦訳『脳は楽観的に考える』、ターリ・シャーロット著、斉藤隆央訳、柏書房〕.

19　多くの男性が女性のフレンドリーな態度を性的関心と受け取りがちなことについては、以下の実験をはじめとする多くの研究から報告されている：F. E. Saal, C. B. Johnson, and N. Weber, 'Friendly or Sexy? It May Depend on Whom You Ask,' *Psychology of Women Quarterly* 13 (1989): 263-276; Martie Haselton and David Buss, 'Error Management Theory: A New Perspective on Biases and Cross-Sex Mind Reading,' *Journal of Personality and Social Psychology* 78 (2000): 81-91.

20　人生に対する満足尺度（ＳＷＬＳ）はエド・ディーナーとイリノイ大学の心理学教授ジョゼフ・R・スマイリーおよびその同僚らによって開発された。初出の論文は、Ed. Diener et al., 'The Satisfaction with Life Scale,' *Journal of Personality Assessment* 49 (1985):71-75。この尺度とさまざまなスコアがもつ意味についての広範な議論は、internal.psychology.illinois.edu/~ediener/を参照。

21　ここで紹介されている調査については、以下を参照：D. D. Danner, D. A. Snowdon, and W. V. Friesen, 'Positive Emotions in Early Life and Longevity: Findings from the Nun Study,' *Journal of Personality and Social Psychology* 80 (2001): 804-813.

22　この理論はフレドリクソンの名著『*Positivity: Groundbreaking Research Reveals How to Embrace the Hidden Strength of Positive Emotions, Overcome Negativity, and Thrive*』(New York: Crown, 2009)〔邦訳『ポジティブな人だけがうまくいく　3：1の法則』、バーバラ・フレドリクソン著、高橋由紀子訳、日本実業出版社〕にわかりやすく述べられている。9・11後のニューヨークで、人々を立ち直らせるのにポジティブな感情がどんな役目を果たしたかについては、以下を参照：B. L. Fredrickson et al., 'What Good Are Positive Emotions in Crises? A Prospective Study of Resilience and Emotions Following the Terrorist Attacks on the United States on September 11th, 2001,' *Journal of Personality and Social Psychology* 84 (2003): 365-376.

23　M. Kivimäki et al., 'Optimism and Pessimism as Predictors of Change in Health After Death or Onset of Severe Illness in Family,' *Health Psychology* 24 (2005): 413-421.

24　ウォーカー夫人は非凡な生涯を送った。１８００年代の終わりにアメリカ南部で、もと奴隷の貧しい家庭に生まれた彼女は苦労の末に大会社を設立してその経営者となり、全米でもっとも裕福な女性の一人になった。詳細は、彼女の孫の孫が著した次の本を参照：A'Lelia Bundles, *On Her Own Ground: The Life and Times of Madam C. J. Walker* (New York: Scribner, 2001).

25　ここで紹介した、粘り強さについての実験は以下に詳しい：L. Solberg Nes, S. Segerstrom, and S. E. Sephton, 'Engagement and Arousal: Optimism's Effects During a Brief Stressor,' *Personality and Social Psychology Bulletin* 31 (2005): 111-120.

26 S. Segerstrom, 'Optimism, Goal Conflict, and Stressor-Related Immune Change,' *Journal of Behavioral Medicine* 24 (2001): 441–467.

27 H. N. Rasmussen et al., 'Optimism and Physical Health: A Meta-Analytic Review,' *Annals of Behavioral Medicine* 37 (2009): 239–256.

28 ビジネスにおける楽観主義の重要性に関するベゾスの発言は、以下の文献に紹介されている：Jack Roseman, 'Entrepreneurship: Optimism Vital to Entrepreneurs, As Is Ability to Calculate Risks, Costs,' *Post-Gazette* (Pittsburgh), June 6, 2004; Alan Deutschman, 'Inside the Mind of Jeff Bezos,' *Fast Company*, December 19, 2007. www.fastcompany.com/magazine/85/beos1.html.

ジェフ・ベゾスは１９９９年にタイム誌のパーソン・オブ・ザ・イヤーに選ばれた。彼の詳しい生涯とアマゾンの設立については以下を参照：*Time*, 27 December 1999.

29 ネルソン・マンデラの波乱の人生については、彼の自叙伝を参照：*Long Walk to Freedom: The Autobiography of Nelson Mandela* (Boston: Little, Brown, 1994)〔邦訳『自由への長い道－ネルソン・マンデラ自伝』上下、ネルソン・マンデラ著、東江一紀訳、ＮＨＫ出版〕.

30 発言は、２００４年７月27日の民主党大会での演説から引用。オバマの思想についてより広範に知るためには、以下を参照：Barack Obama, *The Audacity of Hope: Thoughts on Reclaiming the American Dream* (New York: Crown, 2006)〔邦訳『合衆国再生－大いなる希望を抱いて』、バラク・オバマ著、棚橋志行訳、ダイヤモンド社〕.

31 １９４７年にイラン北西部の都市ハメダンに生まれたシリン・エバディは人権活動家として第一線で活躍している。その生涯については以下を参照：nobelprize.org/nobel_prizes /peace/laureates/2003/ebadi-bio.html. エバディの思想の詳細については、２００９年11月12日にヴォイス・オブ・アメリカが行ったインタビューを参照 (http://www.voanews.com/english/news/middle-east/a-13-2009-11-12-vocal-6982647.html)。当局によって２００９年６月に事務所を閉鎖され、自宅や銀行口座を差し押さえられたときのことを、エバディはこのインタビューで語っている。家族の何人かは今も、当局から嫌がらせや脅しを受けているという。しかしエバディは正義のために闘いつづけ、とりわけ女性が教育と積極的な政治参加を通じて社会の中で大きな役目を果たせるように嘆願活動を行っている。彼女のような人々の努力なくして、社会正義は達成され得ない。

第三章　恐怖を感じない女

1 中立的な画像よりもヘビやクモなどの画像に人の視線が素早く向かうことを示した実験は、以下に報告されている：A. Öhman, A. Flykt, and F. Esteves, 'Emotion Drives Attention: Detecting the Snake in the Grass,' *Journal of Experimental Psychology: General* 130 (2001): 466–478.

脳は進化の過程で、原始的な脅威に特に反応するような恐怖の基準を発展させてきたという仮説は、以下にわかりやすく述べられている：A. Öhman and S. Mineka, 'The Malicious Serpent: Snakes as a Prototypical Stimulus for an Evolved Module of Fear,' *Current Directions in Psychological Science* 12 (2003): 5–9.

古代の地球にヘビが存在していたことが、人類の進化の大きな原動力になったというユニークかつ驚くべき説明については、以下を参照：Lynne Isbell, *The Fruit, the Tree, and the Serpent: Why We See So Well* (Cambridge,

MA: Harvard University Press, 2009).

2　恐怖のシステムの作用を非常にわかりやすく、楽しく説明しているのが、カリフォルニア・サイエンス・センターが制作した次のサイトだ：Goose Bumps: The Science of Fear (www.fearexhibit.org).

極度の危険にさらされたとき、人間の心がどう働くかについては、次の文献の中にわかりやすい説明がある：Jeff Wise, *Extreme Fear: The Science of Your Mind in Danger* (New York: Palgrave Macmillan, 2009)〔邦訳『奇跡の生還を科学する－恐怖に負けない脳とこころ』、ジェフ・ワイズ著、ニキ リンコ訳、青土社〕. 第一線の科学者が書いた、恐怖の神経生物学についての本のうち、もっともすぐれた一冊：Joseph E. LeDoux, *The Emotional Brain: The Mysterious Underpinnings of Emotional Life* (New York: Simon & Schuster, 1996)〔邦訳『エモーショナル・ブレイン－情動の脳科学』、ジョセフ・ルドゥー著、松本元・川村光毅ほか訳、東京大学出版会〕. 学術的な説明は、以下を参照：E. A. Phelps, 'Emotion and Cognition: Insights from Studies of the Human Amygdala,' *Annual Review of Psychology* 57(2006): 27–53; J. E. LeDoux, 'Emotion Circuits in the Brain,' *Annual Review of Neuroscience* 23 (2000): 155–218; A. J. Calder, A. D. Lawrence, and A. W. Young, 'Neuropsychology of Fear and Loathing,' *Nature Reviews Neuroscience* 2 (2001): 352–363.

3　わたしの友人の体験は、心理学では〝凶器注目効果〟の名で知られる有名な現象だ。これは、凶器を目にすることですべての関心がそこに引きつけられる現象で、それゆえ目撃者の証言の有効性を減じることになる。この効果を検証した実験は、以下を参照：Nancy Mehrkens Steblay, 'A Meta-Analytic Review of the Weapon Focus Effect,' *Law and Human Behavior* 16, no. 4 (1992): 413-424.

4　恐怖の表情と幸福な表情に扁桃体が異なる反応をすることを明らかにした初期の研究は、以下を参照：J. Morris et al., 'A Differential Neural Response in the Human Amygdala to Fearful and Happy Facial Expressions,' *Letters to Nature* 383 (1996): 812–815.

5　無意識の脅威に扁桃体が反応することを示した実験は、以下の文献に紹介されている：J. S. Morris, A. Öhman, and R. J. Dolan, 'A Sub-Cortical Pathway to the Right Amygdala Mediating "Unseen" Fear,' *Proceedings of the National Academy of Sciences* 96 (1998): 1680–1685.

6　JBについての実験は以下を参照：E. Fox, 'Processing Emotional Facial Expressions: The Role of Anxiety and Awareness,' *Cognitive, Affective & Behavioral Neuroscience* 2 (2002): 52–63.

7　脳に損傷を受け、視覚障害を患った人を対象に、ティルブルグ大学のベアトリス・デ・ゲルダー率いる研究チームは重要な研究をいくつか行ってきた。彼らの研究については、次のすぐれた記事の中で説明されている：Beatrice de Gelder, 'Uncanny Sight in the Blind,' *Scientific American* (May 2010): 60–65.

半側空間無視の患者が、恐怖をあらわすボディ・ランゲージを感知できたことを発表した論文：M. Tamietto et al., 'Seeing Fearful Body Language Overcomes Attentional Deficits in Patients with Neglect,' *Journal of Cognitive Neuroscience* 19 (2007): 445–454.

8　視覚野に損傷を受けた患者が恐怖の表情に情動伝染するという発見は、以下を参照：M. Tamietto et al., 'Unseen Facial and Bodily Expressions Trigger Fast Emotional

Reactions,' *Proceedings of the National Academy of Sciences* 106 (2009): 17661-17666.
　むろん、脳の損傷後に可塑性が発揮される可能性を考えると、デ・ゲルダーとその同僚の報告は、本当は盲視ではなかったという推測もなりたつ。脳には損傷を受けたあと、すみやかに自身を再配線する能力があることは明らかで、それゆえ、視覚野を損傷した患者は本来とは別ルートでものを見るすべを身につけていた可能性があるのだ。だが、たとえそうだったとしても（それが可能かどうかは、今学界の注目を集めている）、恐怖のサインがきわめて目に留まりやすいという発見は、恐怖の回路が非常に強い力をもつことを裏づけている。

9　恐怖の表情が視覚を向上させることを示した研究については、以下を参照：J. M. Susskind et al., 'Expressing Fear Enhances Sensory Acquisition,' *Nature Neuroscience* 11 (2008): 843–850.

10　恐怖の表情を一瞬見ただけで視覚が向上することを示したリズ・フェルプスとそのチームの研究は、以下を参照：E. Phelps, S. Ling, and M. Carrasco, 'Emotion Facilitates Perception and Potentiates the Perceptual Benefits of Attention,' *Psychological Science* 17 (2006): 292–299.

11　コリン・スタフォードがインドでトラに遭遇した体験については、次のインタビュー記事に詳しい：Michael Kelly in '21st Century Fox,' *Irish Times Magazine*, March 29, 2008.

12　ここで紹介された研究については、以下を参照：H. D. Critchley et al., 'Neural Systems Supporting Interoceptive Awareness,' *Nature Neuroscience* 7 (2004): 189–195. 次の短いふたつの記事の中でも、感情を意識することに脳がどう関わっているかがわかりやすく説明されている：A. D. (Bud) Craig, 'Human Feelings: Why Are Some More Aware Than Others?' *Trends in Cognitive Sciences* 8, no. 6 (2004): 239–241; John S. Morris, 'How Do You Feel?' *Trends in Cognitive Sciences* 6, no. 8 (2002): 317–319.

13　ドランとクリシュレイは、自身の心拍に気づく能力は肉体的な状態を感情に翻訳するのを助けていると考えた。だが、別の可能性もある。つまり、不安や恐怖を強く感じがちな人々は、リズ・フェルプスやアダム・アンダーソンの実験に見られるように、そもそも知覚力が鋭いとも考えられるのだ。そうなると、ふたつの関係性はまったく逆になる。いいかえれば、恐怖を感じやすい人はだからこそ自分の心拍をよりよく認識できるのであって、その逆ではないというわけだ。

14　このキャンペーンについては、次の本で紹介されている。著者のウェステンは、有権者の投票行動や支持政党が感情に影響されたことを同書で論じている：Drew Westen, *The Political Brain: The Role of Emotion in Deciding the Fate of the Nation* (New York: PublicAffairs, 2007).

15　ドリュー・ウェステンの本には、有権者の政党支持についての研究例が多数紹介されている。心をハイジャックしてしまえば、相手を説得するのはずっと容易になる。このことは次の本でも、非常にわかりやすくかつ広く説明されている：Kevin Dutton, *Flipnosis: The Art of Split-Second Persuasion* (London: William Heinemann, 2010)〔邦訳『瞬間説得－その気にさせる究極の方法』、ケヴィン・ダットン著、雨沢泰訳、ＮＨＫ出版〕. 同書は次の名前でも出版されている：*Split-Second Persuasion: The Ancient Art and New Science of Changing Minds* (Boston: Houghton Mifflin Harcourt, 2011).

16　扁桃体に損傷を受けた二人の患者については以下を参照：A. J. Calder, 'Facial Emotion Recognition After Bilateral Amygdala Damage: Differentially Severe Impairment of Fear,' *Cognitive Neuropsychology* 13 (1996): 699–745. その他五名の患者の結果は、以下に報告されている：P. Broks et al., 'Face Processing Impairments After Encephalitis: Amygdala Damage and Recognition of Fear,' *Neuropsychologia* 36 (1998): 59–70. 一般的な参考文献としては、以下をすすめる：R. Adolphs et al., 'Fear and the Human Amygdala,' *Journal of Neuroscience* 15 (1995): 5879–5891.

17　患者ＤＲが顔の表情を認識できないだけでなく、恐怖や怒りに関連する音声も聞き分けられないことを明らかにした論文は、以下を参照：S. K. Scott et al., 'Impaired Auditory Recognition of Fear and Anger Following Bilateral Amygdala Lesions,' *Nature* 385 (1997): 254–257.

18　相手が信頼できそうな人間かどうかを評価したり、他の性質を判断したりするのに扁桃体が重要な役目を果たすという発見は、以下に報告されている：R. Adolphs, S. Baron-Cohen, and D. Tranel, 'Impaired Recognition of Social Emotions Following Amygdala Damage,' *Journal of Cognitive Neuroscience* 14 (2002):1264–1274.

19　信頼がおけそうな顔とそうでない顔の造作にまつわる興味深いデモンストレーションは、アレクサンダー・トドロフのウェブサイト（webscript.princeton.edu/~tlab/demonstrations/）で見ることができる。このウェブサイトではいくつかの論文を読むこともできる。次の論文では、信頼がおけそうな顔とそうでない顔の造作について、興味深い結論が出されている：N. N. Oosterhof and A. Todorov, 'Shared Perceptual Basis of Emotional Expressions and Trustworthiness Impressions from Faces,' *Emotion* 9 (2009): 128–133.

20　信頼のおけなさそうな顔つきに扁桃体と島皮質が反応することを明らかにした実験は、以下に報告されている：J. S. Winston et al., 'Automatic and Intentional Brain Responses During Evaluation of Trustworthiness of Faces,' *Nature Neuroscience* 5 (2002): 277–283.

21　扁桃体を損傷すると、リスクの高い賭けをしがちになることを示した実験は、以下を参照：B. De Martino, C. F. Camerer, and R. Adolphs, 'Amygdala Damage Eliminates Monetary Loss Aversion,' *Proceedings of the National Academy of Sciences* 107 (2010): 3788–3792.

22　患者ＳＭが普通の人に比べ、〝個人的空間〟を小さくとらえがちなことを明らかにした論文は、以下を参照：D. P. Kennedy et al., 'Personal Space Regulation by the Human Amygdala,' *Nature Neuroscience* 12 (2009): 1226–1227.

23　脳右側の活動度が高い人は不安がちなことを示した研究は、以下にわかりやすくまとめられている：R. J. Davidson, 'Affective Style and Affective Disorders: Perspectives from Affective Neuroscience,' *Cognition & Emotion* 12 (1998): 307–330. 脳の右側の活動度が高い人は血流内のコルチゾール値が高いことを示した実験については、以下を参照：N. H. Kalin et al., 'Asymmetric Frontal Brain Activity, Cortisol, and Behavior Associated with Fearful Temperament in Rhesus Monkeys,' *Behavioral Neuroscience* 112 (1998): 286–292.

24　スピールバーガーが開発したこの質問票は、状況／特性不安のふたつの要素を計測する手段として、世界中で用いられている。詳細な情報については以下を参照：www.

mindgarden.com/products/staisad.htm.

25　ここで紹介されている実験については、以下を参照：K. Mogg et al., 'Selective Attention to Threat: A Test of Two Cognitive Models of Anxiety,' *Cognition & Emotion* 14 (2000): 375–399.

26　特性不安度の高い人は、注意の瞬きのテストを行ったとき、幸福そうな顔よりも恐ろしそうな顔を感知しやすいことを示した実験については、以下を参照：E. Fox, R. Russo, and G. Georgiou, 'Anxiety Modulates the Degree of Attentive Resources Required to Process Emotional Faces,' *Cognitive, Affective & Behavioral Neuroscience* 5 (2005): 396–404.

27　危険に対する扁桃体の反応はもともとの不安度が高いほど強くなると結論した研究は、現在までに複数発表されている。脅威に対する扁桃体の反応に不安度が影響を与えることや、怒った顔に直視されたときにとくにそれが顕著になることを明らかにしたわたしたち研究チームの論文は、以下を参照：M. P. Ewbank, E. Fox, and A. J. Calder, 'The Interaction Between Gaze and Facial Expression in the Amygdala and Extended Amygdala Is Modulated by Anxiety,' *Frontiers in Human Neuroscience* 4 (July 2010): Article 56.

28　脅威に直面したとき、特性不安度がもともと高い人は抑制中枢をなかなか作動させられないことを明らかにした研究については、以下を参照：S. J. Bishop et al., 'Prefrontal Cortical Function and Anxiety: Controlling Attention to Threat Related Stimuli,' *Nature Neuroscience* 7 (2004): 184–188.

第四章　遺伝子が性格を決めるのか

1　「楽観主義の遺伝子を発見」とメディアに報道された問題の研究論文については、以下を参照：Elaine Fox, Anna Ridgewell, and Chris Ashwin, 'Looking on the Bright Side: Biased Attention and the Human Serotonin Transporter Gene,' *Proceedings of the Royal Society: Biological Sciences* 276 (2009): 1747-1751. 論文中で報告されている実験は、セロトニン運搬遺伝子の型の相違と、ネガティブもしくはポジティブなものごとへの注意の偏向に関連性があることを示しており、遺伝子の型が悲観的もしくは楽観的な心の傾向にも結びついている可能性を示唆した。

2　ここで言及されている調査研究については、以下を参照：Robert I. E. Lake et al., 'Further Evidence Against the Environmental Transmission of Individual Differences in Neuroticism from a Collaborative Study of 45,850 Twins and Relatives on Two Continents,' *Behavior Genetics* 30 (2000): 223-233.

　LOT－Rによる楽観度がどれだけ遺伝するかをテーマにした研究論文は現在作成中で、近々発表される見込みだ。50歳以上の双子３０５３組を対象にした別の調査からは、LOT－Rで計測した楽観の遺伝率は36パーセントという結果が出ている。この調査については、以下に詳しい：Miriam A. Mosing et al., 'Genetic and Environmental Influences on Optimism and Its Relationship to Mental and Self-Rated Health: A Study of Aging Twins,' *Behavior Genetics* 39 (2009): 597-604

3　わたしはこれらふたつの異なる見解を深く知るにつれ、両者の対立を激化させている原因は、「精神の疾患や幸福度の原因遺伝子はどれか？」という一見単純な問いに答えを出すために、とんでもなく莫大な研究費がかかることだと気がついた。２００７年にメリーランド州チェビー・チェイスのスタンレー医学研究所は、マサチューセッツ州ケンブリッジのブロード研究所に対し、精神疾患の危険遺伝子を探し出すゲノムワイド関連解析の研究費として1億ドルを寄付した。1年後、リーバー一族が設立したエッセル財団はほぼ同額を、精神疾患の候補遺伝子の研究費としてダニエル・ワインバーガーとその研究チームに寄付した。資金は今、どちらの陣営にも流れている。世界各地から日々新しいデータがもたらされる今、激しく対立してきた両陣営が共同で研究をするようになるのも夢ではないだろう。

4　ここで論じられている研究については、以下を参照：Michael F. Egan et al., 'Effect of COMT Val 108/158 Met Genotype on Frontal Lobe Function and Risk for Schizophrenia,' *Proceedings of the National Academy of Sciences* 98 (June 5, 2001): 6917–6922.

5　Jonathan Flint, Ralph J. Greenspan, and Kenneth S. Kendler, *How Genes Influence Behavior* (New York: Oxford University Press, 2010).

6　ここで論じられている研究については、以下を参照：Helle Larsen et al., 'A Variable-Number-of-Tandem-Repeats Polymorphism in the Dopamine D4 Receptor Gene Affects Social Adaptation of Alcohol Use: Investigation of a Gene - Environment Interaction,' *Psychological Science* 21 (2010): 1064–1068.

7　ジョナサン・フリントは、ブリストル大学の心理学者、マーカス・ムナフォとともに多数のメタ分析（研究の研究）を行い、神経症などの性格的特性は特定の遺伝子に起因するといえるかどうかを調べた。二人はその過程で徐々に、実験者がどんな質問票を用いるかで結果が変わることに気がついた。ある質問票を用いた実験では遺伝子との関連が認められても、別の質問票を用いた実験では認められなかったりするのだ。この問題について興味がある読者には、次のふたつの学術論文が役に立つ：M. R. Munafò et al., '5-HTTLPR Genotype and Anxiety-Related Personality Traits: A Meta-Analysis and New Data,' *American Journal of Medical Genetics B: Neuropsychiatric Genetics* 150B, no. 2 (2009): 271-281; M. R. Munafò and J. Flint, 'Meta-Analysis of Genetic Association Studies,' *Trends in Genetics* 20 (2004): 439-444.

8　このテーマについてのすぐれた議論は、以下を参照：Flint, Greenspan, and Kendler, *How Genes Influence Behavior* (New York: Oxford University Press, 2010).

9　ゲノムワイド関連解析は候補遺伝子アプローチに比べて評価項目が大雑把になりがちだという問題を、わたしは以前、ヴァージニア大学の精神科医ケネス・ケンドラーと議論した。２０１１年10月にケンドラーがオックスフォード大学で講演を行ったあとのことだ。多くのゲノムワイド関連解析についてはたしかにそうした傾向があるとケンドラーは認めたが、今まさに行われている研究の大半は被験者の家庭的背景や仕事や社会的生活などについて、候補遺伝子アプローチよりむしろはるかに詳しい情報を収集していると彼は明言した。実験室で人々を調査することには、実生活で起きる邪魔な要因をすべて排除できるという大きなメリットがある。だが問題は、実験室の管理された環境下では非常に明確に、強くあらわれていた作用が、実際の生活環境下で調べるとはっきりわからなくなる場合があることだ。

10　セロトニン運搬遺伝子のはたらきについてのすぐれた学

術論文は、以下を参照：A. R. Hariri and A. Holmes, ‘Genetics of Emotional Regulation: The Role of the Serotonin Transporter in Neural Function,’ *Trends in Cognitive Sciences* 10 (2006): 182-191; T. Canli and K. P. Lesch, ‘Long Story Short: The Serotonin Transporter in Emotion Regulation and Social Cognition,’ *Nature Neuroscience* 10 (2007): 1103-1109.

11　アブシャロム・カスピとテリー・モフィットによるこの古典的な研究は、セロトニン運搬遺伝子と抑うつ発症の関連について、遺伝子と環境が相互に作用していることを示唆した：A. Caspi et al., ‘Influence of Life Stress on Depression: Moderation by a Polymorphism in the 5-HTT Gene,’ *Science* 301 (July 18, 2003). セロトニン運搬遺伝子と抑うつの関連については、近年議論が高まっている。一部の実験では強い相互作用が認められても、別の研究では遺伝子と環境との関連がまったく認められていないからだ。たとえばあるメタ分析は、セロトニン運搬遺伝子の型と強いストレスとが組み合わさっても、抑うつの発症率は上がらないと結論している。これについては以下を参照：N. Risch et al., ‘Interaction Between the Serotonin Transporter Gene (5-HTTLPR), Stressful Life Events, and Risk of Depression: A Meta-Analysis,’ *Journal of the American Medical Association* 23 (17 June 2009).

問題の一因は、〝ストレスの強い出来事〟の尺度が研究によって大きく異なることだ。ある研究ではストレスを非常に短い期間——たとえば1年程度——しか調べないのに対し、別の研究ではもっとずっと長期にわたって計測を行う（たとえば、カスピの研究ではその期間は5年に及んだ）。実験の構想上のこうした違いは、まったく相反する結果を生むことが少なくない。だが全体としては、抑うつや他の精神疾患の発症に遺伝子と環境が相互に関連しているのは確実だ。遺伝子と環境が精神疾患にどう関わるかの概観は、次の文献を参照：A. Caspi and T. E. Moffitt, ‘Gene-Environment Interactions in Psychiatry: Joining Forces with Neuroscience,’ *Nature Reviews Neuroscience* 7 (2006): 583-590.

12　虐待にあった子どもは、モノアミン酸化酵素A遺伝子が特定の形である場合のみ、反社会的な問題を起こしやすいことを明らかにした研究については、以下を参照：A. Caspi et al., ‘Role of Genotype in the Cycle of Violence in Maltreated Children,’ *Science* 297 (2002): 851-854.

13　この発見について報告したオリジナルの記事は、以下を参照：C. M. Kuhnen and J. Y. Chiao, ‘Genetic Determinants of Financial Risk Tasking,’ *PLoS ONE* 4, no. 2, e4362 (2009): 1-4. この研究についてのより手軽な概論は、オンライン上で発表されている。以下を参照：‘Big-Time Financial Risk Taking: Blame It on Their Genes,’ *Science Daily*, 11 February 2009, www.sciencedaily.com/releases/2009/02/090211082352.htm.

14　アフマド・ハリーリーと同僚は、セロトニン運搬遺伝子をはじめとする遺伝子と特性不安との関連を調べるため、多くの実験を行った。セロトニン運搬遺伝子が短い型の人は扁桃体の反応が敏感だと示したこの古典的実験については、以下の資料を参照：A. R. Hariri et al., ‘Serotonin Transporter Genetic Variation and the Response of the Human Amygdala,’ *Science* 297 (2002): 400-403.

２００８年に発表されたメタ分析ではセロトニン運搬遺伝子の多型と扁桃体の活性度の関連が確認されたが、最初の実験で出た数値は——ゲノムワイド関連解析の多くに典型的に見られるように——おそらく過大評価であることが明らかになった。このメタ分析は、以下の資料の中で紹介されている：M. R. Munafò, S. M. Brown, and A. R. Hariri, 'Serotonin Transporter (5-HTTLPR) Genotype and Amygdala Activation: A Meta-Analysis,' *Biological Psychiatry* 63 (2008): 852-857.

15 遺伝子的な要因によって注意バイアスが楽観寄りになったり悲観寄りになったりするというわたしたちの論文については、以下を参照：Fox, Ridgewell, and Ashwin, 'Looking on the Bright Side.' *Proceedings of the Royal Society: Biological Sciences* 276 (2009): 1747-1751.

16 ここで論じられている実験については、以下を参照：Elaine Fox et al., 'The Serotonin Transporter Gene Alters Sensitivity to Attention Bias Modification: Evidence for a Plasticity Gene,' *Biological Psychiatry* 70 (2011): 1049–1054.

17 ここで述べられている理論については、以下を参照：J. Belsky and M. Pluess, 'Beyond Diathesis Stress: Differential Susceptibility to Environmental Influences,' *Psychological Bulletin* 135 (2009): 885–908. 特定の遺伝子型をもつ人は危機に弱い半面、良いことが起きたときはふつう以上に大きな利益を得るという考えは、次の記事の中に非常に明快にまとめられている：David Dobbs, 'The Science of Success,' *Atlantic* (December 2009).

18 ここで論じられている研究については、以下を参照：Kathleen Gunthert et al., 'Serotonin Transporter Gene Polymorphism (5-HTTLPR) and Anxiety Reactivity in daily Life: A Daily Process Approach to Gene – Environment Interaction,' *Psychosomatic Medicine* 69 (2007): 762–768.

19 この研究およびエピジェネティクス全般についての概観は、以下を参照：John Cloud, 'Why Your DNA Isn't Your Destiny,' *Time*, 6 January 2010.

20 ここで議論されている研究については、以下を参照：Marcus E. Pembrey et al., 'Sex-Specific, Male-Line Transgenerational Responses in Humans,' *European Journal of Human Genetics* 14 (2006): 159–166.

21 この研究は、以下に掲載されている：'Epigenetics: DNA Isn't Everything,' *Science Daily*, 13 April 2009, www.sciencedaily.com/releases/2009/04/090412081315.htm.

22 DNAの基本構造は変わらないまま、エピジェネティックな変化が次代に受け継がれることを示すすぐれた研究は現在、何百例も報告されている。それらを包括的にまとめた文献は以下を参照：Eva Jablonka and Gal Raz, 'Transgenerational Epigenetic Inheritance: Prevalence, Mechanisms, and Implications for the Study of Heredity and Evolution,' *Quarterly Review of Biology* 84, no. 2 (2009): 131-176.

がん治療との関わりを主体に、エピジェネティクスについて一般向けにまとめた文献としては、以下を参照：Stephen S. Hall, 'Beyond the Book of Life,' *Newsweek*, July 13, 2009.

23 妊娠中に高脂肪の食事を摂ったマウスにはエピジェネティックな変化が起こりやすいことを示したトレイシー・ベイルとその同僚による実験は、以下を参照：G. A. Dunn and T. L. Bale, 'Maternal High-Fat Diet Promotes Body Length Increases and Insulin Insensitivity in Second-Generation Mice,' *Endocrinology* 150, no. 11 (2009): 4999-5009.

24 次の記事には、遺伝子と環境との相互作用がわかりやすくまとめられている：F. A. Champagne and R. Mashoodh, 'Genes in Context: Gene-Environment Interplay and the Origins of Individual Differences in Behavior,' *Current Directions in Psychological Science* 18 (2009): 127–131. 本書の１９１ページの図は、この記事の図表1をもとに作成されている。

25　イアン・ウェーバーとその同僚が行ったこの経験的な研究については、以下を参照：I. C. Weaver et al., 'Epigenetic Programming by Maternal Behavior,' *Nature Neuroscience* 7 (2004): 847–854. エピジェネティクス全般について、および母親の接し方が子どもの遺伝子の発現度にどれだけ影響するか、またそれが世代から世代にどれだけ受け渡されるかについては、以下を参照：Frances A. Champagne, 'Epigenetic Mechanisms and the Transgenerational Effects of Maternal Care,' *Frontiers of Neuroendocrinology* 29 (2008): 386–397.

26　ストレスへの対処を助ける重要な遺伝子のいくつかが、母親の妊娠時の抑うつによって沈黙してしまう可能性を明らかにしたこの研究については、以下を参照：T. F. Oberlander et al., 'Prenatal Exposure to Maternal Depression, Neonatal Methylation of Human Glucocorticoid Receptor Gene (NR3C1) and Infant Cortisol Stress Responses,' *Epigenetics* 3, no. 2 (2008): 97–106.

第五章　タクシー運転手の海馬は成長する

1　この研究については、以下に詳しい：E. A. Maguire et al., 'Navigation-Related Structural Change in the Hippocampi of Taxi Drivers,' *Proceedings of the National Academy of Sciences* 97 (2000): 4398–4403.

2　この主張の根拠は、以下を参照：C. Gaser and G. Schlaug, 'Brain Structures Differ Between Musicians and Non-Musicians,' *Journal of Neuroscience* 23 (2003): 9240–9245.

3　脳のはたらきにどれだけ可塑性があるかを発見した科学者およびその研究については、以下の文献に非常にわかりやすい記述がある：Norman Doidge, *The Brain That Changes Itself: Stories of Personal Triumph from the Frontiers of Brain Science* (New York: Penguin Books, 2007)〔邦訳『脳は奇跡を起こす』、ノーマン・ドイジ著、竹迫仁子訳、講談社インターナショナル〕. ２００４年にダライ・ラマと第一線の科学者が行った、脳の可塑性についての論議を中心にした次の本でも、同じテーマが扱われている。以下を参照：Sharon Begley, *The Plastic Mind: New Science Reveals Our Extraordinary Potential to Transform Ourselves* (London: Constable & Robinson, 2009).

4　目の見えない人は、本来視覚野であるべき部分が聴覚に接収されることを示した研究は、以下に報告されている：A. A. Stevens et al., 'Preparatory Activity in Occipital Cortex in Early Blind Humans Predicts Auditory Perceptual Performance,' *Journal of Neuroscience* 27 (2007): 10734–10741.

5　ネヴィルとその同僚は、これまでにいくつもの驚くべき発見をしている。もっとも初期のものについては、以下を参照：H. J. Neville, A. Schmidt, and M. Kutas, 'Altered Visual-Evoked Potentials in Congenitally Deaf Adults,' *Brain Research* 266 (1983): 127–132. もっと最近のいくつかの議論については、以下を参照：D. Bavelier et al., 'Visual Attention to the Periphery Is Enhanced in

Congenitally Deaf Individuals,' *Journal of Neuroscience* 20 (2000): 1–6.

6　William James, *The Principles of Psychology* (New York: Henry Holt, 1890).

7　この研究については、以下を参照：T. G. Brown and C. S. Sherrington, 'On the Instability of a Cortical Point,' *Proceedings of the Royal Society: Biological Sciences* 85 (1912): 250-277. 脳に高い柔軟性がある可能性を初めて示唆したこの研究はしかし、当時はほとんど黙殺された。チャールズ・スコット・シェリントンはその後、１９３２年に神経系統の研究でノーベル生理学・医学賞を受賞した。

8　フランツがこれらの結論を導き出すもとになった研究は、以下にわかりやすくまとめられている：S. Franz, 'The Functions of the Cerebrum,' *Psychological Bulletin* 13 (1916): 149–173. フランツの生涯と、彼が心理学の歴史に果たした（しばしば見落とされがちな）貢献については、以下を参照：V. A. Colotla and P. Bach-y-Rita, 'Shepherd Ivory Franz: His Contributions to Neuropsychology and Rehabilitation,' *Cognitive, Affective & Behavioral Neuroscience* 2 (2002): 141–148.

9　カール・ラシュレイは、記憶の〝格納場所〟の研究に長い年月を費やした。１９５０年に彼は自身のそれまでの研究をまとめ、「記憶は脳の特定の場所に存在する」という仮説を実証できなかったことを認めた。この記事については、以下を参照：K. S. Lashley, 'In Search of the Engram,' *Symposia for the Society of Experimental Biology* 4 (1950): 454–482.

　サルの脳の運動皮質が可塑性をもつことを明らかにしたラシュレイの研究については、以下を参照：K. S. Lashley, 'Temporal Variation in the Function of the Gyrus Precentralis in Primates,' *American Journal of Physiology* 65 (1923): 585–602.

　ラシュレイの生涯と、彼が心理学の発展に果たした役割についての興味深い文章は、以下を参照：N. M. Weidman, *Constructing Scientific Psychology: Karl Lashley's Mind-Brain Debate* (Cambridge, UK: Cambridge University Press, 1999).

10　量作用の原理については、ヘッブによる次の古典的な著作を参照：Donald O. Hebb, *The Organization of Behavior: A Neuropsychological Theory* (New York: Wiley, 1949), 60〔邦訳『行動の機構－脳メカニズムから心理学へ』上下、D・O・ヘッブ著、鹿取廣人ほか訳、岩波文庫〕. 脳の可塑性についてのヘッブの理論を分かりやすくまとめた文章は、以下を参照：S. J. Cooper, 'Donald O. Hebb's Synapse and Learning Rule: A History and Commentary,' *Neuroscience and Biobehavioral Reviews* 28(2005): 851–874.

11　脳の可塑性という概念の歴史をまとめたものとしては、以下のふたつが秀逸である：P. R. Huttenlocher, *Neural Plasticity: The Effects of Environment on the Development of the Cerebral Cortex* (Cambridge, MA: Harvard University Press, 2002). Jeffrey M. Schwartz and Sharon Begley, *The Mind and the Brain: Neuroplasticity and the Power of Mental Force* (New York: HarperCollins, 2002)〔邦訳『心が脳を変える－脳科学と「心の力」』、ジェフリー・M・シュウォーツ／シャロン・ベグレイ著、吉田利子訳、サンマーク出版〕. ベグレイの著書『*The Plastic Mind*』およびノーマン・ドイジの著書『*The Brain That Changes Itself*』〔邦訳『脳は奇跡を起こす』、竹迫仁子訳、講談社インターナショナル〕に

も、脳の可塑性の歴史が簡潔にまとめられている。ヘッブの主張の根幹にある脳の化学およびそのメカニズムは後に、ニューヨークのコロンビア大学のエリック・カンデルによって解明された。カンデルは2000年に、学習と記憶の分子上の基礎を発見した功績により、ノーベル賞を共同受賞した。

12　この研究についての記述は、心理学の初歩的教本や知覚についての教科書にかならず登場する。オリジナルの論文は以下を参照：D. H. Hubel and T. N. Wiesel, 'The Period of Susceptibility to the Physiological Effects of Unilateral Eye Closure in Kittens,' *Journal of Physiology* 206 (1970): 419-436.

13　発達上重要な時期以降に目が見えなくなった人も、何かを聞くことで視覚野が活性化すると示した重要な実験は、以下を参照：T. Kujala et al., 'Electrophysiological Evidence for Cross-Modal Plasticity in Humans with Early- and Late-Onset Blindness,' *Psychophysiology* 34 (1997): 213-216.

14　アルバロ・パスクアル＝レオーネは人間を対象に多くの実験を行い、どこか特定部分の機能を繰り返し動かし続けていると、皮質上でその動きをつかさどる部分が拡大することを発見した。初期の実験のいくつかを例にとると、たとえば、点字を読める人は読めない人に比べて、指が何かを〝読む〟のをコントロールする領域が増大していた。この実験については、以下を参照：A. Pascual-Leone and F. Torres, 'Plasticity of the Sensorimotor Cortex Representation of the Reading Finger in Braille Readers,' *Brain* 116 (1993): 39-52. ここから思い起こされるのは以前、マイケル・マーゼニックがサルを用いて行った次の実験だ。マーゼニックと研究チームはウィスコンシン大学で、多数の若いサルに顕微鏡手術で手の重要な神経を切断し、手の動きをつかさどる皮質上の領域が、手から送られるサインを受け取れないようにした。それから約7カ月後に研究チームは、サルの脳内で何が起きたかを調べてみた。驚いたことに、サルの脳内で本来手の動きをつかさどる領域は完全に再配線されていた。マーゼニックはこれを受け、脳に可塑性があることを強く主張したが、この考えは当時の神経科学の潮流とは真っ向から対立するものだった。あまりに異端であったため、マーゼニックの論文は、「神経の可塑性について言及した部分は割愛する」という条件でのみ、発表を許可された。この実験については以下を参照：R. L. Paul, H. Goodman, and M. M. Merzenich, 'Alternations in Mechanoreceptor Input to Brodmann's Areas 1 and 3 of the Postcentral Hand Area of *Macaca Mulatta* After Nerve Section and Regeneration,' *Brain Research* 39 (1972): 1-19.

15　豊かな環境で育てられた若いマウスにニューロンの新生が見られるとゲージが初めて発表した論文は、以下を参照：F. Gage et al., 'More Hippocampal Neurons in Adult Mice Living in an Enriched Environment,' *Nature* 386 (1997): 493-495. ゲージの研究チームはその後の実験でさらに、ニューロンの新生はもっと年齢の高い動物にも起こりうることを発見した（G. Kempermann, H. G. Kuhn, and F. H. Gage, 'Experience-Induced Neurogenesis in the Senescent Dentate Gyrus,' *Journal of Neuroscience* 18 (1998): 3206-3212.を参照）。興味深いのは、ゲージのこの発見がニューロン新生の分野で最初のものではなく、もっと以前に同様の発見がなされていたことだ。神経の可塑性を発見した最初の論文が当時の科学界から黙殺されたのとまったく同じように、1962年にMITの神経科学者ジョセフ・アルトマンが行った学界初のニューロン新生の報告は、当時最先端の雑誌で発表されたにもかかわらず、やはり無視された。この論文については以下を参照：J. Altman, 'Are New Neurons Formed in the Brains of Adult Mammals?' *Science* 135 (1962): 1127-1128.

ニューロン新生の発見にまつわる顛末は、以下のふたつの文献に紹介されている：Michael Spector, 'Rethinking the Brain: How the Songs of Canaries Upset a Fundamental Principle of Science,' *New Yorker*, July 23, 2001; Begley, *The Plastic Mind* (London: Constable & Robinson, 2009).

16　マーク・ローゼンツヴァイクは１９６０年代にカリフォルニア大学バークレイ校で研究チームを作り、ラット、アレチネズミ、マウスを用いた実験を行い、豊かな環境で育てられた個体は貧しい環境で育てられた個体よりも脳の重量や容積が増すことを発見した。この実験については、以下を参照：M. R. Rosenzweig and E. L. Bennett, 'Effects of Differential Environments on Brain Weights and Enzyme Activities in Gerbils, Rats, and Mice,' *Developmental Psychobiology* 2 (1969): 87-95.

それから数年後、イリノイ大学のウィリアム・グリーノウは、先の実験結果のように豊かな環境で育てられた個体の脳の質量が増すのは、ニューロン同士の連結がさかんになり、個々のニューロンに樹状突起（他のニューロンから送られた信号を受け取る役目を果たす器官）が多く育つ結果、皮質上のネットワークが高密度になるためだと指摘した。詳しくは以下を参照：F. R. Volkmar and W. T. Greenough, 'Rearing Complexity Affects Branching Dendrites in the Visual Cortex of the Rat,' *Science* 176 (1972): 1145-1447.

17　この会議とは２００４年にダーラムサラで、ダライ・ラマと第一線の科学者によって主宰された心と命の会議のことである。詳しくは以下を参照：Begley, *The Plastic Mind* (London: Constable & Robinson, 2009), 79. この画期的な発見についての論文は、以下を参照：P. S. Eriksson et al., 'Neurogenesis in the Adult Human Hippocampus,' *Nature Medicine* 4 (1998): 1313–1317.

18　恐怖の条件づけについて、その分野の最先端の科学者が著した、非常にわかりやすく内容的にもすぐれた説明は、以下を参照：Joseph E. LeDoux, *The Emotional Brain: The Mysterious Underpinnings of Emotional Life* (New York: Simon & Schuster, 1996)〔邦訳『エモーショナル・ブレイン－情動の脳科学』、ジョセフ・ルドゥー著、松本元・川村光毅ほか訳、東京大学出版会〕. 恐怖の条件づけがどうはたらくかについてわかりやすくまとめた文章は、以下を参照：Joseph E. LeDoux, 'Emotional Memory,' *Scholarpedia* 2, no.7 (2007): 1806.

19　現在〝恐怖の条件づけ〟として知られる作用の非常に初期の例として有名なこの実験については、以下を参照：J. B. Watson and R. Rayner, 'Conditioned Emotional Responses,' *Journal of Experimental Psychology* 3 (1920): 1–14.

20　消えたはずの恐怖がもとに戻ってしまう可能性を示したマーク・ブートンの研究は、以下の論文でわかりやすく論じられている：M. E. Bouton, 'Context, Ambiguity, and Classical Conditioning,' *Current Directions in Psychological Science* 3 (1994): 49–53.

21　銃などの現代的脅威がヘビやクモなどの原始的脅威と同じくらい迅速に感知されると示したわたしたちのラボの視覚探索実験は、以下を参照：Elaine Fox, Laura Griggs, and Elias Mouchlianitis, 'The Detection of Fear-Relevant Stimuli: Are Guns Noticed as Quickly as Snakes?' *Emotion* 4 (2007): 691–696.

22 この研究は以下の論文を参照：M. Cook and S. Mineka, 'Observational Conditioning of Fear to Fear-Relevant Versus Fear-Irrelevant Stimuli in Rhesus Monkeys,' *Journal of Abnormal Psychology* 98 (1989): 448–459.

23 心理学のラボで行われた多数の実験から、たとえ実質的なつながりが何もなくても、人が何か特定の事物と危険を関連させがちなことが明らかになっている。この作用を初めて確認した実験は、以下を参照：A. J. Tomarken, S. Mineka, and M. Cook, 'Fear-Relevant Selective Associations and Covariation Bias,' *Journal of Abnormal Psychology* 98 (1989): 381–394.

24 人が幸福と痩身を過剰に結びつけがちなことを明らかにした実験については、以下を参照：R. J. Viken et al., 'Illusory Correlation for Body Type and Happiness: Co-Variation Bias and Its Relationship to Eating Disorder Symptoms,' *International Journal of Eating Disorders* 38(2005): 65–72.

25 携帯電話が体に悪いと信じる人は多い。だが、他人の携帯電話の電源がオンかオフか人はふつう認識できず、電源がオンであってもオフであっても彼らの訴える症状に差は出ないことが、多くの科学的研究から明らかになっている。公衆衛生に関する世界各地の団体は、「携帯電話の技術は健康に悪い」という主張を検証する科学的な調査研究に莫大な資金を投じてきた。わたしはブリティッシュ・モバイル・テレコミュニケーションズ・アンド・ヘルス・リサーチ・プログラム（ＭＴＨＲ）から資金援助を受けて新しい研究を立ち上げ、複数の分野の科学者を集めた研究チームを率いて、携帯電話の電磁波および基地局が、一部の（しかしその数は増え続けている）人々が主張しているように、本当に健康上有害なのかどうかを検証した。わたしたちの研究以外にもプラシーボ対照による二重盲検が世界各地で多くの人々を対象に行われた。それらの結果得られたもっとも一貫した発見は、人々が電磁波を突き止められる確率は〝あてずっぽう〟と大差ないということだった。さらに「携帯電話の信号のせいで具合が悪くなる」と信じる人々が言う短期的なネガティブな症状は、彼らの思い込みとは裏腹に、電磁波の存在とは無関係らしいこともわかっている。関連があるのはむしろ、良きにつけ悪しきにつけ、人々が何をどう信じるかのほうだった。つまり自称〝電磁波過敏症〟の人々が訴える健康障害は、電磁波そのものによって引き起こされているのではなく、携帯電話に対する不安感や「携帯電話は有害だ」という思い込みから生まれていると考えるのが妥当なのだ。電磁波の放射をほんとうに探知できる人は探せばどこかにいるのかもしれないが、現在のところ科学の光はそうした人々を見つけだすのに成功していない。このテーマを扱った科学的な論文は、以下を参照：S. Eltiti et al., 'Does Short-Term Exposure to Mobile Phone Base Station Signals Increase Symptoms in Individuals Who Report Sensitivity to Electromagnetic Fields? A Double-Blind Randomised Provocation Study,' *Environmental Health Perspectives* 115 (2007): 1063-1068; R. Russo et al., 'Does Acute Exposure to Mobile Phones Affect Human Attention?' *Bioelectromagnetics* 27 (2006): 215-220.

電磁波と健康について世界中で行われている科学的研究をわかりやすく要約した記事は、世界保健機関が制作した次のウェブサイトに掲載されている。www.who.int/pehemf/project/en/.

26 集団外のメンバーは準備刺激のように作用し、そのために人は集団外の人間を恐怖することをたやすく学習すると示した実験については、以下に詳しい：A. Olsson et al. 'The Role of Social Groups in the Persistence of Learned Fear,' *Science* 309 (2005): 785-787.

27 この研究については、以下を参照：E. A. Phelps et al. 'Performance on Indirect Measures of Race Evaluation Predicts Amygdala Activation,' *Journal of Cognitive Neuroscience* 12 (2000): 729-738.

28 社会的不安を感知できない遺伝子上の障害、ウィリアムズ症候群をわずらう子どもは人種的なステレオタイプを学習できないという調査報告は、以下の文献を参照：A. Santos, A. Meyer-Lindenberg, and C. Deruelle, 'Absence of Racial, but Not Gender, Stereotyping in Williams Syndrome Children,' *Current Biology* 20 (2010): 307-308. サントスと同僚によるこの研究は、人種差別の根底には社会的な不安感があるという強い証拠になると考えられる。つまり、社会的な不安感を駆逐すれば、人種差別も駆逐されるということだ。この説には異を唱える人々もいる。たとえば、その一人であるリズ・フェルプスによれば、サントスの研究結果は確かに興味深いものだが、ウィリアムズ症候群の少女はそのほかに重度の学習障害を抱えており、そうした子どもが人種差別的な態度を〝学習〟できないのは社会的不安の欠落ゆえではなく、学習能力の欠陥に起因する可能性がある。これは良い指摘ではあるが、ウィリアムズ症候群の子どもが男女のステレオタイプを難なく学習できるという事実を説明することはできない。外集団への不安感を減じることで人種差別やネガティブなステレオタイプ化も減じられるという考えは、たいへん興味深いものだし、さらに調査を行うだけの価値がある。

29 心のバイアスの修正は可能だとデータによって初めて示した論文は、両義的な情報の解釈を矯正することに焦点をあてていた。以下の資料を参照：A. Mathews, and B. Mackintosh, 'Induced Emotional Interpretation Bias and Anxiety,' *Journal of Abnormal Psychology* 109 (2000): 602-615; S. Grey and A. Mathews, 'Effects of Training on Interpretation of Emotional Ambiguity,' *Quarterly Journal of Experimental Psychology* 53A (2000): 1143-1162.

注意バイアスの修正は可能だという主張をコリン・マクラウドが初めて行った論文は、以下を参照：C. MacLeod et al., 'Selective Attention and Emotional Vulnerability: Assessing the Causal Basis of Their Association Through the Experimental Manipulation of Attentional Bias,' *Journal of Abnormal Psychology* 111 (2002): 107-123.

その後の実験結果を含めたさらに詳細な情報は、次の文献を参照：A. Mathews and C. MacLeod, 'Induced Processing Biases Have Causal Effects on Anxiety,' *Cognition & Emotion* 16 (2002): 331-354.および、C. MacLeod, E. H. W. Koster, and E. Fox, 'Whither Cognitive Bias Modification Research? Commentary on the Special Section Articles,' *Journal of Abnormal Psychology* 118 (2009): 89-99.

次の本の複数の章でも、認知バイアス修正の手順の発展が論じられている：J. Yiend, ed., *Cognition, Emotion and Psychopathology: Theoretical, Empirical and Clinical Directions* (Cambridge, UK: Cambridge University Press, 2004).

わたしが最近著した教科書の中でも認知バイアス修正法の概観や、認知プロセスと感情との関わりが詳しく論じられている：*Emotional Science: Neuroscientific and Cognitive Approaches to Understanding Human Emotions* (Basingstroke, UK: Palgrave Macmillan, 2008).

30　ここで紹介されている研究については、以下を参照：Reinout W. Wiers et al., 'Retraining Automatic Action Tendencies Changes Alcoholic Patients' Approach Bias for Alcohol and Improves Treatment Outcome,' *Psychological Science* 22 (2011): 490-497.

31　この研究については、いくつかの学術的な概観を、エルンスト・コスターとコリン・マクラウド、わたしが編集した以下の雑誌の「認知バイアス修正特集」で読むことができる：*Journal of Abnormal Psychology* 118, no. 1 (2009). ここに掲載された各論文についてのコメントも、以下で読める：MacLeod, Koster, and Fox, 'Whither Cognitive Bias Modification Research?'. さらに最近では、トリニティ大学のパウラ・ハーテルとカリフォルニア大学デーヴィス校のアンドリュー・マシューズが概論を発表している。以下を参照のこと：'Cognitive Bias Modification: Past Perspectives, Current Findings, and Future Applications,' *Perspectives on Psychological Science* 6 (2011): 521-536.

第六章　抑うつを科学で癒す可能性

1　強迫性障害と、それを克服するためのさまざまな手法については、以下を参照：Jeffrey Schwartz, *Brain Lock: Free Yourself from Obsessive-Compulsive Behavior* (New York: Harper Perennial, 1997)〔邦訳『不安でたまらない人たちへ－やっかいで病的な癖を治す』、ジェフリー・M・シュウォーツ著、吉田利子訳、草思社〕.

2　D－サイクロセリンは〝認知増強剤〟として知られる薬物のひとつである。エモリー大学の心理学者マイケル・デーヴィスは、高所恐怖症などの恐怖症を暴露療法で克服するさい、D－サイクロセリンを併用することで治療効果が高まるという証拠を実験によって得た。この研究についての非常にわかりやすい議論は、次のサイトを参照：www.dana.org/news/cerebrum/detail.aspx?id=752.

　心理学的介入とD－サイクロセリンの併用によるプラス効果を初めて学術的に論じた文章は、以下を参照：K. J. Ressler et al., 'Cognitive Enhancers as Adjuncts to Psychotherapy: Use of D-Cycloserine in Phobic Individuals to Facilitate Extinction of Fear,' *Archives of General Psychiatry* 61 (2004): 1136-1144.

3　この研究について報告した論文は以下の通り：D. Schiller et al., 'Preventing the Return of Fear in Humans Using Reconsolidation Update Mechanisms,' *Nature* 463 (2010): 49-53. この研究についてのすぐれた議論は、以下の資料を参照：Daniel Lametti, 'How to Erase Fear in Humans,' *Scientific American*, March 23, 2010, www.scientificamerican.com/article/how-to-erase-fear-in-humans.

4　ここで紹介されている研究については、以下を参照：R. L. Clem, and R. L. Huganir, 'Calcium-Permeable AMPA Receptor Dynamics Mediate Fear Memory Erasure,' *Science* 330 (2010): 1108-1112.

5　前頭前野のある領域を活性化すると、不安に対する扁桃体の反応を鎮静化できると示した研究については、以下を参照：M. R. Milad and G. J. Quirk, 'Neurons in Medial Prefrontal Cortex Signal Memory for Fear Extinction,' *Nature* 420 (2002): 70-74.

6　PTSD患者の脳の各領域がどれだけ活性化しているかをスキャンによって調べる大規模な実験については、以下の文献で概要が述べられている：L. M. Shin et al., 'Amygdala, Medial Prefrontal Cortex, and Hippocampal Function in PTSD,' *Annals of the New York Academy of Sciences* 1071 (2006): 67–79.

7　この研究についてのすぐれた説明は、以下を参照：Richard Lazarus, *Psychological Stress and the Coping Process* (New York: McGraw-Hill, 1966).

8　感情に言葉でラベルづけをすることで前頭前野が活性化し、扁桃体の活動を弱められると示した実験は、以下に報告されている：A. R. Hariri, S. Y. Bookheimer, and J.C. Mazziotta, 'Modulating Emotional Responses: Effects of a Neocortical Network on the Limbic System,' *NeuroReport* 11 (2000): 43-48. 嫌悪や恐怖をもよおす映像を用いた同種の実験でも、同じパターンの結果が出ている。この実験については、以下を参照：A. R. Hariri et al., 'Neocortical Modulation of the Amygdala Response to Fearful Stimuli,' *Biological Psychiatry* 53 (2003): 494-501. ほかにも、感情的な状況をどれだけ積極的に再解釈したり再評価したりするかによって脳内の制御中枢に変化が生じることを示す研究は増加している。全体の概論は、次を参照：K. N. Ochsner and J. J. Gross, 'Cognitive Emotion Regulation: Insights from Social, Cognitive and Affective Neuroscience,' *Current Directions in Psychological Science* 17 (2008): 153-158.

9　ここで論じられている、鉤状束（こうじょうそく）の強さが不安度の強弱に関連するという研究については、以下に詳しい：J. Kim and P. Whalen, 'The Structural Integrity of an Amygdala-Prefrontal Cortex Pathway Predicts Trait Anxiety,' *Journal of Neuroscience* 29 (2009): 11614–11618.

10　認知行動療法の科学的な裏づけの概観は、以下を参照：David A. Clark and Aaron T. Beck, 'Cognitive Theory and Therapy of Anxiety and Depression: Convergence with Neurobiological Findings,' *Trends in Cognitive Sciences* 14 (2010): 418–424.

11　認知バイアス修正法が脳内回路に与える作用を実証するには、さらに多くの研究が必要だ。だがもうすでに、この手法で前頭前野の抑制中枢に変化が生じたという研究は報告されている。以下を参照：M. Browning et al., 'Lateral Prefrontal Cortex Mediates the Cognitive Modification of Attentional Bias,' *Biological Psychiatry* 67 (2010): 919–925.

12　この研究についてのすぐれた概観は、以下を参照：C. J. Harmer, G. M. Goodwin, and P. J. Cowen, 'Why Do Antidepressants Take So Long to Work? A Cognitive Neuropsychological Model of Antidepressant Drug Action,' *British Journal of Psychiatry* 195 (2009): 102–108.

13　ウィスコンシン大学の心理学者、リチャード・デーヴィッドソンは精神のコントロールや調節機能に瞑想が及ぼす作用を初めて検証した一人だ。一連の独自な実験の中でデーヴィッドソンは、経験を積んだ仏教僧が瞑想状態に入ったとき、脳内で起きる活動のパターンを調査した。この実験については以下を参照：A. Lutz et al., 'Attention Regulation and Monitoring in Meditation,' *Trends in Cognitive Sciences* 12 (2008): 163-168. デーヴィッドソンが〝瞑想界のオリンピック級選手〟と呼ぶ仏教僧の脳の活動を論じた初期の論文は以下の通り：A. Lutz et al., 'Long-Term Meditators Self-Induce High-Amplitude Gamma Synchrony During Mental Practice,' *Proceedings of the National Academy of Sciences* 101 (2004): 16369-16373. 以下の文献には、この研究が非常に読みやすい形でまとめられている：Sharon Begley, *The Plastic Mind: New Science Reveals Our Extraordinary Potential to Transform Ourselves* (London: Constable & Robinson, 2009).

14　この研究は以下に報告されている：J. A. Brefczynski-Lewis et al., 'Neural Correlates of Attentional Expertise in Long-Term Meditation Practitioners,' *Proceedings of the National Academy of Sciences* 104 (2007): 11483–11488.

15　マインドフルネス瞑想法と、それがストレスの対処に果たす役目については、以下を参照：Mark Williams and Danny Penman, *Mindfulness: An Eight-Week Plan for Finding Peace in a Frantic World* (Emmaus, PA: Rodale Books, 2011).

16　マインドフルネス認知行動療法を10週間行うことで、強迫性障害患者の眼窩前頭皮質の活動が抑制されただけでなく、臨床的にも大きな改善があったと示す画期的な研究については、以下を参照：J. M. Schwartz et al., 'Systematic Changes in Cerebral Glucose Metabolic Rate After Successful Behaviour Modification Treatment of Obsessive-Compulsive Disorder,' *Archives of General Psychiatry* 53 (1996): 109–113. ジェフリー・シュウォーツがマインドフルネス法を土台にした認知行動療法を発展させた経緯については、以下に詳しい：Jeffrey M. Schwartz and Sharon Begley, *The Mind and the Brain: Neuroplasticity and the Power of Mental Force* (New York: Harper Collins, 2002)〔邦訳『心が脳を変える－脳科学と「心の力」』、ジェフリー・M・シュウォーツ／シャロン・ベグレイ著、吉田利子訳、サンマーク出版〕.

17　抑うつについての研究のすぐれた概要は、以下を参照：K. J. Ressler and H. S. Mayberg, 'Targeting Abnormal Neural Circuits in Mood and Anxiety Disorders: From the Laboratory to the Clinic,' *Nature Neuroscience* 10 (2007): 1116–1124. より身近な入門書としては以下がある：Williams and Penman, *Mindfulness* (Emmaus, PA: Rodale Books, 2011).

18　マインドフルネス認知行動療法が、抑うつの再発防止に有効であることを示した研究については、以下を参照：J. D. Teasdale et al., 'Prevention of Relapse/Recurrence in Major Depression by Mindfulness-Based Cognitive Therapy,' *Journal of Consulting and Clinical Psychology* 68 (2000): 615–623. 次の本でも、マインドフルネス法と認知療法の融合がわかりやすく説明されている：Z. V. Segal, J. M. G. Williams, and J. D. Teasdale, *Mindfulness-Based Cognitive Therapy for Depression: A New Approach to Preventing Relapse* (New York: Guilford Press, 2002)〔邦訳『マインドフルネス認知療法－うつを予防する新しいアプローチ』、Z・V・シーガル／J・M・G・ウィリアムズ／J・D・ティーズデール著、越川房子監訳、北大路書房〕.

19　ジョン・カバット・ジンが考案した8週間のマインドフルネスストレス低減法は、免疫機能を向上させ、前頭前野の活動を左脳寄りのポジティブなパターンに移行させる効果があった。この研究については以下を参照：R. J. Davidson, et al., 'Alterations in Brain and Immune Function Produced by Mindfulness Meditation,' *Psychosomatic Medicine* 65 (2003): 564-570. 前頭前野の活動の左側への偏りがポジティブな感情の経験と関連し、右側への偏りがネガティブな感情と関連していることは科学的に検証されている。以下を参照：R. J. Davidson, 'Emotion and Affective Style: Hemispheric Substrates,' *Psychological Science* 3 (1992): 39-43; R. J. Davidson and

W. Irwin, ‘The Functional Neuroanatomy of Emotion and Affective Style,’ *Trends in Cognitive Sciences* 3 (1999): 11-21.

20　マインドフルネス度が高いと判定された人は前頭前野の活動が強く、扁桃体の活動（不安反応など）を制御しやすいことを、ｆＭＲＩを使って明らかにした研究は、以下を参照：J. D. Creswell et al., ‘Neural Correlates of Dispositional Mindfulness During Affect Labelling,’ *Psychosomatic Medicine* 69 (2007): 560-565.

21　ここで紹介されている研究については、以下を参照：Britta K. Hölzel et al., ‘Mindfulness Practice Leads to Increases in Regional Brain Gray Matter Density,’ *Psychiatry Research: Neuroimaging* 191, no. 1 (2011): 36-43.

22　感情の調節能力の差が、実生活での幸福度や経済的成功度の差に関連していることを明らかにした研究については、以下を参照：S. Côté, A. Gyurak, and R. W. Levenson, ‘The Ability to Regulate Emotion Is Associated with Greater Well-Being, Income, and Socioeconomic Status,’ *Emotion* 10 (2010): 923-933.

23　トラウマを受けた後でも多くの人は立ち直れることを示した研究の概観は、以下を参照：George A. Bonanno, *The Other Side of Sadness: What the New Science of Bereavement Tells Us About Life After Loss* (New York: Basic Books, 2009)〔邦訳『リジリエンス－喪失と悲嘆についての新たな視点』、ジョージ・A・ボナーノ著、高橋祥友監訳、金剛出版〕。大きなトラウマの後でも人が成長し、〝ポスト・トラウマティック・グロース〟を経験さえすることを示したわかりやすい記述は、以下を参照：Stephen Joseph, *What Doesn’t Kill Us: The New Psychology of Posttraumatic Growth* (New York: Basic Books, 2011)〔邦訳『トラウマ後成長と回復－心の傷を超えるための6つのステップ』、スティーヴン・ジョゼフ著、北川知子訳、筑摩書房〕。次の論文でもすぐれた概観が述べられている：Gary Stix, ‘The Neuroscience of True Grit,’ *Scientific American* (March 2011): 28-33.

24　犬を用いた実験で〝学習性無力感〟を発見したのはマーティン・セリグマンとその同僚である。彼らの実験については以下の文献を参照：M. E. P. Seligman, S. F. Maier, and J. Geer, ‘Alleviation of Learned Helplessness in the Dog,’ *Journal of Abnormal Psychology* 73 (1968): 256-262.
この実験について特筆すべき興味深い点は、逃れられない電気ショックを受けた１５０匹の犬の約三分の一は、〝無力感〟に陥らなかったこと——つまり、状況をあきらめなかったことだ。電気ショックを逃れられなかった犬の大半が状況に後ろ向きに対処する傾向を育み、無力感を抱くようになったのに対し、これら三分の一の犬たちはへこたれず、より楽観的な対処のスタイルを保った。こうした差異が、人間にも見られるような悲観的・楽観的な思考パターンにも関連していることはおそらく間違いない。

25　この研究は以下の論文に発表されている：J. P. E. Amat et al., ‘Previous Experience with Behavioral Control over Stress Blocks the Behavioral and Dorsal Raphe Nucleus Activating Effects of Later Uncontrollable Stress: Role of the Ventral Medial Prefrontal Cortex,’ *Journal of Neuroscience* 26 (2006): 13264-13272.

26　ここで述べられているラットを用いた実験については、以下を参照：J. M. Weiss, ‘Effects of Coping Behavior in Different Warning Signal Conditions on Stress Pathology in Rats,’ *Journal of Comparative and Physiological*

Psychology 77, no.1 (1971): 1-13.
特筆しておきたいのは、ジョゼフ・ブラディがこれより先に発表したサルを用いた研究では、まったく逆の結果が出ていることだ。ブラディの報告によれば、電気ショックを自分でコントロールすることを許された〝エグゼクティブ〟のグループのサルは、同じ数の電気ショックを与えられた別の一群より、潰瘍をむしろ多く発症していた。だが、ブラディの実験方法には大きな問題があったことが、今では広く知られている。問題は、実験用のサルが〝エグゼクティブ〟とそれ以外の群にランダムに分けられたのではない点だ。ブラディは学習速度がいちばん速いサルを〝エグゼクティブ〟のグループに入れ、学習速度が遅いサルを〝電気ショックをコントロールできない〟グループに入れていた。ジェイ・ワイスがその後に行った実験により、反応速度が速い個体はそもそも（電気ショックの有無に関係なく）潰瘍を発症しやすいことがわかり、ブラディの実験の信ぴょう性は大きく損なわれた。さらにその後の複数の実験でも、状況をコントロールできた個体は潰瘍を発症しにくいという、ジェイ・ワイスが報告したパターンが再確認された。ブラディの実験については、以下を参照：J. V. Brady et al. 'Avoidance Behavior and the Development of Gastroduodenal Ulcers,' *Journal of the Experimental Analysis of Behavior* 1 (1958): 69-72.

27　エレン・ランガーとジュディス・ローディンが行った介護施設の住民についての調査は、以下のふたつの論文に発表されている：E. J. Langer and J. Rodin, 'The Effects of Choice and Enhanced Personal Responsibility for the Aged: A Field Experiment in an Institutional Setting,' *Journal of Personality and Social Psychology* 34 (1976): 191-198; J. Rodin and E. J. Langer, 'Long-Term Effects of a Control-Relevant Intervention with the Institutionalised Aged,' *Journal of Personality and Social Psychology* 35 (1977): 897-902.

28　〝抑うつリアリズム〟についての最初の研究は、以下に詳しい：L. B. Alloy and L. Y. Abramson, 'Judgement of Contingency in Depressed and Non-Depressed Students: Sadder but Wiser?' *Journal of Experimental Psychology: General* 108 (1979): 441-485.
その後の研究により、抑うつ的な人や悲観的な人は必ずしも〝より悲しいが、より賢い〟わけではないことがわかった。正しくいえば、抑うつ的な人は状況のコントロール力が自分にないことは他の人々よりも正確に把握できるが、興味深いことに、他者がどれだけコントロール力を手にしているかについては過大評価しがちなのだ。この研究については、以下を参照：D. Martin, L. Y. Abramson, and L. B. Alloy, 'The Illusion of Control for Self and Others in Depressed and Non-Depressed College Students,' *Journal of Personality and Social Psychology* 46 (1984): 125-136.

29　自分が何かをコントロールしているという幻想の効果について、包括的に論じた文献は以下の通り：E. J. Langer, 'The Illusion of Control,' *Journal of Personality and Social Psychology* 32 (1975): 311-328.

30　グレッグ・イースターブルックは著書『*The Progress Paradox: How Life Gets Better While People Feel Worse*』(New York: Random House, 2003) の中で、過去50年以上にわたり先進国の富が劇的に増大したことを中心に、それにまつわる興味深い事実や人物を数多く紹介している。たとえば、イースターブルックの指摘によれば、１９５０年代にはマクドナルドのチーズバーガーの価格は人々の平均時給のほぼ半分だったが、２００３年のチーズバーガーの価格はほぼ9分間の賃金に等しい。にもかかわらず、2003年に調査を受けた人々は、自分たちの暮らしは親たちの世代よりも悪くなっていると主張し、自分の子どもたちが大人になる頃には世の中の状況はさらにもっと悪くなっているだろうと予測していた（むろん、マクドナルドには何の責任もないことだ）。ものごと自体は良いほうに変化しているのに（たとえば、家の広さや暖かさなど）、人々の幸福度が増加していない例は、ほかにも枚挙にいとまがない。

31　マーティン・セリグマンは長いあいだ〝ポジティブ心理学〟の研究の先頭に立ち、喜びと意義にあふれた生活は何によってもたらされるか、どんな要因が人々を真に幸福にするのかを解き明かそうとしてきた。セリグマンの研究の成果は、彼の著書『*Authentic Happiness: Using the New Positive Psychology to Realize Your Potential for Lasting Fulfillment*』(New York: Free Press, 2002)〔邦訳『世界でひとつだけの幸せ―ポジティブ心理学が教えてくれる満ち足りた人生』、小林裕子訳、アスペクト〕の中で説明されている。ポジティブ心理学についてのより学術的な説明は、以下を参照：M. E. P. Seligman and M. Csikszentmihalyi, 'Positive Psychology: An Introduction,' *American Psychologist* 55 (2000): 5-14. ミハーイ・チクセントミハイはそのほかに、〝フロー〟や〝最適経験〟の概念を中心に、ポジティブ心理学について広く論じている。この考えは、チクセントミハイの今や古典となった著書『*Flow: The Psychology of Optimal Experience*』(New York: HarperCollins, 1990)〔邦訳『フロー体験　喜びの現象学』、今村浩明訳、世界思想社〕の中でわかりやすく述べられている。

32　ここで述べられている幸福とポジティビティ比の研究については、フレドリクソンとロサダの共著論文 'Positive Affect and the Complex Dynamics of Human Flourishing,' *American Psychologist* 60 (2005): 678-686.に詳しい。フレドリクソンの主張は彼女の名著『*Positivity: Groundbreaking Research Reveals How to Embrace the Hidden Strength of Positive Emotions, Overcome Negativity, and Thrive*』(New York: Crown, 2009)〔邦訳『ポジティブな人だけがうまくいく　3：1の法則』、バーバラ・フレドリクソン著、高橋由紀子訳、日本実業出版社〕を参照。読者自身のポジティビティ比は、フレドリクソンのウェブサイト、www.positivityratio.comでも調べることができる。特筆しておきたいのは、ポジティビティ比を3以上に保つことは幸福に生きるために重要ではあるが、あまりにそれを高めようとするのは逆効果だということだ。フレドリクソンも指摘しているように、ポジティブな経験は心からのものでなければならず、ポジティビティ比がむやみに高いのはかえって良くないことなのだ。

33　ジョン・ゴットマン博士は、ポジティビティ比を5対1以上にすることなど、幸福な結婚生活のために重要な事柄をいくつか特定している。博士による以下の著作を参照：John Gottman, *Why Marriages Succeed or Fail: And How You Can Make Yours Last* (New York: Fireside, 1994).

34　恐怖に反応する扁桃体などの部分は、オプティミズム・バイアスにも大きなかかわりを持っていることを明らかにした研究は、以下を参照：T. Sharot et al., 'Neural Mechanisms Mediating Optimism Bias,' *Nature* 450 (2007): 102-105.

立ち直りの早い人は、危機の時にポジティブな感情もネガティブな感情も概して平均より多く経験すると明らかにしたアンソニー・オングの研究は、以下を参照：A. D. Ong, C. S. Bergeman, and T. L. Bisconti, 'The Role of

Daily Positive Emotions During Conjugal Bereavement,' *Journal of Gerontology B: Psychological Sciences and Social Sciences* 59 (2004): 168–176.

著者

エレーヌ・フォックス　Elaine Fox

心理学者、神経科学者。なぜ逆境にも強く前向きな人と、後ろ向きで打たれ弱い人がいるのかという疑問を中心に、感情の科学について幅広く研究する。

ダブリン大学、ヴィクトリア大学ウェリントン校などを経て、エセックス大学で欧州最大の心理学・脳科学センターを主宰。現在はオックスフォード大学教授として、オックスフォード感情神経科学センターを率いる。

認知心理学と神経科学、遺伝学を組み合わせた先端的な研究を行い、セロトニン運搬遺伝子が楽観的な性格を生むという論文はセンセーションを巻き起こした（その後、この研究は意外な展開を見せた。詳しくは本書の本文で）。

『ネイチャー』『サイエンス』『ニュー・サイエンティスト』や『エコノミスト』まで含む一流誌に数多く寄稿。また2010年には俳優のマイケル・J・フォックス（ちなみに親戚ではないそうだ）のドキュメンタリー番組に登場。2013年にはBBCのドキュメンタリー番組に出演してパーソナリティのマイケル・モズレーの脳を前向きに変える実験を行うなど、幅広く活躍する。

本書はドイツ、スウェーデン、オランダなど5カ国語に翻訳されている。

訳者

森内薫　Kaoru Moriuchi

翻訳家。おもな訳書に『帰ってきたヒトラー』上下（ティムール・ヴェルメシュ、河出書房新社）、『からだと健康の解体新書』（アーロン・キャロル、レイチェル・ブリーマン、春秋社）、『しあわせ育児の脳科学』（ダニエル・J・シーゲル、ティナ・ペイン・ブライソン、早川書房）、『よみがえれ！　夢の国アイスランド』（アンドリ・S・マグナソン、NHK出版）など。

脳科学《のうかがく》は人格《じんかく》を変《か》えられるか？

2014年 7月25日　　第1刷

著　者　エレーヌ・フォックス
訳　者　森内《もりうち》 薫《かおる》
発行者　飯窪成幸
発行所　株式会社　文藝春秋
東京都千代田区紀尾井町3−23（〒102-8008）
電話　03-3265-1211（代）
印　刷　大日本印刷
製本所　大口製本

・定価はカバーに表示してあります。
・万一、落丁・乱丁の場合は送料小社負担でお取り替えします。
小社製作部宛にお送りください。

ISBN 978-4-16-390100-8　　Printed in Japan